Silvia Höfer · Dr. Thomas Höfer

IST DAS SCHÄDLICH FÜR MEIN KIND?

W0071388

Silvia Höfer
Dr. Thomas Höfer

IST DAS SCHÄDLICH FÜR MEIN KIND?

Risiken in Schwangerschaft und Kleinkindzeit kennen und richtig einschätzen

Ein Toxikologe und eine Hebamme klären auf

Kösel

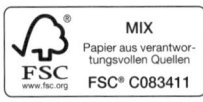

MIX
Papier aus verantwor-
tungsvollen Quellen
FSC® C083411

Verlagsgruppe Random House FSC® N001967

Copyright © 2020 Kösel-Verlag, München,
in der Verlagsgruppe Random House GmbH,
Neumarkter Straße 28, 81673 München
Umschlaggestaltung: Weiss Werkstatt München
Umschlagmotiv: © Catherine Delahaye / Getty Images
Illustrationen Umschlag: Daphne Patellis
Illustrationen Innenteil: Daphne Patellis (Grafiken),
Rainer Lesniewski / Shutterstock.com (Warnkennzeichen)
Lektorat: Dr. Daniela Gasteiger
Satz: Satzwerk Huber, Germering
Druck und Bindung: CPI books GmbH, Leck
Printed in Germany
ISBN 978-3-466-31123-1

www.koesel.de

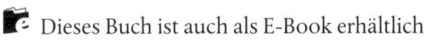 Dieses Buch ist auch als E-Book erhältlich.

Inhaltsverzeichnis

Vorwort

Zwei Mal vierzig Jahre Berufserfahrung

Bei meinen Hausbesuchen als Hebamme erlebte ich die unbändige Vorfreude der Eltern auf das Baby und ihr Glück angesichts des kleinen neuen Erdenbürgers, aber gleichzeitig Sorgen und Ängste vor all den möglichen Gefahren, die auf einmal wie ein Geist aus der Flasche im Leben mit einem Neugeborenen auftauchen. Über 40 Jahre wurde ich immer wieder – und immer häufiger – darauf angesprochen, welche Probleme in der Schwangerschaft und nach der Geburt durch »falsche Ernährung«, Impfungen, Gebrauch von »Chemie« und Unfallgefahren im Alltag für die Kleinen auftreten oder gar schädliche Folgen haben könnten. Zu vielen dieser Fragen gibt es Antworten, die Eltern mit etwas Hintergrundwissen nutzen können, um ihre Umgebung für sich und ihr Kind sicherer zu machen. Für andere Fragen, wie zum Beispiel zur Ernährung, scheint das Haltbarkeitsdatum einer Empfehlung noch nicht einmal die Dauer einer Schwangerschaft zu überstehen.

Das stellte mich immer wieder vor die Aufgabe, Fachliteratur zu studieren, aktuelle Testzeitschriften zu besorgen oder auch meinen »Dr. Watson« in Form meines Ehemannes, der Toxikologe ist, zu allen Gefahren und Risiken zu löchern. Nach vielen Berufsjahren, in denen ich als Hebamme Tausende Geburten begleitete, viele werdende und junge Eltern zu Gesundheitsfragen beriet und meinen Mann immer wieder um tiefere Recherchen zu Themen der Risiken von Produkten für Kinder bat, entstand schließlich die Idee für unser gemeinsames Buch. Das Ergebnis ist ein Sachbuch, das fundiertes Wissen und Erfahrung aus zwei Mal 40 Jahren Beratung bündelt. Wir wollen damit Eltern, aber auch anderen Interessierten wissenschaftlich fundierte und gleichzeitig praxisnahe Orientierungs- und Entscheidungshilfen für den Alltag an die Hand geben – denn an beidem hapert es oft im verwirrenden Dschungel der teilweise widersprüchlichen und gelegentlich emotional aufgeladenen Informationen und Ratschläge.

Schon sehr viele Jahre haben mein Mann und ich gemeinsam Zusammenhänge hinterfragt, die wir in unseren Leben und unseren Berufen kennengelernt hatten. Der Toxikologe ist es gewohnt, quer zu den Interessen zu stehen, wenn die wissenschaftlichen Fakten oft keiner Seite ins Weltbild passen. Und die Hebamme ist vertraut damit, die Sorgen und Ängste werdender und frischer Eltern gemeinsam mit ihnen anzuschauen. In diesem Buch haben wir allgemein wissenschaftliche und medizinische Erkenntnisse zu den Risiken für Mütter, Väter und Kinder zusammengestellt, mit denen wir uns bewusst zwischen die Stühle setzen, wenn die Fakten es verlangen.

Wir werden bis heute mit unseren fachlichen Kompetenzen, aber auch als Großeltern oft zu Gefahren für Babys befragt. Einen Gradmesser dafür, wie aktuell und relevant diese Sorgen sind, stellen die von mir betreuten Familien dar, aber inzwischen auch unsere eigenen Kinder und Enkelkinder. Die hier behandelten zehn Themengebiete lassen sich auf Hunderte Gespräche zurückführen und spiegeln wider, was in den letzten Jahrzehnten Gegenstand unserer Beratungen zu Risiken in der Schwangerschaft und für das gesunde Aufwachsen der Kinder war. Selbstverständlich können wir nicht alle Aspekte beleuchten, weil es den Umfang dieses Buches sprengen würde. Gesundheitliche Gefahren und Risiken im Zusammenhang mit individuellen Erkrankungen und deren medizinischer Therapie haben wir deshalb ausgespart.

Antworten aus der Wissenschaft

Wir wünschen uns mit diesem Buch, viele immer wiederkehrende Fragen von werdenden und jungen Eltern und ihrer Beraterinnen und Berater zu beantworten: zu Schadstoffen im Essen und in der Muttermilch, Impfungen, Chemikalien und Strahlung in unserer Umgebung und der Umwelt, Verkehrssicherheit – um nur einige Beispiele aus der Fülle von Themen zu nennen, derer wir uns angenommen haben. Mit unseren Faktenchecks können Eltern Gefahren und die wirklichen Risiken besser einschätzen. Dazu haben wir Hunderte der wichtigsten wissenschaftlichen Veröffentlichungen und Studien der letzten Jahrzehnte zu den besprochenen Themen ausgewertet. Wir haben dabei die entscheidenden Studienergebnisse in der Originalveröffentlichung betrachtet, um nicht späteren Zusammenfassungen und Interpretationen in der Literatur vertrauen zu müssen. Die dabei genutzten Quellen sind jeweils angegeben und können Ihnen für weitere Recherchen dienen. Die zitierten Untersuchungen sind die aus unserer Sicht aussagekräftigsten aktuellsten Publikationen für den jeweiligen Themenbereich. Für uns war dabei nie nur eine einzige Studie entscheidend, sondern die Gesamtsicht der zugänglichen Forschungsergebnisse musste die entsprechende Untersuchung plausibel und als wichtigste Aussage in diesem Bereich erscheinen lassen. Aus diesem Grund haben wir nicht alle von uns ausgewerteten Veröffentlichungen unter den Quellen am Ende des Buchs aufgeführt.

Dieses Buch soll auch die Möglichkeiten und Grenzen von individuellen Ausweichstrategien deutlich machen – also etwa elterlicher Versuche, Risiken zu umgehen, indem sie bestimmte Stoffe in Haushalt und Ernährung vermeiden. Es gibt einfach Bereiche, die nur durch klare staatliche Aktivitäten bearbeitet werden können. Und so ist es unser größter Wunsch, dass neben jungen Eltern auch professionelle Beraterinnen und Berater unsere Ausführungen als Unterstützung in ihrem Alltag nutzen. Gerade sie können helfen, die unbegründeten Sorgen werdender und junger Familien abzubauen, damit diesen eine entspanntere Schwangerschafts- und Elternzeit ermöglicht wird und mehr Zeit für die gemeinsame Freude mit den Kindern bleibt.

Kapitel 1

Gefahr ist nicht gleich Risiko

Wir alle sind unsicher und vielleicht sogar ängstlich, wenn vermeintlich gefährliche Situationen, die wir nicht unter unserer Kontrolle haben, vor uns auftauchen. Wenn Sie als werdende und junge Eltern nicht von solchen Ängsten geplagt werden wollen, empfehlen wir, dass Sie die Bewertung von Risiken und Gefahren ein wenig besser verstehen lernen. Dazu dienen die folgenden Abschnitte. Sie sind keine leichte Lesekost, aber es lohnt, sich auf Hintergrundwissen und Theorie etwas einzulassen – da sind wir sicher. Und alle Kapitel danach werden leichter zu verdauen sein – versprochen!

Was ist der Unterschied zwischen Gefahr und Risiko?

Das Leben ist voller Risiken. Wir alle wissen das und finden unseren Weg, damit umzugehen. Oftmals empfinden wir Risiken als Herausforderung, das andere Mal aber bereiten sie uns Sorgen oder flößen uns sogar Furcht ein. Vielen Menschen fällt es schwer, zwischen Gefahren und Risiken zu unterscheiden. Sie sehen zutreffend Gefahren und denken, dass damit bereits ein sicheres Gesundheitsrisiko besteht.

Wenn wir das Beispiel Sonnenstrahlung betrachten, wird die Komplexität dieser Unterscheidung zwischen Gefahr und Risiko klar. Wir brauchen die Sonnenstrahlung, um auf unserem Planeten leben zu können. Jeder Mensch braucht Sonne. Ihre Wärme und ihr Licht lassen die Stimmung steigen. Sie aktiviert Prozesse im Körper und ist beispielsweise für die Bildung von Vitamin D in der Haut und damit für den Knochenstoffwechsel wichtig. Ein Zuviel an UV-Strahlen kann sich jedoch negativ auswirken. Manche Folgen treten rasch auf, zum Beispiel als Sonnenbrand. Andere machen sich oft erst Jahre später bemerkbar, wie vorzeitige Hautalterung oder sogar eine Hautkrebserkrankung. So stellt Sonnenstrahlung also eine potenzielle Gefahr dar, und es besteht eine Wahrscheinlichkeit, dass gesundheitlich unerwünschte Folgen auftreten, wenn wir zu viel oder zu wenig davon bekommen. Das heißt, Sonnenstrahlung birgt ein Risiko in sich. Natürlich nur, wenn wir uns einem Zuviel oder einem Zuwenig davon aussetzen. Menschen, die Gefahren genau kennen, können daher mit Risiken gut umgehen und sich vor Schaden bewahren.

Mit der Schwangerschaft und der Elternzeit kommen die eigene Haltung und die bisher üblichen Lösungsstrategien gegenüber Gefahren und Risiken ins Wanken. Nicht nur, dass man jetzt für ein anderes Lebewesen mitverantwortlich Entscheidungen treffen muss und nicht nur für sich selbst, nein, spezifisches Wissen und Erfahrung fehlen nun auch. Nicht umsonst können Großeltern mit ihren Enkeln und deren Gesundheit viel entspannter umgehen. Ihnen stehen Wissen und Erfahrung zum Umgang mit gefährlichen Situationen zur Verfügung. Das Wissen über Gefahren und darüber, wie sie auftreten müssen, um zu einem echten Risiko zu werden, ist immer der erste Schritt zur erfolgreichen Verhinderung von Schäden – aber auch von Befürchtungen und Ängsten.

Wann akzeptieren wir ein Risiko?

Die heute übliche Risikobewertung durch Experten entstand in der Vergangenheit meist in der Welt der Technik. Sie wurde später in den Bereich Umweltschutz und danach in den Gesundheitssektor überführt. Daher kommen die Ansätze der aktuellen Strategien von Industrie, Behörden und Politik in Sachen Risiko aus dem Umgang mit fehleranfälliger Technik. »Alles, was schiefgehen kann, wird auch schiefgehen«, so lautet Murphys Gesetz. Aber wann? Wo stecken die kritischen, also möglicherweise gefährlichen Funktionsfehler? Welche Schäden sind zu erwarten? Wann bricht die Konstruktion zusammen? Mit welcher Wahrscheinlichkeit kann die Anwendung aus dem Ruder laufen? Bei der Risikobewertung werden Angaben zum möglichen Schaden und zur Schadenswahrscheinlichkeit zusammengestellt, um zu entscheiden, ob die geplante Sicherheit ausreicht. Techniker, Juristen und Bürokraten erarbeiten dazu Vorschriften oder Normen, die, von allen Beteiligten akzeptiert, dann Entscheidungen im Einzelfall »automatisieren«. Eine zulässige Fehlerwahrscheinlichkeit wird festgeschrieben. Das Risiko bildet sich aus dem mathematischen Produkt aus einer Gefahr (Schaden) und der Wahrscheinlichkeit ihres Eintritts. Bei Chemikalien gilt das ähnlich. Bei der gesundheitlichen Risikobewertung von Chemikalien wird eine Belastung des Körpers bestimmt, bei deren Überschreitung die Wahrscheinlichkeit eines deutlichen Gesundheitsschadens besteht (»Gefahr«). Mit steigender Belastung, zunehmender »Exposition«, steigt diese Wahrscheinlichkeit. Damit ergibt sich die Risikobewertung von chemischen Stoffen aus der Gefahrenbeschreibung und der Expositionsbewertung. Daraus werden Grenzwerte und akzeptable Belastungsgrenzen abgeleitet. In einer demokratischen Gesellschaft dürfen die Prozesse zur Festlegung solcher Sicherheitsstandards infrage gestellt werden. Aus Erfahrung wissen wir, dass Lobbyismus und Eigeninteressen oder Weltbilder in der Entwicklungstechnik und des Gesundheitsschutzes einen großen Einfluss haben können und nicht mit unserem persönlichen Interesse übereinstimmen. Ergebnis ist, dass der Sicherheitsstandard nicht allen Betroffenen gefällt. Das gilt meist für Eltern kleiner Kinder, die Risiken für ihren Nachwuchs weniger akzeptieren als kinderlose Menschen. Als Beispiel sind hier die jahrzehntelangen Konflikte über Geschwindigkeitsbeschränkungen vor Schulen und Kindergärten zu sehen.

Unsere Akzeptanz eines Risikos hängt davon ab, inwieweit uns die mit dem Risiko verbundene Technik nutzt und Vorteile bietet. Risiken, die wir selbst freiwillig in Kauf nehmen, erscheinen uns akzeptabler als solche, über die wir nicht bestimmen. So sehen wir in jedem Jahr viele braun gebrannte Menschen aus dem Urlaub zurückkommen, obwohl alle um die Nachteile von zu intensiver Sonnenstrahlung wissen.

Wie funktioniert die Kommunikation von Risiken?

Die Kommunikation von Risiken hat weniger damit zu tun, dass gerade eine Gefahr ermittelt und bewertet wurde. Vielmehr hat sie zur Aufgabe, eine Entscheidung über den Umgang mit einem Risiko zu vermitteln. Sinnvolle Risikokommunikation muss daher nicht nur auf sachlich richtige oder vertrauenswürdige technisch-naturwissenschaftliche Daten zurückgreifen, sondern auch Entscheidungsträger oder die interessierte Allgemeinheit zu einer qualifizierten Einschätzung befähigen. Das ist keine leichte Aufgabe. Je nachdem, welche Berufsgruppe das Risiko vermittelt, stehen durchaus verschiedene Vorannahmen im Hintergrund. Naturwissenschaftlerinnen und Naturwissenschaftler glauben meist, dass Menschen aufgrund von Daten entscheiden, wie sie sich verhalten, und nicht auch von Eindrücken, Empfindungen und Emotionen gesteuert sind. In der Medizin und Epidemiologie liegt der Fokus auf Gesundheitsrisiken. In der politischen Krisenkommunikation müssen noch weitaus mehr Aspekte vermittelt werden. Als Beispiel: Während der Corona-Pandemie gehörten Grenzschließungen, Einschränkungen bei Sozialkontakten, Schul- und Kita-Schließungen und deutliche Einschränkungen im Arbeitsleben zu den Themen, die klar vermittelt werden mussten. Die Psychologie weiß um die Komplexität unserer Auffassungsgabe und unseres Lernens. Die meisten von uns entscheiden nicht auf der Basis von Fakten, sondern stimmen neue Information mit dem ab, was ihnen bereits als Wissen, als visueller Eindruck oder aus Erfahrung zur Verfügung steht. Das gilt auch für das Verständnis von Risiken. Die vielen Bilder verunglückter Flugzeuge in unserer Erinnerung lassen uns empfinden, dass Flugzeuge unfallträchtig und ein riskantes Transportmittel seien. Die wissenschaftliche Risikobewertung legt Zahlen vor, die das Gegenteil belegen. Pro Wegstrecke verunglücken 20-mal mehr Menschen in Autos als in Flugzeugen tödlich.[1] Für jemanden, der im Auto sitzt oder im Flugzeug mitfliegt, sieht der Risikovergleich auf die Reisezeit bezogen aber wieder anders aus. Weil Flugzeuge in der gleichen Zeit rund zehn Mal weiter kommen als Autos, ergibt sich nur noch das doppelte Risiko, tödlich zu verunglücken beim Autofahren. Für viele andere Risikovergleiche fehlen aber solche genauen Zahlen. Forscherinnen und Forscher wissen zwar innerlich um die Grenzen und Unsicherheiten ihres Wissenstandes, kommunizieren aber in der Regel alle Fakten ohne die Lücken im Wissen. Sie wollen unbedingt kompetent sein. Hier können Wissenschaftlerinnen und Wissenschaftler, die Kenntnislücken eingestehen und gleichzeitig ihren Wissensstand gleichberechtigt teilen, Neugierde und Interesse an neuen Fakten wecken und dazu anregen, dass naturwissenschaftlichen Argumenten nunmehr stärker gefolgt wird. Unser großer Wunsch mit diesem Buch!

Welchen Einfluss hat die Medienkultur auf das Verständnis von Risiken?

Unsere Einschätzung von Gefahren und der negativen Entwicklungen auf der Welt, die die aktuelle Situation zu bestimmen scheinen, wird in hohem Maß durch die Nachrichtenkultur geprägt. Wie Steven Pinker, Professor der Psychologie an der Harvard University, es ausdrückte: »Nachrichten behandeln Dinge, die geschehen, und nicht Dinge, die nicht geschehen. Noch nie hat eine Reporterin in die Kamera gesagt: ›Ich berichte live aus einem Land, in dem kein Krieg ausgebrochen ist – oder aus einer Stadt, in der kein Sprengsatz gezündet wurde, oder aus einer Schule, in der es keinen Amoklauf gab.‹«[2] Nachrichten suchen Aufmerksamkeit. Unsere evolutionäre Entwicklung trimmte uns auf die Erkennung von Gefahren, denen wir entfliehen müssen. Risikomeldungen und Skandale bleiben daher stärker in unserer Erinnerung als Informationen über eine langfristige Verbesserung einer Situation und die Tausenden Plätze, an denen über viele Jahre ein normales friedliches und gesundes Leben gelebt wird.

Unser Informationsstatus unterscheidet sich zudem grundlegend von dem, der im vorigen Jahrhundert üblich war. Der deutliche Vorteil des Internets und der elektronischen Medien ist ein »Überfluss« an Zugangsmöglichkeiten zum Wissen. Heute verbreiten sich elektronische Informationen sehr schnell und ungefiltert, sind aber wie auch schon früher oft interessengesteuert oder basieren in vielen Fällen auf Gerüchten. Wissenschaftliche Informationen waren früher in Bibliotheken, vor allem an den Hochschulen, für jedermann einsehbar, wenn der Weg dorthin möglich war. Heute werden sie in online verbreiteten wissenschaftlichen Zeitschriften kommerzieller Verlage veröffentlicht und sind damit zu Hause nutzbar. Die meisten können aber ohne Zugangscode nicht gelesen werden. Kosten von 30 bis 50 Euro pro Artikel sind üblich und erschweren so den Zugang für alle, die nicht an Universitäten studieren oder in Forschungseinrichtungen beziehungsweise Firmen arbeiten, die einen Nutzungsvertrag abgeschlossen haben. Das trifft nicht nur Eltern, sondern auch viele Menschen im Gesundheitswesen und Arztpraxen. Diese »Paywall«, die Gebührenwand, muss überdacht werden, fordern inzwischen Gesundheitsexperten.[3] Selbst die aus Steuermitteln finanzierten Veröffentlichungen der Bundesbehörden, die wissenschaftliche Fakten und fundierte Hintergrundinformationen zu Gesundheitsrisiken darstellen, wurden zunehmend kostenpflichtig. So werden für die meisten Artikel im Bundesgesundheitsblatt, der deutschen Fachzeitschrift zum Thema, die vom Robert Koch-Institut, dem Bundesinstitut für Risikobewertung und dem Umweltbundesamt herausgegeben wird, Online-Zugriffsgebühren verlangt.

Dann gibt es ein weiteres Problem: Da viele Eltern nun einmal keine Naturwissenschaften und auch nicht Medizin studiert haben, weder Fachsprache noch Arbeitsweise in diesen Bereichen leicht verstehen, müssten ihnen die entsprechenden Expertendebatten überhaupt erst »übersetzt« werden. Hierbei scheitern Nachrichtenmedien aber leider oft. Die gleichwertige Gegenüberstellung von Pro und Contra hilft in der Regel weder der Sache noch den Eltern. Wie sollen sie in der Lage sein zu entscheiden, welche wissenschaftlichen Daten oder Bewertungen »richtig« sind, die des internationalen wissenschaftlichen Konsenses oder die der wissenschaftlichen Randpositionen? Dies mussten wir oft wahrnehmen, wie unter anderem bei der Impfdebatte oder auch bei der Diskussion um die gesundheitliche Relevanz von Grenzwerten beim Dieselabgas.

In dieser Situation greifen selbst viele im Gesundheitsbereich arbeitende Menschen auf gebührenfrei zugängliche Informationen im Internet zurück, die möglicherweise unzureichend fundiert sind. Ihre Ausbildung bietet oft jedoch theoretisch noch Schutz gegen unseriöse Darstellungen. Werdende Eltern, die meist Laien sind, sind dem schutzlos ausgeliefert. Zuverlässige Einschätzungen zu Gefahren und Risiken liegen überdeckt von unzuverlässigen Beiträgen. In der Regel können Sie qualifizierte und unabhängige Websites daran erkennen, dass keinerlei Werbung geschaltet ist und sie von renommierten Institutionen bereitgestellt werden. Aber selbst diese müssen sich inzwischen mit Werbelinks finanzieren. Spreu vom Weizen zu trennen ist nicht trivial. Auch wir bewegten uns oft durch den Dschungel der zugänglichen Online-Angebote zu unseren Themenbereichen, bis klar wurde, dass nur die genaue Recherche in zugangskontrollierten wissenschaftlichen Zeitschriften korrekte Aussagen bieten und belegen kann. Für junge Eltern mit Baby auf dem Schoß ist das ein wenig gangbarer Weg. Dies ist nicht auch zuletzt der Grund, warum wir dieses Buch für Sie geschrieben haben.

Wie arbeitet eigentlich die Toxikologie?

Wenn wir über vermutete Gifte im täglichen Leben, in der Nahrung, in Kosmetika oder der Luft reden, werden wir mit Bewertungen und Einschätzungen von Expertinnen und Experten der Toxikologie konfrontiert. Die Toxikologie ist die Wissenschaft von den Giften, sozusagen die Giftkunde, die historisch aus dem entstand, woraus der Name *Toxikologia* im Altgriechischen abgeleitet wurde: von *Toxon*, ›Pfeilgift‹. Toxikologen erarbeiteten sich zum Ende des 19. Jahrhunderts einen festen Platz bei der Aufklärung von Todesursachen, besonders Morden, und zum Beginn des 20. Jahrhunderts schließlich eine wichtige Stellung in der Gerichtsmedizin bei der Aufklärung von Gewalttaten: darunter heimtückische Morde mit Arsen oder Cyaniden (Blausäuresalzen), aber auch tödliche Raubüberfälle mit Chloroform, Vergiftungen durch offene Feuerplätze in Häusern, Vergiftung mit Kohlenmonoxid sowie Todesfälle und Augenschäden mit gepanschtem Alkohol während der Prohibition in den Vereinigten Staaten, bei denen es sich um Vergiftung mit Methylalkohol handelte.

Diese Geschichte birgt bereits das Dilemma der heutigen Toxikologie. Sie ist ehemals angetreten, um zu beweisen, dass Gifte die beobachteten Gesundheitsschäden gerichtsfest verursacht hatten. Noch heute unterscheidet sich diese klassische, an gerichtsfesten Beweisen orientierte Toxikologie, die im Verbraucherschutz bei Lebensmitteln, Gegenständen des täglichen Bedarfs und Kosmetika ihren Platz hat, von der Umwelttoxikologie. Letztere betrachtet zwar auch wissenschaftliche Studien, bezieht aber im Sinne des Vorsorgeprinzips die Lücken und Kontroversen in der wissenschaftlichen Bewertung stärker mit ein.

Müssen Gesundheitsrisiken erst bewiesen sein, bevor sie öffentlich werden?

Die öffentliche Debatte über Schadstoffe in Deutschland ist heute von wissenschaftlichen Kontroversen bestimmt zwischen denen, die sichere Beweise einer Schadwirkung verlangen, und denen, die grundsätzlich mehr Vorsorge anstreben, also früher eingreifen wollen. Das sind die beiden Enden des Spektrums. Dazwischen stehen die wissenschaftlichen toxikologischen Bewertungen.

Auf der einen Seite finden sich die »klassischen« Toxikologinnen und Toxikologen, die an Prüfnormen orientiert gerichtsfeste Bewertungsentscheidungen formulieren. Ohne sichere Beweise nehmen sie keine »Verurteilung« einer Chemikalie vor. Hier gelten Untersuchungen, denen kleine Mängel attestiert werden können, nicht als ausreichend – selbst in einer möglichen Beweiskette. Auf der anderen Seite stehen toxikologische Expertinnen und Experten, die nicht abwarten wollen, bis die Schädigungen erst in der Bevölkerung auftreten oder damit sicher bewiesen werden können. Hier beraten diejenigen aus der universitären Forschung, aus Umweltbehörden und selbstverständlich aus Umweltverbänden daher oft auf Vorsorge orientiert. Sie bringen Themen und Risiken in die Öffentlichkeit, die bisher in der Politik und damit den Sicherheitsvorschriften noch wenig berücksichtigt wurden. Dabei argumentierten sie in der Vergangenheit auch in einigen Fällen mit »sicheren« Studienergebnissen, die sich später als wenig belastbar darstellten. Das Gute daran ist, dass damit mögliche Risiken frühzeitig in die öffentliche Debatte gebracht werden. Die »klassischen« Vertreterinnen und Vertreter der Toxikologie werden zu Bewertungen gezwungen und die Politik erkennt Handlungsbedarf. Im Sinne eines Vorsorgeprinzips ist das eine gute Sache. Der Nachteil ist aber offensichtlich: Zweifel an der Qualität wissenschaftlicher Aussagen wachsen, das Vertrauen in das gesamte Regelungssystem zur Chemikaliensicherheit wird geschädigt. Viele Menschen fühlen sich unsicher, was den Schutz ihrer Gesundheit betrifft. Das gilt für besonders an Sicherheit orientierte Gruppen wie schwangere Frauen und junge Eltern in Bezug auf ihre kleinen Kinder. Misstrauen entsteht, der beste Nährboden für Befürchtungen und Ängste – und Gerüchte. Und so ist ein Vermeidungsverhalten in Bezug auf »ins Gerede gekommene Chemikalien«, soweit es die wirtschaftlichen Möglichkeiten erlauben, für schwangere Frauen und junge Eltern durchaus rational. Wenn viele Grenzwerte, Richtwerte und Orientierungswerte politisch beeinflusst sind, dann werden sie so weit ignoriert, wie es das eigene Portemonnaie erlaubt. Mit veränderten Kaufentscheidungen verbessert sich zudem die Gesamtsituation: Ein gutes Beispiel dafür ist der erst in den letzten 20 Jahren explodierende Markt der ökologischen Landwirtschaft und der Biosupermärkte. Je mehr sich die Betroffenen informieren, umso klarer wird dann aber auch, dass in den meisten Fällen individuelle Vermeidungsstrategien (zum Beispiel durch Kaufentscheidungen) nicht wirklich helfen, sondern nur der Schutz durch strengere Vorschriften, die auch kontrolliert werden.

Ist nach jeder Studie der Universität XY wieder alles ganz anders?

Wir ärgern uns immer wieder über Schlagzeilen oder gar ganze Bücher, die darauf beruhen, dass jeweils eine einzige wissenschaftliche Studie auf eine mögliche Gefahr hinweist oder aus ihr generelle Empfehlungen zu Verhaltensweisen, Ernährung oder Behandlung abgeleitet werden. Wir schütteln den Kopf, wenn auf dieser schmalen Basis Schlussfolgerungen abgeleitet, Ängste geschürt oder unsichere Heilerwartungen geweckt werden, wenn es um alternative Behandlungen anstelle gut belegter erfolgreicher Therapien für gefährliche Erkrankungen geht. Leider werden die wesentlichen Grundprinzipien naturwissenschaftlicher Erkenntnisbildung in solchen Fällen ignoriert.

Die moderne Kenntnis über die Natur ist durch Beobachtungen geprägt. Beobachtungen von Zusammenhängen allein stellen aber noch keine sicheren Erkenntnisse dar. Aus Beobachtungen werden Hypothesen für Gesetzmäßigkeiten entwickelt. Es handelt sich bis dahin »nur« um Hypothesen, um Theorien zur Beschreibung allgemeingültiger Sachverhalte. Im Gegensatz zu den nicht empirischen Wissenschaften wie der Philosophie oder der Literaturwissenschaft beruht die naturwissenschaftliche Erkenntnisbildung auf direkter Beobachtung und Prüfung (Messung). Diese Herangehensweise brachte in den letzten Jahrhunderten die enormen technischen und medizinischen Fortschritte, die unser Leben so viel einfacher, gesünder und länger machten.

Kern des Erfolgs der Naturwissenschaften ist die stetige Anstrengung, Theorien und Hypothesen mit Untersuchungen oder gezielten Versuchsanordnungen infrage zu stellen. Die wichtigste Lebensader der Naturwissenschaften und der modernen Medizinforschung ist der Zyklus aus »Es könnte sein, dass« und der Widerlegung dieser Vermutung, also der »Falsifizierung« der Hypothese. Vielen Kritikerinnen und Kritikern der naturwissenschaftlichen und medizinischen Erkenntnisbildung, so erleben wir immer wieder in Gesprächen, entgeht dieses Grundprinzip: Sie ziehen eine inzwischen falsifizierte Hypothese als Beweis dafür heran, dass wissenschaftlichen Erkenntnissen nicht getraut werden könne. In der Wissenschaft und der medizinischen Forschung werden aber fortwährend Versuche oder systematische Untersuchungen ausgedacht, um Hypothesen zu verifizieren oder zu falsifizieren. Jeder einzelne Versuch hat nur einen wirklichen Wert, wenn er auch beim zweiten Mal und am besten von anderen durchgeführt zum gleichen Ergebnis kommt. Am besten sollte er so oft wie möglich erfolgreich wiederholt werden! Daher kommt es bei naturwissenschaftlichen Arbeiten immer darauf an, dass die Details der Durchführung genau beschrieben werden, um das genaue Nachmachen zu sichern. Horchen wir also nicht bei jeder Nachricht über ein Studienergebnis besonders auf, sondern beobachten wir die weitere Entwicklung und sehen, wie diese Studie sich mit anderen, ähnlichen verträgt.

In der Welt wimmelt es aufgrund der großen Gewinnerwartungen nur so von bezahlten Laboratorien, die Versuche derart gestalten, dass Hypothesen mit ihren Schlagzeilen Produktmärkte öffnen können. Das gilt vor allem im Bereich der Ernährung, Gesundheit und Kosmetik. Von Firmen finanzierte wissenschaftliche Studien zur Ernährung zeigten vier- bis achtmal häufiger Ergebnisse, die Interessen dieser Firmen unterstützten.[4] Daher gelangen so viele Gesundheits- und Schönheitsversprechen in die Medien, die nach einiger Zeit wieder stillschweigend verschwinden. Gescheiterte Versuche der Verifizierung sind keine Schlagzeile wert, und diejenigen, die solche Kontrollversuche durchführen, haben oft keinen entsprechenden Medienetat. Für uns ist ein Beispiel dafür die Diskussion um die Empfehlung zur Stilldauer (s. Kapitel 3, Seite 74), die 2011 ein Medienecho entfachte.[5] Als alle Argumente, die der Empfehlung ausschließlichen Stillens in den ersten sechs Lebensmonaten widersprachen, in den folgenden Jahren in vielen wissenschaftlichen Veröffentlichungen von medizinischen Fachgesellschaften und der Weltgesundheitsorganisation widerlegt wurden, war kein Presseecho in Zeitungen oder dem Fernsehen festzustellen. So kommen in Schlagzeilen und Nachrichten, in Werbung und Politik leider oft Denkweisen zum Tragen, die nicht auf wissenschaftlichen Herangehensweisen beruhen. Sie basieren nur auf Einzelversuchen, Anekdoten, Theorien oder Rhetorik und führen dennoch zu Entscheidungen über Gesundheit und Krankheit oder gar Tod. In den letzten Jahrzehnten wurde deshalb die evidenzbasierte Medizin immer stärker. Hier kommen Therapien auf den Prüfstand. Erfolge und fehlende Wirksamkeit werden statistisch erfasst, also genau beobachtet. Viele Behandlungsmethoden, die in der Vergangenheit Grundlage hoher Umsätze in der Medizin sein konnten, beruhten oft nur auf Anekdoten über zufällige Genesungen und mussten nun als wirksame Therapien verworfen werden. Dem wirtschaftlichen

Interesse der Arzneimittel- und Chemieindustrie, toxikologische Versuche so zu gestalten, dass Nachweise über Schädigungen unwahrscheinlicher werden, wurde vor einigen Jahrzehnten, nach Erfahrungen mit gezielten Fälschungen von Versuchsprotokollen, ein Riegel vorgeschoben. Seither kommt international normierten, nachweislich unter Guter Laborpraxis durchgeführten Studien zu einzelnen Gesundheitsgefahren eine entscheidende Bedeutung zu. Solchen Versuchsrichtlinien gehen jahrelange Prüfungen im Rahmen der Organisation für wirtschaftliche Zusammenarbeit und Entwicklung (OECD) voraus, bei denen die Versuche in unterschiedlichen Laboratorien in der Welt zu grundsätzlich gleichen Ergebnissen führen müssen. Solche normierten Versuche bilden heute die Grundlage aller vorklinischen Prüfungen zur Arzneimittel- und Chemikaliensicherheit.

Welche Rolle spielen Emotionen für die persönliche Risikowahrnehmung?

Entscheidungen zum Umgang mit Risiken sind nicht frei von Nichtfaktischem, Gefühlen, Weltbildern und individuell unterschiedlicher Wahrnehmung. Naturwissenschaftliche Fakten und medizinische Daten sind vielleicht rational verständlich, aber der emotionale Bericht einer Freundin kann mehr Einfluss auf eine Entscheidung zum Umgang mit Gefahren haben. So kann Ihr persönliches Risikomanagement, von außen betrachtet, wenig sinnvoll oder im Rückblick nicht angemessen sein. Wir alle setzen Prioritäten, wenn verschiedene Gefahren lauern und wir schadensfrei durch unser Leben kommen wollen. Auch kulturell gibt es große Unterschiede. In den Vereinigten Staaten besteht grundsätzlich eine Bereitschaft, gegen Ungeziefer, Bakterien und Viren, die hygienisch bedenklich sind, mit Chemikalien vorzugehen. Gegen den Einsatz von Chemikalien, von Bioziden im Innenbereich und Pestiziden im Außenbereich hegen die Menschen in Westeuropa starke Vorbehalte. Bei gesellschaftlichen Entscheidungen haben die Sorgen um fremde Organismen in den USA Priorität. In Europa hingegen stehen die chemischen Gefahren im Vordergrund. Fast alle von uns kennen das. Sicheres, aber chemisch schmeckendes Wasser und die bekannten »Chlorhühnchen« sprechen für Sauberkeit und Hygiene in den USA. Deutlich über 50.000 akute Erkrankungen[6] aufgrund von mit Bakterien (vor allem Campylobacter und Salmonella) besetztem Fleisch und mangelhafter Küchenhygiene werden in Deutschland mehr oder minder akzeptiert und gesellschaftlich nicht wirklich als bedeutendes Risiko eingeschätzt. Unterschiedliche Einschätzungen bestehen in sehr vielen Bereichen. Um keine fremden Keime oder Schädlinge von Kontinent zu Kontinent zu verschleppen, werden viele Seecontainer mit Giften begast. In einigen Ländern besteht große Angst vor Giftrückständen in Gebrauchsartikeln und Kleidung, in anderen Ländern hingegen dominiert die Furcht vor Seuchen und »Plagen«. Bei der Beratung schwangerer Frauen und junger Eltern aus verschiedenen Kulturkreisen war es für mich schon immer beeindruckend, wie aufgrund gleicher Faktenlage unterschiedliche Entscheidungen zum persönlichen Risikomanagement getroffen wurden, die auch verständlich sind. Die Kommunikation über Risiken muss daher zwischen den Beteiligten eine gleichberechtigte Ausgangsbasis zur freien Entscheidung ermöglichen und die Möglichkeiten und Folgen von Risikomanagement-Maßnahmen offen und vollständig vermitteln. Nur so können Eltern eine verantwortliche eigene Festlegung treffen.

Wissen um Gefahren baut Ängste ab

Es ist vollkommen normal, dass Sorgen und Ängste in der neuen Situation des Elternwerdens auftauchen. Sie gehören kostenlos dazu und haben den tief in uns liegenden Sinn, unsere »Brut« vor allen

Gefahren zu schützen und unser Überleben zu sichern. Es gibt keine sorgenfreie Zeit der Schwangerschaft und der Zeit danach mit kleinen Kindern. Sie gehört zum gesunden Leben. Eltern sorgen sich – und das ist auch gut so. Den Blick aber nur auf gefährliche Eventualitäten zu lenken, führt sicher zu Sorgen, Ängsten und Stress. Und der tut weder Ihnen noch Ihrem Baby gut. Schwangere Frauen, die stark in ihren Ängsten leben und extremen Stress durchleben, das zeigen viele Studien, schaffen zusätzliche Probleme in der Schwangerschaft und bei der Entwicklung des Babys. Wenn diese Ängste vor schädlichen Entwicklungen beginnen, Ihr Leben zu bestimmen, suchen Sie Hilfe!

Viele junge Mütter leiden unter exzessiven Ängsten und Sorgen. Wenn Sie dazugehören: Willkommen im Club, Sie sind nicht allein. Unabhängig davon, in welcher Art und Stärke Ihre Befürchtungen auftreten – Sie können sich erst besser fühlen, wenn Sie sich sicher wähnen. Das Gefühl, dass unsere Sicherheit bedroht sei, lässt uns angespannt sein. Es ist wie bei den Menschen in der Frühzeit im Wald, in dem Geräusche die *Nähe* eines Raubtiers vermuten lassen: Genau beobachten, nichts übersehen und jederzeit bereit zur Flucht sein – das sind die Überlebensstrategien, die instinktiv gefordert waren. So geht es auch Ihnen, wenn Sie auf Gefahren fixiert sind. Ihre Gehirnströme werden nun von Warnungen dominiert, Stresshormone werden ausgeschüttet und alle anderen Gefühle und rationalen Gedanken werden im Gehirn zurückgestellt, in den Hintergrund gedrängt. Überlebensstrategie. Medizinisch gesprochen ist Ihr Neocortex (die evolutionär neueste Entwicklung in unserem Gehirn, zuständig für Planung und Ausführung von Willkürbewegungen, Bewusstsein, komplexes Denken) nicht mehr im Vordergrund arbeitend, sondern Ihr Reptilienhirn (Hirnstamm). Der Hirnstamm ist der evolutionär älteste Teil des Gehirns und zuständig für Atmung, Regulation des Herzschlags und auch für die Ausschüttung der Stresshormone, die gebraucht werden, wenn Gefahr auftritt und wir fliehen müssen.

Es spielt kaum eine Rolle, wie überzeugt Sie von der Gefahr sind, die scheinbar unzureichende Sicherheit von Ihnen und Ihrem Kind bestimmt Ihr Verhalten. Alarmglocken bestimmen so zunehmend unterbewusst Ihr Elterndasein und lassen Sie nicht mehr entspannt das Leben mit Ihrem Kind genießen. Ihr Gesichtsausdruck und Ihre Angespanntheit übertragen sich auf Ihr Baby, ob Sie es wollen oder nicht. Bereits in frühen Lebensphasen können kleine Kinder aus dem Körperkontakt und dem Gesicht ihrer Eltern ablesen, ob sie sich in Sicherheit wiegen dürfen. So übertragen sich Ihre Ängste vor Gefahren auch auf Ihr Kind: Der Stress nimmt zu und eine Übertragung des Unsicherheitsgefühls beginnt. Babys wollen dann viel mehr Körperkontakt wie beim Stillen (Stillen ist nicht nur Nahrungsaufnahme, sondern auch ein emotionaler Ausgleich), sind unruhiger und schreien öfter. Informieren Sie sich über die Gefahren und die damit verbundenen Risiken, machen Sie sich ein realistisches Bild und planen Sie den Umgang mit den Gefahren. Nehmen Sie Abstand von Vermeidungsstrategien und Verdrängung, betrachten Sie die Gefahren im Vorfeld genau, lernen Sie sie kennen und einschätzen. Die ersten neun Kapitel in diesem Buch mögen Ihnen helfen, die Übersicht zu erlangen, das Gesamtbild zu erkennen und sich nicht von Meldungen mutmaßlich neuer Gefahren beherrschen zu lassen. Verbannen Sie alle Apps, die fortlaufend Warnhinweise verbreiten, ohne dass Sie die Gefahren schon rational verarbeitet haben und Ihre eigene Umgangsform damit entwickelt haben. Dazu gehören auch die in sozialen Medien kommunizierten Eilmeldungen anderer junger Eltern. Steigern Sie Ihr subjektives Sicherheitsgefühl, indem Sie Entspannungstechniken für sich anwenden, die wieder ein besseres Bauchgefühl in Ihnen hervorrufen. Himmeln Sie Ihr wunderschönes Baby an, und nehmen Sie sich die Zeit, ihm dabei zuzuschauen, wie perfekt es ist. Auf diese Weise wird sich Ihr innerer Stress verringern.

Kapitel 2

Was in unserem Essen alles drinsteckt

Essen ist für unser Leben so notwendig wie Atmen. So wie schlechte Luft schädlich für die Gesundheit ist, ist es auch schlechte Nahrung. Im Gegensatz zum Atmen riskieren wir bei der Nahrungsaufnahme schnell ein »Zu viel ist zu viel« und gefährden unsere Gesundheit durch ein Übermaß an kulinarischem Genuss. Ist in der Atemluft eigentlich nur der Sauerstoff essenziell für unser Leben, sieht die Lage beim Essen anders aus. Wir brauchen nicht nur Kohlenhydrate, Eiweiße und Fette, sondern auch Mineralien, Makroelemente und Spurenelemente sowie Vitamine. Aber noch nie war das Versorgungsangebot in Mittel- und Westeuropa so vielfältig wie in den letzten Jahrzehnten. Zu allen Jahreszeiten können wir jedes Gemüse und Obst kaufen. Fleisch aller Art wird preiswert und im Überfluss angeboten. Exotische Früchte aus anderen Kontinenten liegen in den Regalen. Wo noch in den 1960er-Jahren weitverbreitet der Sonntagsbraten als einzige Fleischmahlzeit galt, gehört das Schnitzel oder Gulasch heute in das Tagesangebot jeder einfachen Kantine. Die vor dieser Zeit geborene Generation überstand Phasen mit Mangelversorgung. Auch Einschränkungen beim jahreszeitlichen Angebot von Gemüse und Früchten und Zeiten, in denen nach heutigen Empfehlungen unzureichende Versorgung mit speziellen Nahrungsbestandteilen herrschte, wurden gut bewältigt. Diese Generation der heute über 70-Jährigen ist im Vergleich zu den vorhergehenden Generationen gesünder. Trotzdem beschäftigen Sorgen um das richtige Essen viele Menschen ganz stark: Sie haben Angst vor Mangelversorgung und wünschen sich die Optimierung der eigenen Gesundheit. Ratgeber für Diäten, die gesünder, glücklicher und leistungsfähiger machen sollen, dominieren die Bestsellerlisten für Sachbücher. Werbung und Blogs im Netz offerieren nicht nur Informationen über gesündere und »unbedingt notwendige« Essensbestandteile, sondern verbreiten auch schockierende Meldungen über Gefahren, die vermeintlich in unseren Lebensmitteln lauern. In den letzten 50 Jahren entstand um das Essen herum eine hochdifferenzierte wissenschaftliche Landschaft mit Lebensmittelchemie, Forschungsprojekten mit Tier- und Zellforschung, Ernährungsberatung und nicht zuletzt vielen wissenschaftlichen Zeitschriften und einer hohen Medienpräsenz. Mit aufwühlenden Themen werden Forschungsgelder eingeworben, Mittel aus Forschungsprojekten fließen in die Gewinne der Lebensmittelindustrie.

Werdende und junge Eltern sind besonders sensibel bei Empfehlungen zur Nahrung. Schlagzeilen lassen sie aufhorchen. Sie spüren die Verantwortung für ihre Kinder, wollen alles richtig und möglichst besser machen. Einige orientieren sich an überlieferten Einschätzungen aus ihrer Jugend oder der Familie und kommen so ohne große Gedanken zum richtigen Essen durch diese Zeit – bis vor allem Menschen aus Gesundheitsberufen erklären, dass solche und jene Nahrungsergänzungsmittel oder Ersatzstoffe notwendig seien für die sichere, gesunde Entwicklung ihrer Kinder. Einige Eltern sind durch die Empfehlungen, Hinweise und Warnungen verunsichert und in der Einschätzung dieser Informationen vollkommen überfordert oder werden gar verängstigt. Sie entwickeln ein umfangreiches eigenes Regelsystem für die angestrebte gesunde Ernährung ihrer Familie, das oft in seiner Kompliziertheit kaum zu übertreffen ist. Dieses System ist von sachlichen Widersprüchen geprägt, die nicht wahrgenommen werden, und oft noch von moralischen oder weltanschaulichen Haltungen überlagert. Andere Eltern entwickeln sich zu wahren Experten für die richtige und optimale Kinderernährung und berufen sich auf einzelne wissenschaftliche

Studien in ihrer Argumentation. In den letzten Jahrzehnten haben wir alle diese Varianten bemühter Mütter und Väter kennengelernt und versucht, die Hintergründe ihres Handelns zu verstehen. Als ältere und erfahrene Eltern fragen wir uns dann oft, warum wir und unsere Kinder – nach heutigen Maßstäben schlecht ernährt – gesund groß geworden sind.

So wollen wir nun die Sorgenbereiche, Ansprüche und Perspektiven konkret und praxisnah anschauen, den Stand der wissenschaftlichen Erkenntnis darstellen und die Herausforderungen erörtern. Dabei gehen wir auf die notwendigen Nahrungsbestandteile ein. Einige gefährliche biologische und chemische Verunreinigungen, die oft in Fragen auftauchten, beschreiben wir und gehen auch auf die vor allem aus ethischen und moralischen Gründen angestrebten Ernährungsformen ein. Alle im Folgenden beschriebenen wissenschaftlichen Erkenntnisse und Schlussfolgerungen beziehen sich auf gesunde Eltern und Kinder. Bei vielen durch sichere medizinische Diagnosen nachgewiesenen Erkrankungen bestehen Stoffwechselveränderungen, die vom Üblichen abweichende Ernährungsempfehlungen verlangen. In den sozialen Medien und in Blogs kursieren eine Reihe von Ernährungsempfehlungen, die Heilung oder Verhütung von Erkrankungen versprechen. Solche Versprechungen behandeln wir in Kapitel 5.

Welche Nährstoffe braucht der Körper?

Betrachten wir Nahrung ausschließlich von ihrem Nutzwert und ihrer Notwendigkeit her, dann reduziert sich der Wert auf wenige Elemente. Unser Stoffwechsel, unsere körperlichen Aktivitäten und nicht zu vergessen unsere Gehirnarbeit verbrauchen Energie, die durch Trinken und vor allem Essen geliefert werden muss. Durchschnittlich benötigen Menschen täglich rund 2.500 Kalorien, Schwergewichte etwas mehr und Leichtgewichte etwas weniger, körperlich Aktive etwas mehr und Couch-Potatoes etwas weniger. Generell müssen Eltern und auch schwangere Frauen keine besondere Angst vor einer Unterversorgung haben, es sei denn, sie sind bereits deutlich untergewichtig. Das gesundheitliche Problem der meisten Menschen ist derzeit eher, dass sie dazu neigen, zu viel Energie aufzunehmen, die zu immer stärker verbreitetem Übergewicht führt.

Wenn wir die folgenden Grundbausteine unserer Nahrung kennen, können wir die Meldungen in den sozialen Netzwerken, die uns immer wieder vor möglichem Mangel warnen, besser einschätzen:

- **Eiweiße** (Proteine) bestehen aus Aminosäuren, in die sie bei der Verdauung zerlegt werden. Durch genetische Information gesteuert werden die Aminosäuren dann wieder zu Eiweißen des Menschen zusammengebaut (Proteinbiosynthese). 21 Aminosäuren stehen hier im Fokus. Neun von ihnen (Histidin, Isoleucin, Leucin, Lysin, Methionin, Phenylalanin, Threonin, Tryptophan, Valin) gelten in der Nahrung als lebensnotwendig oder essenziell, Cystein und Tyrosin als notwendig bei besonderen Wachstumsprozessen, insbesondere in der Schwangerschaft und beim Baby. Die Einordnung in »lebensnotwendig« und »nicht lebensnotwendig« bleibt unscharf, da einige Aminosäuren aus anderen im menschlichen Stoffwechsel gebildet werden können. Neben diesen Aminosäuren existieren, chemisch betrachtet, noch rund 400 weitere in Pflanzen, Tieren und Menschen, die meist aus anderen Aminosäuren der Eiweiße gebildet werden können. In der Regel bietet eine gewöhnliche Nahrung, die sowohl tierische als auch pflanzliche Lebensmittel einschließt, alle Aminosäuren. Alle essenziellen bzw. semi-essenziellen Aminosäuren, die der menschliche Körper benötigt, sind in Hühnereiern enthalten. Bei rein pflanzlicher Ernährung ist ein breites Angebot unterschiedlicher Pflanzenprodukte wichtig. Ein Eiweißmangel ist beim Nahrungsangebot in Mitteleuropa nicht zu erwarten, solange keine spezielle Stoffwechselkrankheit besteht. Weist unsere Nahrung eine Überversorgung mit Aminosäuren oder eine unnatürliche Zusammensetzung von Aminosäuren auf, kann der Körper das durch den biochemischen Abbau einzelner Säuren anpassen. Beobachtungen an Tieren zeigen: Wenn der Eiweißbedarf gedeckt ist, hören sie gewöhnlich auf zu essen. Das unterscheidet Eiweiß von Kohlenhydraten und Fetten in der Nahrung. Letztere haben keine »Überfress-Sicherung«. Eine Unterversorgung von Eiweiß kann dazu führen, dass man insgesamt mehr Nahrung zu sich nimmt.

- Bei **Kohlenhydraten** handelt es sich um diverse Zucker, die in langen chemischen Ketten unter anderem Stärke und Zellulose bilden. Der größte Anteil aller Biomasse auf der Erde besteht aus Kohlenhydraten. Sie bilden den Hauptträger für Energie im Stoffwechsel. Die größte Nahrungsquelle des Menschen für Kohlenhydrate sind Getreide, in Deutschland auch Kartoffeln. Einige Kohlenhydrate aus der Nahrung, wie unter anderem Zellulose, können vom menschlichen Stoffwechsel nicht gespalten werden und gelten daher als Ballaststoffe. Eine Überversorgung mit Kohlenhydraten birgt die Gefahr, eine Entstehung von Diabetes und Übergewicht (als Energiespeicher) zu fördern. Eine Unterversorgung junger Eltern und ihrer Babys mit Kohlenhydraten ist aber kaum zu erwarten. Viele der Low-Carb-Diäten sind in Wirklichkeit proteinangereicherte Nahrungsangebote. Wer mehr Eiweiß im Essen hat, dem fällt das Abnehmen eben leichter.
- **Fette** bestehen aus chemisch aneinandergebundenen Fettsäuren. Wenn Fette flüssig sind, sprechen wir von Ölen. Fette liefern dem Körper mehr Energie als Eiweiße oder Kohlenhydrate. Da Fette unser Essen intensiver schmecken lassen, wird fettreduzierter Nahrung oft Zucker zugesetzt, der ähnlich geschmacksverstärkend wirkt. Früchte in Sahne oder Zucker schmecken intensiver. Fettfreie Lebensmittelprodukte sind daher nicht immer kalorienarm! Viele künstlich zusammengesetzte Nahrungsprodukte,

hypertransformierte Nahrungsmittel aus der Lebensmittelindustrie, enthalten tendenziell weniger Eiweiß und mehr Fette oder Kohlenhydrate. Das gilt zum Beispiel für Fertigessen, Pommes frites und auch Wurst. Das Sättigungsgefühl tritt durch solche Eiweißverdünnung schwerer ein. Wir essen mehr!

Wie schädlich sind Bakterien im Essen?

Die Furcht vor Vergiftungen durch unsauberes Essen ist längst nicht unbegründet. Wer kennt dies nicht aus dem eigenen Leben? Die Folgen sind Bauchschmerzen mit Durchfall, Übelkeit oder Erbrechen mit Fieber. Bakterien und andere kleine Wesen, Schimmel oder Verwesung sind nicht immer mit dem bloßen Auge zu erkennen. Oft wird ihr Geschmack durch andere Zusätze überdeckt oder er ist nicht mehr ausreichend bekannt, um als Warnung zu wirken. In den meisten Fällen ist uns eine frühzeitige Erkennung nicht möglich. So wehrt sich unser Körper bei verunreinigter Nahrung erfolgreich, und spätestens nach ein paar Tagen ist alles überstanden. Für schwangere Frauen und kleine Kinder ist das kritischer. Übertriebene Furcht, aber auch Nachlässigkeit sind weitverbreitet. Der informierte Umgang mit diesen Gefahren ist nicht immer zu beobachten.

Es gibt Lebensmittel, die Krankheitserreger in sich tragen können, und auf die Sie in der Schwangerschaft besser verzichten. Dies betrifft in besonderem Maße rohe tierische Lebensmittel, wie rohes oder nicht durchgebratenes Fleisch, Rohwurst (Pasteten, Salami, Teewurst) und Rohschinken, rohen Fisch und rohe Meerestiere, Rohmilch, rohe Eier sowie daraus hergestellte, nicht ausreichend erhitzte Lebensmittel. Auch Weichkäse, Rohmilchkäse und Räucherfisch sollten in der Schwangerschaft nicht auf Ihren Essensplan. Tiefgefrorene Fertiggerichte mit Ei, Geflügel oder Meeresfrüchten können ebenfalls Erreger enthalten. Diese Erreger können überleben, wenn das Essen nicht gründlich erhitzt wird. Erwärmen Sie Tiefkühlkost daher nie in der Mikrowelle. Hygiene in der Küche ist jetzt besonders wichtig: Waschen Sie sich vor dem Kontakt mit Lebensmitteln und besonders nach jedem Umgang mit rohen Lebensmitteln gründlich die Hände. Reinigen Sie Küchenoberflächen und -utensilien nach jedem Kontakt mit rohen Lebensmitteln mit heißem Wasser und Spülmittel. Waschen Sie rohes Obst und Gemüse sowie Blattsalate und anderes erdnah gewachsenes Gemüse stets gründlich und schälen Sie Wurzelgemüse. Bewahren Sie mit Erde behaftete Lebensmittel, zum Beispiel Karotten oder Kartoffeln, getrennt von anderen Lebensmitteln auf. Vorbereitete, abgepackte Salate und rohe Sprossen sollten Sie meiden. Generell gilt: Bereiten Sie alle leicht verderblichen Lebensmittel frisch zu und verzehren Sie sie bald.

Besonders gefährlich für schwangere Frauen ist Toxoplasmose, eine Erkrankung, die durch Parasiten verursacht wird. Sie wird nicht nur beim Verzehr von ungenügend erhitztem Fleisch übertragen. Toxoplasmose wird vor allem durch rohes Fleisch, Rohwurst und Katzenkot[7] übertragen. Garen Sie daher Fleisch immer 20 Minuten bei mindestens 70 °C durch (bei höheren Temperaturen auch kürzer) und beachten Sie streng die oben genannten Hygieneregeln in der Küche.

In Deutschland haben 26 bis 54 Prozent aller schwangeren Frauen die Infektion bereits durchlebt und besitzen daher eine Immunität, die auch das Baby im Bauch schützt. Eine Blutuntersuchung zu einem frühen Schwangerschaftszeitpunkt, die allerdings nur bei Verdacht auf Toxoplasmose eine Kassenleistung ist und ansonsten von der schwangeren Frau selbst gezahlt werden muss, gibt Aufschluss. Wenn Sie keine Antikörper im Blut haben, können Sie sich während der gesamten Schwangerschaft infizieren, wobei im ersten Trimester ein Übergang des Erregers auf das Baby selten ist und in der Regel zu einer spontanen Fehlgeburt führt. Je später sich eine schwangere Frau infiziert, desto größer ist die Wahrscheinlichkeit, dass auch das Baby erkrankt. Typische Zeichen für eine Infektion mit Toxoplasmose sind geschwollene Lymphknoten, Fieber und

Kopfschmerzen. Haben Sie einen begründeten Verdacht auf eine Toxoplasmose-Erkrankung, sollten Sie sich von einer Ärztin oder einem Arzt beraten lassen.

Ebenfalls von kontaminierten Lebensmitteln verursacht ist Listeriose. Diese Infektion wird durch ein Stäbchenbakterium hervorgerufen, das in Tieren lebt. Nur für schwangere Frauen und Neugeborene bedeutet Listeriose eine wirkliche Gefahr, da sie Fehl- und Totgeburten sowie schwere Hirnhautentzündung und Blutvergiftung beim Baby hervorrufen kann. Bei schwangeren Frauen gelten Blasen- und Nierenbeckenentzündungen sowie grippeähnliche Symptome als Hinweise auf eine Infektion. Der Erreger kann durch infizierte Rohmilchprodukte, unzureichend gewaschenen Salat oder nicht durcherhitztes Fleisch aufgenommen werden. Bei einem Verdacht auf Listeriose ist nur ein Erregernachweis aussagekräftig. Wenn eine Infektion vorliegt, kann sie mit Antibiotika gut behandelt werden. Listerien sind Bakterien, die vor allem durch Rohmilch, Käse, Wurst und Fisch übertragen werden können. Verzichten Sie auf Softeis und weiche Käsesorten mit rotem oder weißem Schimmel. Waschen Sie alle Salate (auch in Folie eingeschweißte) vor dem Essen sehr gründlich.

Wie gefährlich ist Schimmel?

Wenn Schimmel auf Brot oder Obst als grün-weißlicher oder fast schwarzer, watteähnlicher Belag auftritt, so lernten wir bereits als Kinder, sollten wir das Lebensmittel nicht mehr essen. Wer dies nicht erlebt hat, probiert irgendwann ein mit Schimmel bewachsenes Lebensmittel und lernt dann den typischen unangenehmen Geschmack kennen. Und so führt diese Erfahrung dazu, dass wir solchen Schimmel bereits, bevor er sichtbar wird, schmecken können. Schimmel lässt unsere Nahrungsmittel verderben und gesundheitsschädlich werden.

2 Was in unserem Essen alles drinsteckt

Er besteht aus Pilzen. Das, was wir allgemein als Schimmelpilz bezeichnen, sind nur die Fruchtstände bzw. die Sporenträger. Dahinter liegt ein weites Geflecht von Fäden des Pilzes, das Myzel. Hier werden Stoffwechselprodukte gebildet. Von Tausenden Arten von Schimmelpilzen sind »nur« rund 250 im praktischen Leben gesundheitsgefährlich. Es sind die, die giftige Stoffwechselprodukte, Mykotoxine, erzeugen. Dazu gehören leider Schimmelpilze, die sich in unseren Breiten gern auf Getreide und anderen Lebensmitteln ausbreiten, wie Roter oder Gemeiner Brotschimmel, Claviceps (Mutterkorn) oder Aspergillus. Schimmelpilze wachsen aber auch in Nahrungsmittellagern und beim Transport der Lebensmittel. So können Verunreinigungen mit Mykotoxinen entstehen. Die Vereinten Nationen erklärten, dass in den 1990er-Jahren weltweit ein Viertel allen Getreides mit Mykotoxinen belastet war.[8]

Einige Schimmelpilze wachsen auch an feuchten Wänden, können Sporen bilden und so Allergien oder chronische Erkrankungen auslösen. Mehr dazu in Kapitel 8.

Schimmelpilze müssen aber nicht unbedingt gefährlich sein. Sie werden bei der Herstellung oder Veredelung vieler Lebensmittel eingesetzt und verbleiben sogar, wie am augenscheinlichsten beim Käse, als Qualitätsmerkmal. Der Einsatz von Schimmelpilzen bei der Erzeugung von Sojasauce oder veganer Speisen (Myzel von Fusarien zur Erzeugung von Quorn als Fleischersatz) ist wenig bekannt. Auch Antibiotika wie Penicillin sind Produkte der Schimmelpilze (z.B. auf Brot).

Viele Beratungsgespräche als Hebamme der letzten Jahrzehnte begannen mit besorgten Anrufen zum Thema Schimmel. Schwangere Frauen hatten meist erst nach einer Brotmahlzeit bemerkt, dass der Brotlaib etwas angeschimmelt war. Ihre Angst entstand, weil sie beim Nachschauen auf Internet-Seiten, die fachliche Beratung versprechen, folgende Informationen fanden (Originalzitat als Beispiel):»Während Ihrer Schwangerschaft zählen Sie auch zu den Risikogruppen, die besonders darauf achten sollten, keinen

Schimmelpilz zu sich zu nehmen … Mögliche Vergiftungen können sich auf Ihr Baby übertragen, mutagen oder fruchtschädigend wirken … Genaue Erfahrungswerte, ab welcher Menge eine Gefahr für ein ungeborenes Baby besteht, sind jedoch noch nicht bekannt. Sollten Sie als Schwangere Brotschimmel verzehrt haben, suchen Sie indes unbedingt auch bei geringer Menge einen Arzt auf.«[9] Am Wochenende hilft da nur noch die Notaufnahme des nächsten Krankenhauses oder der Anruf bei der in der Regel sieben Tage erreichbaren freiberuflichen Hebamme. Das scheint ein Notfall zu sein. Aber was ist hier richtig? Sie müssen auf jeden Fall nicht in eine Notaufnahme oder panisch reagieren, sondern nur Ihr angeschimmeltes Brot wegwerfen. Dazu ist ein Grundverständnis von Pilzgiften hilfreich.

Toxikologen sind schon immer bemüht, die Gefahren der diversen Mykotine (Pilzgifte) zu verstehen. So sind die Kerndaten zur Gesundheitsgefahr für alle wichtigen Stoffe bekannt. Für einige Stoffe steht die akute Gefahr, also die lebensbedrohliche Vergiftung, im Vordergrund, für andere das Potenzial zur Auslösung von Krebs oder zur Schädigung der Entwicklung des Kindes während der Schwangerschaft. Dieses Wissen veranlasste viele Maßnahmen, um Schimmelpilzbefall zu verhindern und die Futter- und Lebensmittelüberwachung sicherzustellen, sowohl vonseiten vieler Staaten als auch der Landwirtschaft und Lebensmittelindustrie. Dazu gehören auch Grenzwerte für Mykotoxine. Lange Zeit wurden die Gefahren von Schimmelpilzgiften in der Bevölkerung unterschätzt. Aber in jüngerer Zeit steigt die Besorgnis – auch in Deutschland.[10]

Einige Mykotoxine gehören zu den sehr giftigen chemischen Stoffen. Die historischen Erfahrungen mit Massenvergiftungen sind aufgrund erfolgreicher Schutzmaßnahmen inzwischen zum Glück kaum mehr bekannt. Hunderttausende Menschen starben im Mittelalter an verunreinigtem Getreide. Das durch Mutterkornalkaloide hervorgerufene »Sankt-Antonius-Feuer«, eine Vergiftungserkrankung, bei der es zu einer massiven Verengung der Blutgefäße und in der Folge zu einer Durchblutungsstörung von Herzmuskel, Nieren und Gliedmaßen kommt, wurde Gegenstand der Malerei.[11] Noch in den 1950er-Jahren traten tödliche Massenvergiftungen in Europa auf. Zum Ende des Zweiten Weltkrieges starben Tausende in Russland; erst ein Vierteljahrhundert später konnte die Ursache sicher ermittelt werden. In der Toxikologie wird überliefert, dass die Aufklärung der mysteriösen »Truthahn-X-Erkrankung«, bei der in England rund 100.000 Tiere starben,[12] den Startpunkt der Mykotoxin-Forschung darstellt. Verunreinigtes Erdnussmehl aus Brasilien konnte als Ursache bestimmt werden. Mit Mutterkorn verunreinigtes Getreide wurde im Mittelalter als Abtreibungsmittel zur Auslösung von Gebärmutterkontraktionen eingesetzt – heute ist der Wirkstoff, das Mykotoxin Ergotamin bekannt. Aber nicht alle Mykotoxine sind so giftig. Zu Patulin, das vor allem in braunfaulem Obst viel entsteht, sind keine gefährlichen Vergiftungen bei Menschen bekannt – nur Übelkeit, Erbrechen und Durchfall sind bei größeren Mengen zu erwarten. Neben solchen akut giftigen Toxinen verursachen andere Mykotoxine vor allem Lebererkrankungen bei kurzzeitig hoher Aufnahme oder Krebs bei langfristiger Belastung. Hierzu gehört Aflatoxin. Es ist wahrscheinlich die stärkste natürlich vorkommende krebsauslösende Chemikalie.[13] Aflatoxin in der Nahrung wird bei schwangeren Frauen sowohl über die Plazenta als auch nach der Geburt über die Muttermilch auf das Kind übertragen und kann bei längerfristiger Aufnahme zu verringertem Wachstum führen.[14] Vor allem in Afrika verschlechtert dieses Mykotoxin bei Ernährung mit Mais, Erdnüssen und anderen schimmelpilzanfälligen Pflanzen die Gesundheit der Kinder.[15] Auch in anderen Ländern wie dem Iran mit Nahrung, die mit Aflatoxin verunreinigt ist, ist die Muttermilch oft deutlich belastet.[16] Ochratoxin A aus Getreide, aber auch Kaffee, Tee und Kakao, schädigt die Nieren, beeinträchtigt das Immunsystem und gilt als möglicherweise krebserregend.[17] Zearalenon, das ähnlich dem Hormon Östrogen wirkt und damit zu Zyklusstörungen führen kann, gilt als krebsfördernd.[18] Fumonisine, durch Fusarien insbesondere an Mais gebildete Mykotoxine, scheinen nicht nur krebsfördernd zu sein, sondern auch Fehlbildungen (Neuralrohrdefekte) beim Baby zu erzeugen.[19] Diese Schäden durch die genannten Mykotoxine für die Entwicklung des Kindes entstehen aber nicht durch einmaligen Verzehr verschimmelter Ware, sondern durch längerfristigen Konsum generell hoch belasteter pflanzlicher Nahrung.

Die Belastung der Nahrung durch Mykotoxine ist stark abhängig von guter Arbeitspraxis, ausreichender Ausbildung der Beteiligten, der Pflanzenwahl und nicht zuletzt vom Kontrollsystem. In hochindustrialisierten Ländern ist das Gesundheitsrisiko zehn- bis hundertfach geringer als in weniger entwickelten.[20] Im Vergleich zu anderen Staaten stehen die Mitglieder der Europäischen Union mit einem hoch entwickelten Kontroll- und Grenzwertregime sehr gut da.[21] In Deutschland erfolgt eine laufende Kontrolle mit einem Frühwarnsystem. Selbst bei der Einfuhr sind die Überschreitungen der Grenzwerte noch überschaubar: In Bayern galt das 2016/2017 für sechs bis elf Prozent aller Proben.[22] Im Land Brandenburg lagen 2002 bis 2013 zwischen 1,5 Prozent und 12,4 Prozent aller als möglicherweise kritisch eingeschätzten Weizenproben für das Mykotoxin Deoxynivalenol (DON), ein hormonähnlich wirkendes Mykotoxin, oberhalb des gesetzlichen Grenzwertes.[23] Die Überschreitung fiel klimabedingt in den Jahren sehr unterschiedlich aus. Die DON-Gehalte lagen in der Biolandwirtschaft nicht nur generell deutlich niedriger, sondern gelegentlich selbst unter der analytischen Nachweisgrenze. Als Ursache gelten bessere Beobachtung des Getreides durch Biolandwirte, weniger Einsatz von Pilzbekämpfungsmitteln (Fungiziden), die Sicherheit vorgaukeln, und weitgehender Verzicht auf pilzanfälligen Mais in der Fruchtfolge des Ackeranbaus. Die Kontrolle erfolgt nicht nur in Deutschland, sondern weltweit in unterschiedlich effektiver Art und Weise. Grund dafür sind auch die möglichen Vergiftungen von pflanzenfressenden Tieren, wenn deren Futtermittel zu hoch mit

Mykotoxinen belastet ist. Mykotoxine sind Chemikalien, die über Futtermittel in Tiere gelangen, sich dort verbreiten und damit auch in Fleisch, Milch oder Eiern vorhanden sein können. Den Großteil der Mykotoxine nehmen wir jedoch durch Pflanzen auf.[24] Fast alle Mykotoxine werden weder durch Kochen noch durch Backen zerstört. Die staatliche Überwachung in Deutschland zeigt, dass die Gehalte an schädlichen Mykotoxinen in Lebensmitteln bei Endverbrauchern bis auf wenige Einzelfälle relativ niedrig und deutlich unter den Grenzwerten bleiben.[25]

Eine sichere Unterscheidung der Pilze ist für Laien quasi nicht möglich. So bleibt nur übrig, produktspezifischen Schimmel (v.a. auf Käse) von »falschem« Schimmelbefall (v.a. auf Brot und Früchten) zu unterscheiden. Die Weltgesundheitsorganisation empfiehlt, verändert aussehende, entfärbte oder verändert schmeckende Nüsse, Trockenfrüchte und Körner (Getreide) auszusortieren, sie immer frisch zu kaufen sowie trocken und nicht zu warm zu lagern.[26] Beim mit bloßem Auge oft nicht sichtbaren Schimmelbefall bei Erdnüssen, Pistazien oder anderen Nüssen (Aflatoxin), bei Obstsaftprodukten wie Apfelsaft (Patulin), bei Trockenfrüchten (Ochratoxin A), bei Mais (Fumosin, Zearalenon) oder Getreide (Mutterkornalkaloide, Fusarientoxine wie Deoxynivalenol) müssen wir aber vor allem auf das bestehende Kontrollsystem der Lebensmittelüberwachung in Industrie und Behörden vertrauen – individuelle Ausweichmaßnahmen über das Kaufverhalten sind nicht wirkungsvoll. Schlagzeilen wie »Belastung von Kleinkindernahrung mit Fusarien zu hoch!«[27] sollten von jungen Eltern nicht als Angstmacher verstanden werden, sondern gedanklich unter der Rubrik »Problem erkannt – Situation wird in Deutschland verbessert werden« abgelegt werden.

Was hat es mit Kontaminanten in Lebensmitteln wie Fisch und Wildbret auf sich?

Seit einigen Jahrzehnten tauchen in den Medien häufiger Meldungen über einzelne Chemikalien oder Krankheitserreger in ausgewählten Lebensmitteln auf. Und immer wieder machten sich Eltern daher Sorgen über Fremdstoffe im Essen und fragten, inwieweit hier schädliche Wirkungen auf ihre Kinder zu erwarten seien. Das gilt inzwischen nicht nur für diese Einzelfälle. Es entstand im öffentlichen Bewusstsein der Eindruck einer grundlegend »kontaminierten« Lebensmittellandschaft. Fachliche Bewertungen, dass »keine akute Gesundheitsgefahr« beim Verzehr bestehe, weil die Konzentration zu gering sei, wurden von Rückrufaktionen oder öffentlichen Warnungen konterkariert. Zurück bleibt eine breite Unsicherheit für viele Eltern, gefolgt von einer Suche nach Lebensmitteln ohne Rückstände oder wenigstens nach speziellen Nahrungsmitteln, die gemieden werden könnten. Aber einfache Antworten gibt es hier nicht. Diese Fremdstoffe tauchen als Umweltverschmutzungen oder als chemische Stoffe auf, die bei der Verarbeitung entstehen (Kontaminanten).

Allgemein gültige Bewertungen sind auch deshalb schwer, weil sich nicht nur der Grad der Verunreinigung unterscheidet, sondern auch die Schädlichkeit jedes Fremdstoffes – und entsprechend unsere Handlungsoptionen, wenn es sich um gesundheitlich wertvolle Lebensmittel handelt. Beim Grad der Verunreinigung, also der Fremdstoffkonzentration im Lebensmittel, tauchen Dimensionen auf, die Laien rätselhaft bleiben und zu mehr Einschätzungen nach Bauchgefühl als zu rationalen Entscheidungen führen. Was bedeutet schon eine Konzentration im Bereich Pikogramm pro Liter? Auch der Vergleich zum oft bemühten Bild mit dem Zucker im Bodensee bleibt schwer nachvollziehbar: 50 Gramm, also 12,5 Stücke Würfelzucker, im See aufgelöst, ergeben eine Konzentration von einem Pikogramm (ein Billionstel Gramm), wenn man gut umrühren könnte. Ein Mikrogramm pro Liter oder ein ppb (parts per billion) wird erreicht, nachdem 50 Tonnen Würfelzucker im Bodensee verrührt worden sind.

Machen diese Bilder oder Vorstellungen die Dimensionen klarer? Für uns zumindest nicht wirklich. Spätestens dann wird der Vergleich irritierend, wenn Umwelttoxikologinnen und -toxikologen erklären, dass im Bereich Mikrogramm bereits deutliche Umweltefekte auftreten und Vertreterinnen und Vertreter der Humantoxikologie bestätigen, dass einige Medikamente mit ihren Wirkstoffen in solcher Mikrogramm-Konzentration im Blut wirken würden. Beim nächsten Schritt, der die möglichen Handlungsoptionen für Eltern aufzeigen könnte, entsteht dann eine Sackgasse. Selbstverständlich können wir auf das Trinken von Bodenseewasser verzichten. Aber unsere Babys sind auf die ausschließliche Versorgung mit Muttermilch oder Säuglingsanfangsnahrung angewiesen, egal in welcher Konzentration auch immer Kontaminanten darin enthalten sind. Da gibt es keine Ausweichmöglichkeit, keinerlei Alternative.

Sich wissenschaftlich korrekt zur Schädlichkeit von Kontaminationen in kurzer Form allgemein zu äußern, ist also nahezu unmöglich. Aber auch weitere hundert Seiten dieses Buches zu diesem speziellen Thema wären für Sie als Leserin und Leser nicht hilfreich, da keine praktische Hilfe zur Lebenswirklichkeit geboten werden könnte. Zudem kommt es auch leider immer mal wieder zu Verunreinigungen durch rechtswidriges oder grob fahrlässiges Handeln einzelner schwarzer Schafe in der Lebensmittelbranche und Agrarwirtschaft. So konnten wir nur immer dann erfolgreich beraten, wenn es sich um gut beschriebene Einzelfälle handelte oder wir den Eltern ein Grundverständnis zu Verunreinigungen in der Nahrung vermittelten. Letzteres wollen wir anhand von zwei Fällen, die noch längere Zeit generelle Bedeutung haben werden, aufzeigen: Fisch und Wildbret.

Nicht nur schwangeren Frauen wird für eine optimal gesunde Ernährung empfohlen, ein bis zwei Portionen Meeresfisch in der Woche zu essen. Das soll die ausreichende Grundversorgung mit einer Reihe von Nährstoffen sichern, allen voran den Omega-3-Fettsäuren. Fast gleichzeitig wird aber darauf hingewiesen, dass viele Fische hohe Gehalte an Quecksilber und chlorierten dioxinähnlichen Chemikalien zeigen. Diese Kontaminanten kommen vor allem in die Fische, weil Meere die letzte Senke für diese Schadstoffe darstellen. Beide Stoffe werden seit Jahren in deutlich sinkenden Mengen in die Umwelt freigesetzt, werden aber noch lange in den Ozeanen existieren. Quecksilber stammt zwar zum Teil aus natürlichen Quellen, kommt aber überwiegend noch aus Kohlekraftwerken ohne chemische Abgasfilter. Für chlorierte Stoffe gelten seit einigen Jahrzehnten strenge Regeln oder Verbote, sodass die Belastung der Ozeane langsam abnehmen wird. Heute ist aber die Belastung noch so hoch, dass große Mengen an Fisch in der Nahrung wahrscheinlich für das heranwachsende Kind gefährlich werden können, wenn auch nur in geringem Maß. Einige Untersuchungen zeigten, dass sich höherer mütterlicher Konsum von Fisch bei schwangeren Frauen durch sinkende Gehirnleistungsfähigkeit der Kinder bemerkbar machte.[28] So umstritten diese epidemiologischen Untersuchungen auch dargestellt werden, sie runden das Bild aus Tierbeobachtungen und regionalen Quecksilbervergiftungen schwangerer Frauen ab. Organisch gebundenes Quecksilber der Mutter scheint aktiv in den Fötus zu gelangen, denn sein Gehalt im Nabelschnurblut ist höher als das im Blut der Mutter bei der Geburt.[29] Bei besonders belasteten schwangeren Frauen führte Quecksilber verstärkt zu eingeschränktem Plazentawachstum, frühzeitiger Geburt und zu kleineren Kindern bei der Geburt.[30] Die gute Nachricht ist hierbei, dass Quecksilber aus Fischen nach der Geburt den Säugling über die Muttermilch nur noch weniger zusätzlich belastet und bei Säuglingen während der Stillzeit immer weniger Quecksilber zu finden ist.[31] Gleichzeitig aber legen Studien nahe, dass Fisch als Teil der üblichen Ernährung (ohne Nahrungsergänzungsmittel) gesund ist und bei Erwachsenen Herz-Kreislauf-Erkrankungen seltener auftreten lässt. Obwohl aktuelle Bewertungen derzeit fehlen, stabilisieren

Bestandteile im Fisch möglicherweise auch die Hirnentwicklung von Kindern.[32] Das Dilemma wird noch größer, weil Meeresfische, die viele solcher guten Anteile enthalten, gleichzeitig auch viel der schädlichen aufweisen. Einige Empfehlungen lauten daher, hochbelastete Fische (große Raubfische und fette Fische) zu meiden, andere empfehlen den Verzicht auf sehr belasteten Fisch.[33]

Die gemeinsam von der Umweltbehörde und dem Landwirtschaftsministerium der USA entwickelten Ratschläge versuchen, stärker zu differenzieren: Bei wenig belasteten Fischen sind zwei bis drei Portionen gut, bei deutlich belasteten Fischen reicht eine Portion pro Woche. Einige Fische sollten nicht auf dem Tisch landen.[34] Hierzu gehören der Granatbarsch aus der Tiefsee, der Hai, Schwert- und Speerfische, aber auch Buttermakrele und Großaugen-Thun. Unsere einfachste Regel für Seefisch im Rahmen einer Risikobewertung lautet daher: Eine Portion pro Woche, aber nicht von den gerade genannten Fischen, ist wunderbar und entspricht ja zudem dem Üblichen in vielen Familien: Freitag ist historisch Fischtag. Die üblicherweise in Deutschland in großer Menge verzehrten Seefische, wie Seelachs, Kabeljau, Hering, Makrele und Scholle, sind relativ wenig belastet.[35]

Das gilt für Quecksilber. Bei den Gehalten an dioxinähnlichen chlorierten Chemikalien, deren größte Gesundheitsgefahr Krebserkrankungen sind, erscheinen so klare Empfehlungen kaum möglich. Akzeptable Gehalte in Lebensmitteln in Europa wurden in den letzten Jahrzehnten weiter gesenkt.[36] Rückstände in Fischen sind zwar relativ niedrig, finden sich aber überall, vor allem in belasteten Mündungs- und Küstengebieten und in fetten Fischen, wie Aalen. Die Gehalte liegen im Bereich »Pikogramm pro Gramm« Frischfisch.[37] Zur Einschätzung von Nutzen und Risiko könnte eine grobe Gesundheitsbewertung zum von vielen so gern gegessenen Lachs helfen, dem wilden Lachs und dem Zuchtlachs. Der wilde Lachs ist durchschnittlich weniger mit dioxinähnlichen Chemikalien belastet als gezüchteter Lachs. Sowohl die guten Wirkungen der

Stoffe im Lachs als auch die der Kontaminanten sind wissenschaftlich nicht vollständig (quantitativ) abgesichert. Eine vergleichende Risikobewertung ist damit derzeit wissenschaftlich unsicher.[38] Daher Vorsicht mit genauen Zahlen! Größenordnungen können aber das Verhältnis veranschaulichen. Grob geschätzt wurde, dass regelmäßige Mahlzeiten mit Lachs bei 100.000 Menschen im Alter von 25 bis 85 Jahren rund 7.000 vorzeitige Herz-Kreislauf-Tode verhindern könnten. Die Belastung mit dioxinartigen Chemikalien könnte rechnerisch zu acht beziehungsweise 24 zusätzlichen Krebstoten führen.[39] Wir sollten also das Gute in der Nahrung suchen, bevor wir uns am Schlechten orientieren. Und immer wieder gilt die Regel: Abwechslungsreich ernähren. In diesem Falle nicht immer wieder den gleichen fettreichen Fisch essen, wie Lachs, Makrele oder Aal. Grundsätzlich sollten Fischkonsumenten auch bedenken, dass einige Fischbestände bereits deutlich überfischt sind, diese Ernährungsempfehlung daher nur durch Aquakultur für alle Bewohner unseres Planeten umsetzbar sein könnte und Nachhaltigkeit ein immer wichtigeres Argument wird.[40]

Das Fleisch der auf Wald und Wiesen frei wild lebenden Rehe, Hasen und Wildschweine gilt als nahrhaft, frei von Stallhaltung und Tierarzneimitteln. Wie aber alle auf dem Land lebenden Wildtiere sind die nicht in Gattern gehaltenen, also die wirklich wilden Tiere, von Würmern und anderen Krankheitserregern befallen, die auf den Menschen übertragen werden können. Generell gilt daher auch insbesondere für schwangere Frauen, dass solches Wildfleisch unter strenger Hygiene zubereitet und nur vollständig durchgart gegessen werden darf. Was oft übersehen wird ist, dass Wildtiere den üblichen Umweltschadstoffen ausgesetzt sind und in der Regel geschossen werden. Die dazu eingesetzte Munition zerteilt sich dabei auch in kleinste Splitter, die mit dem Auge nicht sichtbar sind. Wildfleisch gehört daher zu den deutlich mit Blei belasteten Lebensmitteln. Für Blei gilt toxikologisch kein sicherer Schwellenwert, unter dem eine Gesundheitsgefährdung ausgeschlossen werden kann. Mit diesem

Wissen wurde beschlossen, Blei zuerst aus dem Autokraftstoff zu verbannen. Dann wurden bleihaltige Wasserrohre verboten und weitere strenge Reglementierungen für Blei eingeführt. Trotz alldem liegt die Bleiaufnahme der Bevölkerung in Deutschland noch hoch und schöpft so die Grenzwerte der Europäischen Lebensmittelbehörde bereits aus.[41] Für ungeborene und auch heranwachsende Kinder ist das Risiko besonders hoch, da sich Blei nicht nur anreichert, sondern auch die Entwicklung des Nervensystems schädigt, zu irreversiblen Nervenschäden, Störungen der Hirnfunktion und Beeinträchtigung der Intelligenz führen kann. Das in den Knochen der Mutter angereicherte Blei wird während der Schwangerschaft freigesetzt und kann das Kind gefährden. Daher sollte nach Auffassung des Bundesinstituts für Risikobewertung »die Bleiaufnahme auch bei Mädchen und Frauen im gebärfähigen Alter grundsätzlich so gering wie möglich sein«.[42] Es wird offiziell empfohlen, dass diese Frauen, schwangere Frauen und Kinder bis zum siebten Lebensjahr auf den Konsum von mit Bleimunition geschossenem Wild verzichten sollten.

Was können Pestizide im Essen für die Gesundheit bedeuten?

Landwirtschaft und Tierhaltung sind stark industrialisiert (»Tierproduktion« heißen die Sektionen der Tiermedizin oft noch an Universitäten), ebenso die Erzeugung von Fertigprodukten. Beides führte nachweislich zu veränderten Lebensmitteln. Künstliche Verunreinigungen können im Essen gesundheitliche Risiken heraufbeschwören. Diese Verunreinigungen werden meist im Fachchinesisch der gesundheitlichen Lebensmittelbewertung als »Kontaminanten« oder »Rückstände« bezeichnet. Als besondere Gesundheitsgefahr gelten in der Öffentlichkeit Pestizide, die in der Sprache der Landwirtschaft, der Lebensmittelindustrie und der Verwaltung als »Pflanzenschutzmittel« oder im Sonderfall der Herbizide als »Unkrautvernichtungsmittel« bezeichnet werden. Schon die Begriffswahl macht hier einen Unterschied. »Schutz« und »Unkraut« hören sich besser an als »Pest«, ein Begriff, der sich aus dem lateinischen Ursprung *pestis* für *Seuche* ableitet.

Für Pestizide entwickelte sich in den letzten Jahrzehnten ein immer umfangreicheres Zulassungsverfahren, in Europa unter Koordination der Europäischen Behörde für Lebensmittelsicherheit (EFSA). Dazu werden jeweils nationale Behörden als federführende Einrichtungen benannt, die umfangreiche Studien- und Prüfdokumente der Industrie von oft mehr als 10.000 Seiten für ein Pestizid bewerten müssen. Dabei fällt den von der Industrie beauftragten Prüfeinrichtungen eine tragende Rolle zu, da sie die Aussagefähigkeit und Richtigkeit der Studien sichern müssen. Um Manipulationen zu verhindern, müssen diese Studien auf der Basis von internationalen Standards und nachweislicher Guter Laborpraxis nach den weltweit gültigen Vorgaben der Organisation für wirtschaftliche Zusammenarbeit und Entwicklung (OECD) durchgeführt werden. Die Bewertungsarbeiten sind so umfangreich, dass sie die Behörden vieler EU-Mitgliedsländer an die Grenze ihrer Leistungsfähigkeit bringen. Die toxikologische Bewertung fällt bei den Experten dabei nicht immer gleich aus. Durch diese unterschiedlichen Schlussfolgerungen entstehen nicht nur Dispute zwischen den Behörden und anderen Wissenschaftlern, sondern auch unter den verschiedenen Stellen, die jeweils für die Zulassungen in Europa und den USA zuständig sind. Das Vertrauen in diesen langwierigen toxikologischen Bewertungsprozess leidet immer wieder darunter, dass Beschränkungen oder Verbote erst verzögert beschlossen werden, obwohl entsprechende Erkenntnisse schon lange bekannt sind.

Viele Pestizide sind Organophosphate, die Insekten schnell töten, weil sie Nervengifte sind. Mit diesen Pestiziden verüben jährlich rund 150.000 Menschen Selbstmorde, weil sie überall auf Plantagen stehen und so leicht erreichbar sind.[43] Aber auch Menschen in landwirtschaftlichen Betrieben und deren Nachbarschaften werden geschädigt, weil sie nur unzureichende Sicherheitsstandards einhalten. Inzwischen bestehen kaum noch Zweifel, dass solche Stoffe bereits in kleinsten Mengen die Gehirn- und Nervenentwicklung von Babys in der Schwangerschaft schädigen können, manche mehr, andere weniger.

Der letzte große bekannt gewordene Fall betraf das Organophosphat Chlorpyrifos, einen weltweiten Marktführer dieser Pestizidklasse. Das Pestizid wurde in vielen Bereichen weltweit eingesetzt, in Europa vor allem auch im Obst-, Gemüse- und Weinbau sowie in privaten Gärten. Schwangere Frauen und Kinder kamen daher auf unterschiedlichstem Weg in Kontakt mit Chlorpyrifos. Sie atmeten den Stoff bei der Anwendung als Sprühmittel in der Landwirtschaft oder im Garten ein. Der Verzehr von gespritztem Obst und Gemüse führte zu einer allgemeinen Belastung der Bevölkerung weltweit. Besonders hoch belastet waren Familien der Landarbeiterinnen.

Seit dem Jahr 2000 erschienen mehr und mehr wissenschaftliche Studien, die über Entwicklungsprobleme bei den Nachkommen der Versuchstiere und bei Kindern in aller Welt berichteten, in deren Nabelschnurblut Chlorpyrifos nachzuweisen war.[44] Neben schlechterer Bewegungssteuerung und eingeschränkter Auffassungsgabe gab es auch Fälle mit Aufmerksamkeitsdefizit-/Hyperaktivitätsstörung (ADHS). Zehn Jahre nach den ersten Veröffentlichungen wurden bei den inzwischen sechs bis elf Jahre alten Kindern sogar sichtbare Gehirnveränderungen diagnostiziert.[45]

Uns ist nicht bekannt, dass jemals eine epidemiologische Studie im Risikobewertungsverfahren der Europäischen Union zu Pestiziden als ausreichend verlässlich (engl. *reliable*) herangezogen wurde[46] und damit zu Verboten führte. Den klassischen Studien an Ratten und Mäusen fehlten oftmals ausreichend empfindliche Tests, um Veränderungen zu erkennen – zumal die Gehirnentwicklung bei diesen Tieren in anderen Schritten erfolgt. Untersuchungen an Meerschweinchen waren erkenntnisreicher. Dennoch blieb im Fall von Chlorpyrifos die Frage, ob eine Belastungsgrenze für schwangere Frauen und Babys abgeleitet werden kann.

Nachdem im Juni 2013 bei der zuständigen europäischen Behörde der Antrag auf Verlängerung der Zulassung von Chlorpyrifos über 2016 hinaus vorlag, kam es erst im Sommer 2019[47] zu einer strengen Bewertung. Ende 2019 wurde die Zulassung nicht mehr verlängert, und so kam es im Frühjahr 2020 zum endgültigen europaweiten Verbot des Stoffes. Schon vorher war seine Anwendung bereits in Deutschland verboten, aber noch in jeder dritten untersuchten Orange oder Grapefruit nachweisbar. Der Grund dafür ist, dass das Pestizid in europäischen Mittelmeerländern weiterhin zugelassen war. Im Nachhinein wurde klar, dass Hinweise auf die Gefahren in der ursprünglichen Studie wissentlich oder unwissentlich manipuliert worden waren, was die Experten in den spanischen Behörden nicht erkannt hatten.[48] Das Europäische Parlament musste lernen, dass die Senkung menschlicher Intelligenz durch die Verwendung solcher Organophosphate jährlich wahrscheinlich Kosten von über 100 Milliarden Euro verursacht hatte.[49]

Solche und ähnliche Entwicklungen erschüttern das Vertrauen in den Zulassungsprozess und den Gesundheitsschutz zutiefst. Wer sich und seine Kinder nicht nach dem Motto »Nachher ist man klüger« in Gefahr bringen will, der muss wohl auf Biolebensmittel umsteigen. Hier waren Verunreinigungen mit Organophosphaten wie Chlorpyrifos nicht zu finden. Eine Bewertung der gesundheitlichen Auswirkungen des Biolandbaus zeigte klar auf, dass die Belastung hier deutlich geringer ist.[50] Besonders für die Entwicklung des Kindes gefährliche Pestizide sind nicht nachweisbar.[51] Umfangreiche Studien zeigen, dass es in der konventionellen Landwirtschaft durch die Anwendung von Organophosphat-Pestiziden über das Sprühen, belasteten Bodenstaub, Kleidungskontamination, Arbeit mit den Mitteln und Rückständen in der Nahrung zu erhöhten Raten mental weniger entwickelter Kinder kommt.[52] Auch die Beschäftigten in der Landwirtschaft sind betroffen.[53] Eine Umstellung auf Bioprodukte ist daher nicht nur gut für die eigenen Kinder.

Welche Ernährung schützt Umwelt und Klima?

Der Klimawandel und die Zerstörung der Natur mit ihrer Biodiversität sind inzwischen zur beängstigenden Realität geworden. In der Folge stellen Eltern zunehmend auch an Nahrung einen Anspruch an Nachhaltigkeit. In unserem Zeitalter des die Welt dominierenden Menschen haben Geschwindigkeit und Umfang der Umweltveränderungen seit den 1950er-Jahren übermäßig zugenommen. Sie sind zur bestimmenden Größe geworden. Wie Nahrung produziert wird, gilt inzwischen als starker Faktor bei der Umweltzerstörung und hat neben der Energieerzeugung den größten Einfluss auf die Veränderung des »Systems Erde« und den Klimawandel. Nachhaltige Ernährung, die Umwelt und Gesundheit schützt, gewinnt eine große Bedeutung gerade für junge Eltern, die ihren Kindern eine Zukunft auf unserem Planeten ermöglichen wollen.

Dass tierische Lebensmittel klima- und naturbelastender sind als pflanzliche Nahrung, gehört seit einigen Jahren zum Allgemeinwissen. Im Einzelfall wird ein Vergleich der Klimabilanz aber komplizierter. Die Art und Weise der Tierhaltung hat einen erheblichen Einfluss. Ökologisch gehaltene Böden geben weniger klimaschädliches Lachgas ab. Die Freilandhaltung von Rindern verringert die Herstellung und den Einsatz von Mineraldünger. Eine Beweidung mit Rindern führt zur verstärkten Bindung von klimaschädlichem CO_2 im Boden.[54] Rindfleisch aus Argentinien kann daher trotz längerem Transportweg klimafreundlicher sein als Fleisch von in Europa aufgezogenen Tieren. Selbst Äpfel aus Neuseeland können außerhalb der europäischen Erntesaison weniger klimaschädlich sein als die europäischen.[55] Die Transportenergie ist dann meist geringer als die für die Lagerhaltung aufgewandte Energie. Das schlägt sich in der CO_2-Bilanz nieder.

Einer der größten Klimakiller bei der Ernährung ist der große Anteil von Lebensmitteln, die auf dem Müll landen. Forschung aus dem Bundeslandwirtschaftsministerium schätzt diesen Anteil auf über 50 Prozent. Vor allem in privaten Haushalten vergammelnde Nahrung fällt hier ins Gewicht und besonders »die junge Generation schmeißt Lebensmittel weg«, wie Dr. Thomas Schmidt vom Thünen-Institut des Bundeslandwirtschaftsministeriums erklärte.[56] Auch der Weg zum Einkauf entscheidet in vielen Fällen darüber, wie sehr die Nahrung das Klima belastet – mit oder ohne Auto kann entscheidend werden.[57]

Ist pflanzenbasierte »Milch« ein Ersatz für Kuhmilch bei Säuglingen und Kleinkindern?

Sogenannte »Reismilch«, »Hafermilch«, »Mandelmilch« und »Sojamilch« gelten als Alternativen zur Kuhmilch und kommen in westeuropäischen und nordamerikanischen Ländern im letzten Jahrzehnt immer mehr auf den Markt. Junge Eltern ersetzen inzwischen Kuhmilch durch pflanzenbasierte »Milch« sogar für Säuglinge. Immer öfter wird uns als Grund der deutlich geringere CO_2-Fußabdruck solcher pflanzlicher »Milch« genannt. Eine nachhaltige oder vegane Ernährung wird auch für die Kinder angestrebt. In vielen Fällen stehen dahinter aber auch vermutete oder nachweisliche Unverträglichkeiten gegenüber Kuhmilch, wie eine Laktoseunverträglichkeit. Eltern führen pflanzenbasierten Milchersatz oft dann ein, wenn sie die Stillzeiten verringern und zusätzlich Flaschennahrung geben. In einigen Fällen werden abgestillte Kinder sogar ausschließlich mit Mandelmilch, Sojamilch oder Reismilch, nicht aber mehr mit Kuhmilch versorgt.

In medizinischen Fachzeitschriften erscheinen nun leider viele ärztliche Berichte wie folgender:[58] Ein kleiner Junge wurde über 13 Monate gestillt. Seine Eltern entschieden sich dann für Reismilch anstelle von Kuhmilch, weil er Hautekzeme hatte und eine Milchunverträglichkeit angenommen wurde. Nach neun Monaten suchten die Eltern mit ihm eine Klinik auf. Er litt unter Ansammlungen von Gewebsflüssigkeit, die zu einem geblähten Wasserbauch führten, und zeigte eine veränderte Hautpigmentierung sowie dünnes Haar. Ärzten fällt es oft schwer, diese Krankheit zu erkennen, die in Hungergebieten der Welt bei kleinen Kindern so typisch ist und die ich bei meiner Tätigkeit als Hebamme im Sudan oft gesehen habe. In reichen, hoch entwickelten Ländern ist »Kwashiorkor« (Hungerödem) seit rund einem Jahrhundert kaum mehr bekannt. Kinder im fortgeschrittenen Stadium der Krankheit fallen durch einen »Hungerbauch«, Wassereinlagerungen, Hautveränderungen und eine Entfärbung der Haare auf.

Bei den Nutzerinnen und Nutzern von pflanzenbasierten Getränken handelt es sich meist um gut ausgebildete Menschen, die sich gesund ernähren möchten, Lebensmittel im Bioladen kaufen und den Kindern volle medizinische Betreuung zukommen lassen. Leider zeigen die meisten analysierten Fälle[59] ein klares Bild bei pflanzlichen Milchersatzprodukten: Reismilch führt vor allem zu Kwashiorkor, Mandelmilch hauptsächlich zur metabolischen Alkalose, einem stoffwechselbedingten Anstieg des pH-Werts im Blut, und Sojamilch vor allem zu Rachitis (Vitamin-D-Mangel). Die veröffentlichten Fälle können nicht mehr als Einzelfälle eingestuft werden. Die Europäische Kommission verbot den Herstellern und Vertreibern bereits die Nutzung des Begriffs »Milch« für diese Produkte, um klarzumachen, dass es sich keineswegs um Lebensmittel handelt, die den Nährwert von Säugermilch besitzen. Als einzige Ausnahme wird aus kulturellen Gründen der Begriff »Kokosmilch« zugelassen. Blogs und Medien sprechen aber weiterhin von »Milch«, und allgemein wird so ein Missverständnis bewusst gepflegt, mit dem die Lebensmittelvorschriften ausgehebelt werden. Da die von uns beratenen Eltern immer von pflanzlicher Milch sprechen, haben auch wir diesen Begriff bis hierhin genutzt. Es handelt sich aber keineswegs um Milch, sondern um stark bearbeitete, meist mit Zusätzen versehene, wässrige Aufbereitungen pflanzlicher Produkte. Die Hersteller dürfen keinesfalls von Milch, sondern müssen zum

Beispiel von »Haferdrink«, »Mandeldrink« oder »Sojadrink« sprechen, so verlangt es das europäische Lebensmittelrecht. Eine Standardisierung solcher Produkte fehlt, jede Firma kann im üblichen Rahmen ihre eigene Mischung auf den Markt bringen.

Sind diese Produkte auch nahrhaft und als Teil der elterlichen Ernährung geeignet – für Säuglinge und kleine Kinder können sie als Milchersatz schädlich werden. Ihnen fehlen lebensnotwendige Bestandteile, wie die oben beschriebenen Mangelerscheinungen zeigen, und ihre Zusammensetzung entspricht nicht dem Nahrungsbedürfnis von Kleinkindern. Wer also sein Kind mit solchen Drinks versorgt, der muss sich über die Unterschiede und die möglichen Ernährungsdefizite sehr bewusst sein. In vielen beschriebenen Fällen erkrankten Kleinkinder, die mit solchen Produkten gefüttert wurden, obwohl diese speziell mit Mineralien, Spurenelementen oder Vitaminen versetzt waren. Zu bedenken ist, dass pflanzliche Alternativen im Vergleich zu allen Arten von Säugermilch (Mensch, Kuh, Kamel, Pferd etc.) oft Bestandteile enthalten, die die Aufnahme lebenswichtiger Elemente hemmen und eine deutlich andere Zusammensetzung aufweisen als Säugermilch.[60]

Um den Fällen der Fehlernährung mit pflanzlichen Milchersatzprodukten auf den Grund zu gehen, wurden in Spanien 164 auf dem Markt befindliche Drinks analysiert. In der Mehrzahl der Produkte fehlten für kleine Kinder lebensnotwendige Zusätze, und keines entsprach den Ernährungsempfehlungen für Säuglinge und kleine Kinder.[61] Es darf angenommen werden, dass die Produkte in Spanien und Deutschland sich ähneln. Noch fehlen aber Zahlen zu erkrankten Kindern in Deutschland, obwohl im Jahr 2020 die erste warnende wissenschaftliche Stellungnahme veröffentlicht wurde.[62]

Naiv und wenig verantwortlich erscheinen uns Vergleiche der Energiebilanz bei der Erzeugung von pflanzlicher »Bessermilch«, so eine große deutsche Wochenzeitung, und Kuhmilch.[63] Selbstverständlich schneiden die pflanzlichen Produkte mit besserer CO_2-Bilanz ab, sind also weniger klimabelastend im Vergleich zu Kuhmilch.

Ein solcher Vergleich würde sicher auch für Muttermilch schlechter ausgehen als für pflanzenbasierte Getränke. Hier werden aber wässrige pflanzliche Drinks als »Milch« der Säugermilch gleichgestellt, und der unterschiedliche Nährwert dieser Lebensmittel wird dabei vollkommen ignoriert. Eltern, die besonders viel für die Zukunft ihrer Kinder, für Tierschutz und die Umwelt tun möchten, könnten zu der Haltung kommen, dass es nur richtig ist, auch für ihre kleinen Kinder solche Pflanzendrinks anstatt der Kuhmilch einzuführen. Säugermilch hat jeweils eine spezifisch für die jeweilige Säugerart zugeschnittene Zusammensetzung, enthält immunaktive und andere Spurenstoffe, Fette und weitere für das Wachstum förderliche Stoffe. Kuhmilch und Kamelmilch kommen den menschlichen Bedürfnissen zwar am nächsten und werden auch aus Gründen der regionalen Verfügbarkeit für Säuglingsnahrung eingesetzt, sind jedoch keineswegs optimal.[64] Es gibt bisher nur begrenzt Forschungsergebnisse über mögliche Vor- oder Nachteile bei der Kinderernährung durch artfremde Milch. Muttermilch stellt beim Menschen aber bei Weitem die beste Ernährung jedes kleinen Säugermenschenkindes dar – da ist sich die Wissenschaft vollkommen einig.

Sind Bioprodukte und ökologische Landwirtschaft besser für Mensch und Umwelt?

Diejenigen, die es sich leisten wollen und können, greifen zu Bioprodukten. Und es werden immer mehr Eltern. Bei größerer Nachfrage sinken zudem die relativen Preise. Viele Eltern kaufen nicht ausschließlich »bio«, greifen aber, falls sie die Auswahl haben, bei gleichen Lebensmitteltypen (wie Möhren, Kartoffeln, Milch) meistens zu teurerem »bio«. Dahinter stehen der Wunsch und die Kenntnis über eine generelle Reduktion von Schadstoffen bei Bioprodukten sowie oft der erklärte Wille, eine andere Form der Lebensmittelerzeugung und Landwirtschaft fördern zu wollen.

Wer ein großes Interesse an guter Tierhaltung hat, muss aber nicht nur auf Bioqualität, sondern auch auf Informationen zur besseren Tierhaltung (bei Kühen Weide, Stall, Anbindehaltung) und Ernährung der Tiere (bei Kühen Weide, Heu, Kraftfutter) achten. Besonders Milchkühe haben meist und zunehmend leider keinen Freilauf mehr auf Weiden. Das gilt vor allem für konventionelle landwirtschaftliche Betriebe. Über zwei Drittel aller norddeutschen Kühe sehen immerhin noch die Weide, in Bayern aber nicht einmal mehr jede fünfte Kuh. In Deutschland kommt nur ein verschwindend geringer Anteil der gesamten Milch von unter drei Prozent als Biomilch auf den Markt.[65] In vielen Fällen ist die Haltung von Milchkühen in Boxen oder gar angeleint, wie vor allem in Bayern, üblich. Insgesamt mehr als die Hälfte aller bayerischen Milchkühe lebten 2019 in solcher Anbindehaltung,[66] 2010 war es nur jede vierte bayerische Milchkuh.[67] Wer Milch von artgerecht mit Weidegang gehaltenen Milchkühen für die Familie haben will, muss auf spezielle Gütesiegel (wie Neuland, Weidemilch) oder Zusagen der Molkereien vertrauen. Studien zeigen, dass der Freilauf auf der Weide nicht nur für die Tiere besser ist, sondern auch eine deutlich bessere Klimabilanz aufweist.[68] So unterscheidet sich das Leben der Kühe in Irland, die fast alle draußen gehalten werden, und der Kühe in Norddeutschland mit dominierender Weidehaltung von denen in Dänemark und im Allgäu mit dominierender Stallhaltung.[69] Werden die Tiere im Sommer mit Weidegras gefüttert und im Winter mit Heu anstelle des Kraftfutters, verbessert das auch die Qualität der Milch, was sich unter anderem am Omega-3-Fettgehalt zeigt.[70]

Obwohl einige spezielle Nährstoffe wie sekundäre Pflanzenstoffe, die vor Krebs- und Herz-Kreislauf-Erkrankungen schützen,[71] in Bioprodukten stärker vertreten sind als in Erzeugnissen der konventionellen Landwirtschaft, sind diese gesundheitlichen Vorteile gegenüber der chemischen Belastung kaum erkennbar. Während die gesundheitlichen Vorteile in Studien noch nicht sicher nachgewiesen werden konnten, sind die Auswirkungen der chemischen Belas-

2 Was in unserem Essen alles drinsteckt

tung nachweisbar. Menschen, die sich vor allem mit Bioprodukten ernähren, nehmen deutlich weniger gefährliche Stoffe, Antibiotika und antibiotika-resistente Bakterien auf.[72] Alle Untersuchungen zu den gesundheitlichen Vorteilen ökologischer Produkte machen Statistiken schwierig, weil Menschen, die solche Produkte kaufen, einen generell gesünderen Lebensstil pflegen. Sie sind seltener von Übergewicht betroffen, rauchen weniger und essen insgesamt mehr Früchte und pflanzliche Nahrung. Fest steht jedoch: Nahrungsmittel aus der Biolandwirtschaft sind nach allen bekannten Fakten weniger schädlich, weil sie mehr Nährstoffe, weniger Rückstände, weniger Schimmelpilzgifte und weniger Nitrat enthalten, aus dem krebserregende Nitrosamine entstehen, als die aus konventioneller Landwirtschaft.[73]

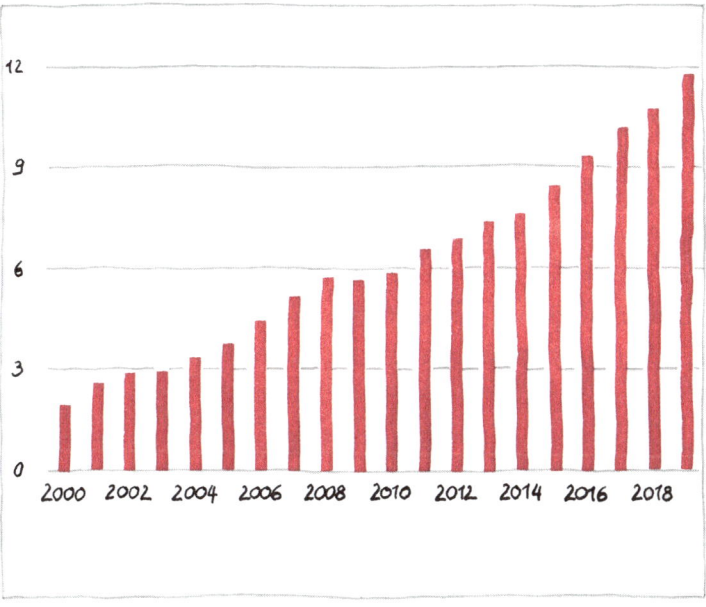

Umsatz mit Biolebensmitteln in Deutschland
(ohne Außer-Haus-Verzehr) in Milliarden Euro[74]

Vegan, vegetarisch oder mit Fleisch?

Essen ist nicht erst heute auch moralisch und ethisch geprägt. Verschiedene Gesellschaften oder religiöse Gemeinschaften haben bestimmte Regeln rund um das Essen, dessen Lagerung, Zusammensetzung, Zubereitung und Verzehr. Jeder Kulturkreis kennt bestimmte Lebensmittel, die er als nicht akzeptabel bewertet. In einigen Regionen der Welt wird Fleisch insgesamt oder beschränkt auf einige Tierarten nicht verzehrt. Meist essen die Menschen dort dann aber Produkte aus der Milch von Tieren, vor allem Joghurt. Einige Beschränkungen sind heute auch wissenschaftlich ableitbar, da die Schlachtung von Tieren und die Lagerung von Fleisch im subtropischen Klima hygienisch ohne Kühlschränke eine gesundheitliche Gefahr darstellt. Andererseits kann das Klima eines Gebiets auch die Dominanz fleischlicher Produkte erklären, wie in den Polarregionen.

Es gibt gute gesundheitliche Gründe, auf tierische Produkte weitgehend zu verzichten. Ein geringerer Anteil in der Ernährung, besonders Fleisch, ist allgemein gesundheitsfördernd, weil das vor allem die Wahrscheinlichkeit von Herz-Kreislauf-Erkrankungen, Schlaganfällen, Diabetes, Übergewicht und Darmkrebs senkt, zudem verringert es die Klimabelastung durch die Tierhaltung.[75] Eine solche Ernährung, bei der tierische Produkte allenfalls in Maßen genossen werden, ist gleichzeitig gesund und nachhaltig. Dafür, die tägliche Fleischportion wegzulassen, lassen sich aber auch ethische Gründe nennen. Das Wissen über Massentierhaltung und tierisches Leid bei der Nutztierhaltung veranlasst immer mehr Menschen, weniger Fleisch zu essen. Vor allem in den Großstädten der wohlhabenden Länder auf der Nordhalbkugel wirken sich Tierliebe und Tierschutz auch auf die Essensregeln aus.

Eine vegetarische Ernährung kann verschiedene Formen annehmen und Milchprodukte (Lacto-Vegetarier) oder auch Eier (Ovo-Lacto-Vegetarier) einschließen. Insgesamt führen die letztlich sehr unterschiedlichen Ernährungsweisen unter Vegetariern und die unzureichende Kategorisierung von »Vegetariern« und »Nicht-Vegetariern« dazu, dass wissenschaftliche Studien, die gesundheitliche Vor- oder Nachteile vegetarischer Ernährung im Vergleich zu »Allesfresser«-Menschen untersuchen, oft unklare Ergebnisse zeigen.[76] Das gilt nicht so sehr für die Vorteile einer grundsätzlichen Reduktion des Fleischkonsums.

In Indien leben aus religiöser Überzeugung schon immer weltweit betrachtet die meisten sich vegetarisch ernährenden Menschen, die jedoch auch Milchprodukte essen. In Europa ernährten sich viele arme Menschen notgedrungen bis ins 19. Jahrhundert hinein überwiegend vegetarisch. Vegetarismus als Lebensform entstand in Europa erst im 19. Jahrhundert, als pflanzliche Kost nicht nur als gesünder betrachtet wurde, sondern der Genuss von Fleisch mit aggressivem Verhalten in Verbindung gebracht wurde. In England wurde 1801, in Deutschland 1867 die erste vegetarische Vereinigung gegründet.

In den großen westeuropäischen Ländern ernähren sich inzwischen 100 von 1.000 Menschen vegetarisch im weiteren Sinne.[77] Im Vergleich hierzu: In den USA lebten 23 von 1.000 Personen im Jahr 2008 vegetarisch,[78] heute sind es wohl eher 50 von 1.000. Über zwei Drittel sind Frauen, nur ein Drittel sind Männer. Immer mehr Menschen wählen zudem eine strengere, konsequentere Art, vegetarisch zu leben. Sie ernähren sich vegan. Dabei verzichten sie grundsätzlich auf tierische Produkte beim Essen, also auch auf die Milch. Während der Interessenverband der Vegetarier »proveg international« nach Umfragen davon ausgeht, dass 16 von 1.000 in Deutschland lebenden Menschen sich vegan ernähren, liegt die etwas ältere offizielle Schätzung auf Grundlage der Nationalen Verzehrstudie deutlich niedriger, nämlich bei 1 von 1.000.[79] Insgesamt nehmen Expertinnen und Experten für Deutschland an, dass deutlich mehr als 100 von 1.000 jungen Frauen vegetarisch leben, eine davon vegan. Diese Ernährungsformen sind heute also für viele schwangere Frauen und junge Eltern ein Thema, mit dem sie sich in ihrer sozialen Umgebung auseinandersetzen.

Große Konzerne wie Nestlé und Unilever und viele Marketingstrategen greifen besonders den Trend zum Veganismus auf und platzieren zunehmend vegane Produkte auf dem Markt. Diese Erzeugnisse liegen für sie im eigenen Interesse, weil ein hoher Grad von Zubereitung gefragt ist (wie bei veganer Wurst), der nur industriell erfolgen kann. Auch von diesen Produzenten hergestellte Nahrungsergänzungsmittel (Supplements), wie Vitamin B12, erlangen auf diese Weise Wichtigkeit. Deutschland lag in den Jahren 2017/2018 weltweit mit 14 Prozent aller neuen Lebensmittelprodukte auf Platz 1 solcher veganer Produkteinführungen.[80]

Die Zahl vegan lebender Menschen nimmt weiter zu. Diese relativ kleine Gruppe ist sehr medienpräsent und extrem aktiv im Internet.[81] Das zeigt sich auch bei den Kochbüchern zum Thema in deutscher Sprache. Erschienen 2012 noch 23, waren es vier Jahre später bereits 211 Kochbücher und Ratgeber zur veganen Ernährung.[82] Ähnlich wie bei weitgehend vegetarischer Lebensweise sind mehr als 80 von 100 sich vegan ernährenden Menschen Frauen. Die meisten sind gebildet, zwischen 20 und 30 Jahre alt und leben urban.[83] Gesundheitliche Gründe werden nach einer Umfrage im Auftrag des Bundesinstituts für Risikobewertung nur selten für vegane Ernährung genannt. Im Vordergrund stehen eher moralische Argumente: Menschenrechte, wie Freiheit und Unversehrtheit, werden auch für Tiere übernommen (»Tierleid«) und erlauben daher keine Ausbeutung.[84]

Vegane Ernährung ist im Gegensatz zum Vegetarismus mit seiner längeren Geschichte relativ neu, wurde erst nach dem Zweiten Weltkrieg berichtet und erstarkte mit der Tierschutzbewegung zum Ende des 20. Jahrhunderts. Darunter leidet derzeit der Wissensstand zu den Vor- und Nachteilen dieser Ernährungsformen. Erst seit wenigen Jahren gibt es konsequente Veganerinnen mit ihren Babys, deren Gesundheit untersucht werden kann.

Ist es gesünder, sich vegetarisch zu ernähren?

Eine fleischlose Ernährung senkt vor allem die Energieaufnahme und damit das mit Übergewicht verbundene Gesundheitsrisiko. Es führt zu einer geringeren Ernährung mit gesättigten Fetten, die Herz-Kreislauf-Erkrankungen fördern können. Eine Reihe von Experten weist darauf hin, dass das im Mittelmeerraum klassische Essen (mediterrane Ernährung) mit viel Gemüse, Obst, Nüssen, Hülsenfrüchten, Getreide (Pasta), Olivenöl und mäßigen Anteilen von Fisch oder weißem Fleisch ähnliche positive Gesundheitsfolgen hat. Fast alle Studien zeigen, dass viele Herz-Kreislauf-Erkrankungen und die damit im Zusammenhang stehenden Todesfälle bei Vegetarierinnen und Vegetariern seltener zu beobachten sind.[85]

Bei vegetarischer Ovo-Lacto-Ernährung sind die Cholesterin-Werte im Blut niedriger, obwohl auch Milchprodukte und Eier einen hohen Cholesteringehalt aufweisen.[86] Cholesterin ist ein notwendiger und sehr wichtiger Stoff für den Körper. Erhöhte Gehalte vor allem des sogenannten LDL-Cholesterins (LDL: Low Density Lipoprotein) im Blut werden aber als Risikofaktor für die Entstehung von Arteriosklerose und damit der koronaren Herzerkrankung gesehen. Somit liegt eine Erklärung dafür nahe, dass Herz-Kreislauf-Erkrankungen bei Vegetarierinnen und Vegetariern seltener beobachtet werden. Dass sie tendenziell seltener an Bluthochdruck leiden, wird inzwischen vor allem darauf zurückgeführt, dass sie aufgrund geringerer Energieaufnahme seltener Übergewicht haben.[87] Ähnliches gilt auch für eine niedrigere Rate an Diabeteserkrankungen.[88]

Die geringere Erkrankungsrate bei Krebs hat hingegen, so die allgemeine wissenschaftliche Einschätzung aller Studien, verschiedene Ursachen. Vor allem rauchen Vegetarierinnen und Vegetarier weniger. Sie ernähren sich mehr von Früchten und Gemüse, die sekundäre Pflanzeninhaltsstoffe (Phytochemikalien, Phytamine) enthalten, die offensichtlich die Entwicklung von Krebs behindern. In ähnlicher Weise senkt auch der höhere Gehalt an Ballaststoffen (Fasern) in pflanzlicher Nahrung die Wahrscheinlichkeit für Darmkrebs. Eine große Studie mit sich vegetarisch ernährenden Menschen in England konnte die geringere Rate von Darmkrebs allerdings nicht bestätigen. Der leitende Experte der Universität von Oxford vermutete, dass eine Unterversorgung mit dem Spurenelement Selen die Ursache sein könnte.[89] Vorsicht ist also angebracht, da Studien wie diese zeigten, dass pflanzliche Diäten auch zu Mangelerscheinungen führen können.[90] Das betrifft nicht nur Spurenelemente wie Selen, sondern auch Vitamine, wie Vitamin B12 (zu den Spurenelementen und Vitaminen s. Kapitel 5).

Vegetarische Ernährung scheint sehr gesund zu sein, wären da nicht diese gesundheitlichen Gefahren unzureichender Versorgung mit speziellen Nährstoffen, Vitaminen und Spuren- bzw. Makroelementen, die abhängig von der Zusammensetzung der Ernährung auftreten können. Vegetarische Ernährung führt wohl generell, so zeigten 20 Studien mit insgesamt rund 37.000 Untersuchten, zu einer oft verringerten Knochendichte. Bei Veganerinnen und Veganern kam es auch zu mehr Knochenbrüchen.[91]

Allerdings sollte man damit vorsichtig sein, die vorteilhaften und gesundheitsschädlichen Eigenschaften der verschiedenen Ernährungsformen auf die Nährstoffversorgung in der Schwangerschaft und Stillzeit sowie auf die Ernährung von Babys und Kleinkindern 1:1 zu übertragen. Hier bestehen besondere Ansprüche! Wir haben bei unseren Beratungen über Jahrzehnte immer die Position vertreten, dass eine vegetarische Ernährung, wenn sie durch Milchprodukte und Eier ergänzt wird, im Grunde auch für schwangere Frauen und Stillende möglich ist – wenn sie vielfältig ist. Uns standen die vielen Millionen sich vegetarisch ernährenden Menschen vor allem in Indien als Paten dieser Einschätzung. Erst im letzten Jahrzehnt gewann die Wissenschaft viele neue Erkenntnisse. Bedenklich stimmen derzeit Studien zu sich lacto-vegetarisch ernährenden schwangeren Frauen in Indien und Nepal, die statistisch betrachtet Kinder mit deutlich geringerem Körpergewicht zur Welt bringen als die sich nicht vegetarisch ernährenden Mütter.[92] Diese Familien müssen vollkommen ohne Nahrungsergänzungsmittel auskommen. Im zentralen Fokus stehen derzeit Gesundheitsprobleme durch unzureichende Versorgung mit Vitamin B12. Möglicherweise ist nicht nur Armut mit schlechter Versorgung allein, sondern auch die rein vegetarische Ernährung Ursache der anhaltenden hohen Komplikationsraten bei Müttern und der hohen Kindersterblichkeit in diesen Regionen.

Ist vegane Ernährung für schwangere und stillende Frauen sowie Kleinkinder geeignet?

In medizinischen Artikeln gibt es kaum Berichte zu lebensbedrohlichen akuten Erkrankungen oder gar Todesfällen bei gestillten Babys und kleinen Kindern durch falsche Ernährung – abgesehen von hygienisch nicht einwandfreien Lebensmitteln und akuten Hungersnöten aufgrund von Flucht, politischen Fehlentwicklungen oder Kriegen. Die wenigen Berichte aus Europa und den USA, die lebensgefährdende Zustände durch falsche Nahrung behandeln, betreffen vegan ernährte schwangere Frauen und ihre Kinder. Erschütternde Berichte von Klinikaufenthalten vegan ernährter Kinder werden oft erst bekannt, wenn es zum Entzug des elterlichen Sorgerechts oder infolge von Todesfällen zu Gerichtsprozessen kommt. So gab es zum Beispiel 2015/2016 mehrere solcher Fälle in Italien.[93] Die bis zu eineinhalb Jahre alten Kinder litten dort vor allem an einem Mangel an Kalzium. Ihr Überleben war kaum möglich. Auch in Deutschland starb ein Kind, nachdem eine Mutter sich und ihr Kind nach einem Fachbuch für vegane Ernährung ernährt hatte.[94]

Während ältere Einschätzungen aus den USA[95] und Großbritannien[96] eine vegane Ernährung mit Zusatzpräparaten noch als möglich, aber nicht empfehlenswert einschätzten, kommt die neuere Empfehlung der Deutschen Gesellschaft für Ernährung[97] zu einer strengeren Haltung: »Bei einer rein pflanzlichen Ernährung ist eine ausreichende Versorgung mit einigen Nährstoffen nur schwer möglich … Für Schwangere, Stillende, Säuglinge … wird eine vegane Ernährung nicht empfohlen.« Diese Stellungnahme erfolgte nach einer Auswertung von über hundert wissenschaftlichen Studien und steht im Widerspruch zu den in den meisten Internetforen vertretenen veganen Ernährungsratschlägen. Eine vegane Ernährung wird in der deutschen Empfehlung zur Ernährung in der Schwangerschaft, also ohne Beratung und medizinische Überwachung, als ungeeignet eingestuft.[98] Eine Empfehlung zur veganen Ernährung[99] verweist auf fehlende langjährige Erfahrungen und hält eine Prüfung der Versorgung mit Nährstoffen für notwendig.

Wie lauten die wissenschaftlichen Empfehlungen zur Ernährung schwangerer Frauen und Babys?

Generell betrachtet halten aktuell gültige Empfehlungen[100] eine lacto-vegetarische Ernährung schwangerer Frauen und junger Mütter für nicht mit Risiken verbunden, wenn Nahrungsergänzungsmittel (Supplements) eingenommen werden und viele unterschiedliche Gemüse- und Obstsorten gegessen werden. Die beim Schreiben dieses Buches aktuellste wissenschaftliche Auswertung aller weit über hundert Studien zu vegetarischen Ernährungsformen[101] kommt zum Schluss, dass eine gut geplante vegetarische Ernährung junger Frauen vor, während und nach der Schwangerschaft, also der Stillzeit, möglich ist – das heißt, wenn die Nahrung nach Empfehlungen gezielt zusammengestellt wird, die die Schwangerschaft medizinisch betreuenden Personen die Nahrungszusammenstellung regelmäßig überwachen und eine gezielte Versorgung mit Nahrungsergänzungsmitteln gesichert ist.

Im Kern ist diese Einschätzung erschütternd, da damit eine vegetarische oder vegane Ernährung schwangerer und stillender

Frauen ohne Medikalisierung der Nahrung, also ohne Produkte der chemischen Industrie (Supplements), als nicht akzeptabel gilt. Da denken wir doch, dass diese Einschätzungen für die Ernährung von Babys eigentlich in ähnlicher Form gelten müssten. Aber für die Ernährung von Säuglingen und Kindern wird eine »ausgewogene lacto-ovo-vegetarische Ernährung« von der Gesellschaft für Kinder- und Jugendmedizin als geeignet eingestuft, auch ohne ärztliche Überwachung.[102] Die amerikanischen Diätassistentinnen halten alle Arten vegetarischer Ernährung in allen Lebensaltersstufen für möglich, wenn viele Nahrungsergänzungsmittel und angereicherte Lebensmittel unter fachlicher Beratung und Kontrolle eingenommen werden.[103]

Wir bleiben angesichts dieser Empfehlungen und der aktuellen Forschung etwas ratlos zurück, da das genaue Lesen der umfangreichen Empfehlungen für Vegetarierinnen an vielen Stellen »Ja, aber es sollte bedacht werden«-Passagen enthalten. Selbst eine deutsche Veröffentlichung, die den veganen Lebensstil ohne Wenn und Aber befürwortet und so wissenschaftlich unzureichend abgewogen scheint, verlangt neben einer Fachberatung sogar eine Kontrolle der Nährstoffversorgung durch jährliche umfangreiche Blutuntersuchungen von Müttern und Kindern ab dem ersten Lebensjahr.[104] Wir wissen aus eigener Erfahrung, dass die meisten betreuenden Medizinerinnen und Mediziner in der Schwangerschaft und der Stillzeit und auch die Kinderärztinnen und -ärzte bei solchen allgemeinen Aufforderungen zur Kontrolle des Versorgungsstatus ratlos die Köpfe schütteln. Die Verantwortung liegt dadurch bei den jungen Eltern. Vegetarierinnen sehen sich mehr oder minder vor die Entscheidung gestellt, entweder Pillen zu schlucken oder ihre Ernährung umzustellen. Wir würden gerne etwas anderes erklären können, finden aber keine in letzter Zeit fertiggestellten Studien oder Auswertungen mit guter Qualität mehr, die uneingeschränkt grünes Licht für eine vegetarische Ernährung schwangerer und stillender Frauen geben. Die natürlichen pflanzlichen Nahrungsmittel werden als unzureichend eingeschätzt und verlangen wenigstens nach Nahrungsergänzungsmitteln, um möglichen Schaden vom Baby abzuwenden.

Nach allen Studien ist die beste Nahrung für uns eine vielseitige, vor allen Dingen auf Pflanzen (Gemüse und Obst) basierende Kost, die durch tierische Produkte wie Milch, Milchprodukte und Eier ergänzt wird. Fleisch und Fisch sollten eine Nebenrolle spielen. Eine Vielfalt von pflanzlichen Produkten (nicht nur auf Korn, Kartoffeln und Mais beschränkt) führt zu ausgeglichener, optimaler Ernährung. Wer speziellere Ernährungsregeln für sich selbst und seine Familie aufstellt, der muss genauer hinschauen und für eine ausreichende Versorgung durch gezielte Auswahl der Lebensmittel sorgen. Das gilt bereits für den vegetarischen, trifft aber besonders auf den veganen Lebensstil zu. Wenn Sie von der dargestellten vielseitigen Ernährungsweise abweichen möchten, müssen Sie sich detailliert informieren, um nicht mit Ihrem Baby in eine mangelhafte Versorgungslage zu kommen. Erst und nur dann können Nahrungsergänzungsmittel sinnvoll werden. Solche Zusätze zum Essen sollten als Medikalisierung begriffen werden, die auch zu schädlicher Überversorgung für Sie und Ihr Baby führen kann. Sie müssen sich in diesem Fall sehr kundig machen und bei Ihrer Kinderärztin bzw. Ihrem Kinderarzt absichern!

Die richtige Babynahrung in den ersten Monaten

Wie bei allen weiblichen Säugetieren produzieren auch menschliche Mütter nach der Geburt für ihren Nachwuchs eine Anfangsnahrung. Daher auch die biologische Bezeichnung der Klasse *Mammalia*, also »Säuger«. Die Veränderungen im Gehalt an Eiweiß und Kohlenhydraten, Fettsäuren und Spuren- sowie Makroelementen sind den Bedürfnissen der Wachstumsphasen des Babys angepasst. Muttermilch ist daher natürlich seine beste Nahrung. Alle wissenschaftlichen Erkenntnisse belegen das derart, dass selbst Hersteller von Säuglingsanfangsnahrung gesetzlich gezwungen sind, dies auf ihren Produkten darzustellen.

Eigentlich wäre damit alles gesagt, wären da nicht die immer wiederkehrenden Auseinandersetzungen um die Frage, wie lange denn nun ausschließlich gestillt werden soll. Es werden immer wieder drei Forderungen verbreitet, nach denen frühzeitig, oft schon nach dem vierten Monat, während des Stillens andere Nahrung zugefüttert werden soll:

1. um Allergien und Unverträglichkeiten so weit wie möglich zu verhindern,
2. um die unzureichende Versorgung mit bestimmten Nährstoffen wie Eisen zu vermeiden und
3. um die mögliche Schadstoffbelastung, etwa durch Dioxin, geringer zu halten.

Diesen Fragen und Unsicherheiten werden wir uns in diesem Kapitel annehmen. Denn kein Thema, bei dem Ängste und Sorgen junger Eltern besonders groß sind, ist so von Wirtschaftsinteressen, Lobbypolitik und tendenziöser Forschung durchsetzt wie die Ernährung des Babys in den ersten sechs Monaten. Seit Jahrzehnten sind wir mit dieser Situation konfrontiert. Nicht nur für die ärmeren, sondern auch für die reicheren Länder der Welt ist wissenschaftlich gesichert, dass höhere Stillraten sich positiv auf die Gesundheit auswirken. Die Weltgesundheitsorganisation schätzt, dass weltweit jährlich mehr als 820.000 Todesfälle bei Kindern unter fünf Jahren verhindert werden könnten, wenn alle Babys in den ersten 23 Monaten ihres Lebens und im ersten halben Jahr ausschließlich, das heißt ohne die Zugabe von Tee oder Wasser, gestillt werden würden (ab wann Babys Wasser bekommen dürfen, s. Kapitel 4, Seite 95f.).[105] Diese erschütternde Schätzung basiert vor allem auf Daten der Länder, in denen 95 Prozent aller weltweiten Sterbefälle bei Babys gezählt werden.[106] Hier treten unter den schweren Erkrankungen besonders Infektionen wie Mittelohrentzündung und Darmerkrankungen auf. Unsaubere Ersatznahrung mit verkeimtem Wasser gilt als wichtige Ursache für Durchfall. Die wenigsten Sterbefälle treten selbstverständlich in reichen Ländern wie Deutschland auf, da dort die gute medizinische Versorgung kranke Kinder retten kann. Jedoch wird auch für die reicheren Regionen geschätzt, dass sich bei längeren Stillzeiten die Fälle plötzlichen Kindstodes und die Brustkrebserkrankungen bei Frauen deutlich verringern würden.[107] Die weltweiten Todesfälle bei Kindern werden von Medien kaum beachtet und nicht wirklich wahrgenommen. Die gesellschaftlichen Widerstände gegen Stillen, die Unsicherheiten junger Frauen und vor allem die gut lancierte Medienarbeit der Firmen, die Säuglingsanfangsnahrungen und Babybreie auf den Markt bringen, brachten immer mal wieder einen Rückschlag bei den Bemühungen, in den ersten sechs Lebensmonaten ausschließliches Stillen zu fördern.

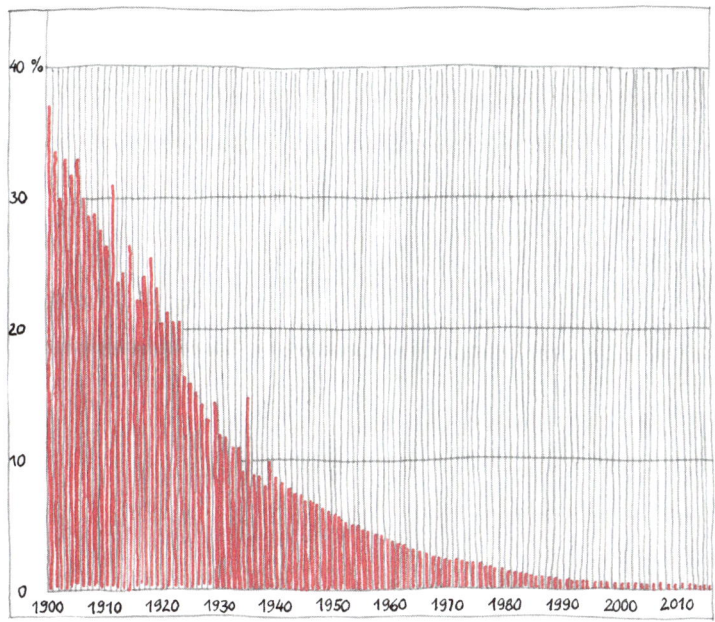

*Kindersterblichkeit: Anteil in Prozent der unter einem Alter von
fünf Jahren verstorbenen Kinder in Deutschland[108]*

Auch für europäische Länder zeigen die Zahlen, dass die Empfehlung der Weltgesundheitsorganisation, während der ersten sechs
Monate ausschließlich zu stillen, gut begründet ist. Bereits ihre erste
Untersuchung aus dem Jahr 2001 beruhte in weiten Bereichen auf
der Auswertung der Studien aus den reichen Ländern des Nordens,
vor allem aus den USA und den Ländern der Europäischen Union.[109]
Die darauf lautende gültige Empfehlung der Weltgesundheitsorganisation stammt von Expertinnen und Experten aus aller Welt, die
die Bereiche Kinderernährung und Kinderheilkunde, Perinatale
Medizin, Gynäkologie und Geburtshilfe, Epidemiologie und wissenschaftliche Recherche abdeckten.[110] Für die Frage, ob eine gute
Nährstoffversorgung durch ausschließliches Stillen erreicht werden
kann, wurden alle Nährstoffe berücksichtigt und über 200 wissen-

schaftliche Veröffentlichungen ausgewertet. Damit entstand die umfangreichste Prüfung und Auseinandersetzung mit dem Thema, die jemals abgeschlossen wurde.[111] Zusätzlich erfolgte auf höchstem Niveau eine Auswertung aller vorliegenden Studien zur Frage, ob es Vor- oder Nachteile gebe von ausschließlichem Stillen über sechs Monate im Vergleich mit vier Monaten oder anderen Stillzeiten mit Zufütterung.[112] Diese Auswertung wurde 2012 wiederholt.[113] Erst kürzlich erfolgte unter Finanzierung der Bill & Melinda Gates Stiftung eine Neubewertung, die die Empfehlungen der Weltgesundheitsorganisation zum sechsmonatigen ausschließlichen Stillen nochmals bestätigte.[114]

Was sagen aktuelle wissenschaftliche Erkenntnisse zur Stilldauer?

Im Sommer 2010 erreichte das deutsche Netzwerk Junge Familie mit einem »Konsensuspapier«[115] mediale Aufmerksamkeit: »Säuglinge sollten gestillt werden, mindestens bis zum Beginn des fünften Monats ausschließlich«, also nur vier Monate ausschließlich. Dies widersprach den international gültigen Empfehlungen der Weltgesundheitsorganisation zum sechsmonatigen ausschließlichen Stillen. Das Papier war zwar nur von einzelnen Personen formuliert, wurde aber getragen vom Verbraucherschutzministerium, von Berufsverbänden der Frauenärzte, der Kinder- und Jugendärzte sowie der Hebammen. Diese Berufsverbände und auch der Berufsverband Deutscher Laktationsberaterinnen weisen noch heute auf ihren Internetportalen auf diese Empfehlungen hin.[116] Sie werden auch von einem damaligen Mitautor weiter aufrechterhalten.[117] Im Oktober 2010 tagte dann der Kongress der Deutschen Gesellschaft für Gynäkologie und Geburtshilfe. Kurz danach erschienen Zeitungsartikel: »Vier Monate ausschließliches Stillen genügt«[118] und »Neue Empfehlungen zum Stillen: Vier Monate sind ausreichend«[119]. Schon vier Tage nach der Veröffentlichung des Beitrags »Sechs Monate ausschließliches Stillen: Wie gut ist der wissenschaftliche Beweis?« im *British Medical Journal* im Januar 2011,[120] der die Empfehlung der Weltgesundheitsorganisation infrage stellte, titelten Schlagzeilen »Widerspruch gegen WHO: Babys sollen früher Brei bekommen« im Berliner Tagesspiegel[121] oder »Experten streiten über Stillzeit« im Spiegel[122]. Nicht viel anders war die Reaktion in Großbritannien selbst.[123] Die BBC titelte sogar:[124] »Entwöhnung vor sechs Monaten kann gestillten Babys helfen«. Das Kinderhilfswerk der Vereinten Nationen UNICEF[125], Forscher britischer Universitäten[126], die La Leche League Großbritannien[127] und A. F. Williams, der Vorsitzende des britischen Beratungsausschusses für Ernährung,[128] stellten umgehend den wissenschaftlichen Wert der Veröffentlichung im *British Medical Journal* infrage. Die Weltgesundheitsorganisation erklärte sofort nochmals ihre weiterhin gültige wissenschaftliche Empfehlung zu sechsmonatigem Stillen.[129]

Im Februar 2012 veröffentlichte die Vereinigung der US-amerikanischen Kinderärztinnen und -ärzte (American Academy of Pediatrics) eine Überarbeitung ihrer Empfehlung zum Stillen[130] aus dem Jahr 2005. Zugrunde lag eine detaillierte Auswertung des medizinisch-wissenschaftlichen Erkenntnisstands. Es bestand ärztlicher Konsens, dass ausschließliches Stillen während der ersten sechs Monate empfohlen werden muss. Zudem verschärften die Autorinnen und der Autor ihre Empfehlung dadurch, dass sie erklärten, die Frage der Stilldauer sei keine Frage des Lifestyles, sondern eine der öffentlichen Gesundheit. Ähnliches geschah in Kanada mit einer gemeinsamen Erklärung von Health Canada, der Canadian Paediatric Society, der Dietitians of Canada und des Breastfeeding Committee for Canada.[131] Auf diese richtungsweisenden Empfehlungen aus aller Welt erfolgte in Deutschland keine mediale Reaktion. Auch nicht, als sich die Empfehlungen der nordischen Staaten ein weiteres Jahr später nach ausführlicher Bewertung der Argumente und Studien auf sechs Monate ausschließliches Stillen festlegten.[132] Wieder kein Echo in der deutschen Presse. Dann aktualisierte auch die Weltgesundheitsorganisation ihre Darstellungen und Dokumente im Internet[133] und veröffentlichte eine neue große Studie[134]. Sie bestätigte ihre Empfehlung zum ausschließlichen Stillen über mindestens sechs Monate. Wieder war in Deutschland keinerlei Berichterstattung festzustellen.

Müttern in Deutschland wird heute im Gegenteil sogar suggeriert, dass ausschließliches Stillen über mehr als vier bis fünf Monate ein Risiko für die gesunde kindliche Entwicklung darstellen könnte. Unterbewusst wird Stillen so als potenzielles Gesundheitsrisiko wahrgenommen. Mütter werden verunsichert. Die Gegenposition, die sich für längeres ausschließliches Stillen einsetzt, so wie es die Weltgesundheitsorganisation empfiehlt, gilt als emotionale Kampagne. Christopher Martyn, einer der Herausgeber des *British Medical Journal*, kreierte den Begriff »Lactation wars«, also »Stillkriege«[135].

Die wissenschaftlichen Thesen zum Zufüttern ab einem Alter von vier bis fünf Monaten gehen vor allem auf eine wissenschaftliche Vermutung aus dem Jahr 2008 zurück.[136] Der damalige Autor distanzierte sich aber bereits 2010. Grundlegende Zweifel an einigen für die Empfehlungen verwendeten Studien sollten bestehen:[137] Ein wichtiger wissenschaftlich Verantwortlicher für die Studien zur Beikost-Einführung bei hypersensitiven Säuglingen während der Stillzeit, Professor Chandra aus Kanada, wurde im Jahre 2005 der wissenschaftlichen Fälschung überführt.[138] Diese Geschichte macht deutlich, wie lange sich so manche überholte Ausnahmeposition und jahrzehntealte Schlagzeilen halten und im kollektiven Gedächtnis hängen bleiben.

Welche Nahrung schützt vor Allergien und Unverträglichkeiten?

Es ist nicht nur ein subjektives Gefühl und eine Erfahrung bei der Betreuung schwangerer Frauen: Allergien, die im beginnenden 20. Jahrhundert noch seltene Erkrankungen waren, nehmen seit einigen Jahrzehnten sehr stark zu. Zum Beginn des 21. Jahrhunderts leiden schätzungsweise 30 Prozent aller Menschen in Europa unter allergischen Reizungen der Nase und der Augen; bis zu 20 Prozent aller Kinder haben Asthma, 15 Prozent Hautallergien, 8 Prozent Nahrungsmittelallergien – in wenigen Jahrzehnten, so schätzen europäische Allergologen, wird die Hälfte der Bevölkerung Europas unter Allergien leiden.[139] Obwohl die Gründe bisher nicht ausreichend klar sind, wird neben Hygiene und Umweltbelastungen auch Ernährung als eine der Ursachen gesehen. Es verdichten sich seit den 1930er-Jahren die Hinweise, dass die erste Ernährung des Babys einen großen Einfluss auf seine Allergiebereitschaft im späteren Leben hat. Inzwischen ist unbestritten, dass ausschließliches Stillen anfangs und längeres Stillen über die ersten sechs Monate hinaus, begleitend zur Beikosteinführung, die Allergiebereitschaft des Kindes deutlich herabsetzt. Auswertungen aller bis 2018 hierzu erschienenen Studien ergaben klar, dass bereits Stillen über mehr als drei bis vier Monate gegen manche Allergien helfen kann, längere Stillzeiten aber selbst Asthma noch bei fünfjährigen Kindern deutlich seltener auftreten lassen.[140] Allergien sind vereinfacht beschrieben überbordende Reaktionen des Immunsystems auf Fremdkörper oder Strukturteile chemischer Stoffe (Allergene). Obwohl sich genau genommen Allergien im Atemtrakt, Hautallergien und Nahrungsallergien in der Immunantwort biochemisch unterscheiden, darf doch ein allgemeines Bild dargestellt werden. Der Körper stuft zum Beispiel bestimmte Nahrungseiweiße »fälschlicherweise« als gefährliches Material ein, so wie er das mit Krankheitskeimen macht. Zur Senkung der Allergieschwelle unter anderem bei Heuschnupfen kann eine Desensibilisierung eingesetzt werden, bei der der Körper durch gesteigerte Gabe von Pollenallergen lernt, diese Stoffe als nicht gefährlich zu bewerten. Die Forschungsarbeiten zur Muttermilch zeigen nun, dass eine ähnliche Situation beim Stillen auftritt. Bei vielfältiger Ernährung der Mutter tauchen die Nahrungsallergene in tausendfach geringerer Konzentration in der Muttermilch auf und lösen wohl einen ähnlichen Lernprozess zur Immuntoleranz beim Säugling aus.[141] Das gilt auch für Kuhmilchallergien. Eine Diät der Mutter, die potenzielle Allergene wie Milch, Getreide (Gluten) oder Nüsse (Erdnüsse) ausschließt, ist daher sowohl in der Schwangerschaft als auch der Stillzeit kontraproduktiv.[142] Bei diesem Effekt geht es nicht nur um Allergene, sondern ergänzend ebenso um die Inhaltsstoffe der Muttermilch und vor allem der Vormilch (Kolostrum). Eiweiße, die insbesondere gegen Bakterien und Viren wirken, die dem Baby schädlich werden können, steuern auch die Allergieantwort des Säuglings. Hierzu kommen die mit der Muttermilch übertragenen Stoffe und Zellen der Immunabwehr, die einen sekundären Schutz des Säuglings bilden. Die Gesamtheit der Faktoren wirkt sich wohl auf die Allergiebereitschaft des Kindes allgemein aus. Neuere Forschungsergebnisse zeigen, dass das Mikrobiom des Babys, insbesondere das der Mikroorganismen im Darm, eine wichtige Rolle bei der späteren Entwicklung von Allergien und Nahrungsunverträglichkeiten hat. Dieses Mikrobiom unterscheidet sich grundlegend zwischen gestillten und mit Säuglingsnahrung ernährten Babys. Eine wichtige Funktion haben dabei die mütterspezifischen Oligosaccharide in der Muttermilch, die die entscheidende Rolle bei der Zusammensetzung der Darmflora des Säuglings und damit der Allergiebereitschaft haben.[143] Die von vielen Kinderärzten immer noch herangezogene Leitlinie der Gesellschaft für pädiatrische Allergologie und Umweltmedizin von 2009 zur Allergieprävention, die eine Fortsetzung einer Empfehlung der Deutschen Gesellschaft für Ernährung von 2008 darstellte, empfahl, Beikost bereits nach dem vollendeten vierten Lebensmonat einzuführen, um das Risiko einer Gluten-Unverträglichkeit, einer Zöliakie, herabzusetzen.[144] Bei der Zöliakie handelt es sich um eine Unverträglichkeit gegenüber Gluten, einem Eiweiß in vielen Getreidearten. Eine immunologische Reaktion auf das Abbauprodukt Gliadin führt zu einer Entzündung der Dünndarmschleimhaut bis zur Zerstörung der Darmzotten. Eine Forschungsgruppe in Mailand war wahrscheinlich die erste, die erkannte, dass gestillte Kinder seltener an Zöliakie erkranken. Ein schützender Einfluss der Muttermilch wurde vermutet.[145] Eine Auswertung aller Studien bis 2004 zeigte, dass länger gestillte Kinder seltener an Zöliakie erkranken.[146] Aufgrund der Empfehlungen zur frühzeitigen Einführung von Beikost förderte die Europäische Kommission eine große europäische Studie mit fast 1.000 Kindern, die genetische Empfindlichkeit zur Zöliakie zeigten, gestillt wurden und nach vier Monaten entweder Gluten oder ein Placebo erhielten. Was zeigte sich zum Abschluss 2014? Die frühzeitige Einführung von Beikost hatte keinen schützenden Effekt bei den Kindern im Alter von fünf Jahren in Bezug auf die Entwicklung einer Zöliakie.[147] Auch die von der Nahrungsmittelindustrie sehr forcierte Aussage und von vielen Gremien noch vor zehn Jahren vertretene Empfehlung, dass besondere hypoallergene Säuglingsnahrung das Auftreten von Allergien unwahrscheinlicher mache, gilt heute als falsch.[148] Die Gesamtheit der zugänglichen wissenschaftlichen Studien lässt keinen Zweifel mehr zu: Längeres Stillen, vor allem auch ausschließlich im ersten Halbjahr, senkt die Allergiebereitschaft des Kindes nicht nur kurzfristig. Eine abwechslungsreiche Ernährung der Mutter hilft zusätzlich.

Kann längeres Stillen zu einem Eisenmangel beim Baby führen?

In der Veröffentlichung im *British Medical Journal*[149] im Jahr 2011 war eine der Thesen, dass neuere Daten Zweifel aufkommen ließen, ob ein ausschließliches Stillen über sechs Monate die notwendige Versorgung der Babys mit Eisen sicherstelle. Diese Zweifel waren aber durch neue Studien nicht zu belegen. Die Weltgesundheitsorganisation erklärte, dass ihre Empfehlung auf einer methodisch international anerkannten Auswertung Hunderter Studien beruhe, die in der britischen Publikation nicht berücksichtigt worden seien.[150] Unabhängige Gutachtergremien kamen zum Ergebnis, dass die Eisenversorgung von Säuglingen, die in den ersten sechs Lebensmonaten ausschließlich gestillt worden waren, ausreichend sei.[151] Die Hinweise auf eine Anämie, also einen Eisenmangel, konnten nicht bestätigt werden und »müssten als spekulativ gelten«[152]. Es gibt deutliche Hinweise, dass überhöhte Eisenversorgung eher zu Gesundheitsrisiken führt.[153] Untersuchungen zeigten zudem, dass bestimmte Gemüse die Eisenaufnahme des Kindes aus der Muttermilch herabsetzen, dass also die Beikost Probleme schaffen kann.[154] Nachdenklich sollte bei der Forderung nach einem höheren Eisengehalt im Babyblut stimmen, dass selbst hohe Eisenzusätze in der mütterlichen Nahrung nicht zu einer Erhöhung der Eisenkonzentration in der Muttermilch führen und daher Eisen dem Baby direkt gegeben werden muss, wenn eine Erhöhung angestrebt wird. Untersuchungen zeigten, dass bereits ein späteres Abklemmen der Nabelschnur, bei der die Verbindung zwischen Mutter und Baby länger als eine Minute oder bis zum Auspulsieren der Nabelschnur besteht, einen guten Eisenstatus des Babys für Monate sichert.[155]

Ist Muttermilch mit Schadstoffen belastet?

Der größte Hersteller künstlicher Babynahrung förderte – offiziell natürlich nur, um Mütter und Babys optimal zu beraten und ihre Gesundheit zu schützen, also die Verantwortung als großer Hersteller von Babynahrung verantwortlich wahrzunehmen – über

Jahrzehnte Workshops und Untersuchungen, die sich überwiegend mit Schadstoffen in der Muttermilch beschäftigten. Das half wahrscheinlich sogar unbeabsichtigt besserer Umweltpolitik, lenkte aber vermutlich wohl mit Absicht von der unzureichenden Qualität des Muttermilchersatzes und der wässrigen Fertignahrung, die von der Lebensmittelindustrie produziert werden, ab. So machten sich über viele Jahrzehnte stillende Frauen Sorgen um die Schadstoffe in ihrer Muttermilch. Ihrer Aufmerksamkeit entging dadurch, dass die Versorgung durch Säuglingsanfangsnahrung nicht optimal ist. Diese Marketingstrategien wirken immer noch. Wir sind inzwischen nicht die Einzigen, die sich fragen, ob das Gesundheitsrisiko von einigen Schadstoffen in der Muttermilch, wie den Dioxinen, nicht von Toxikologinnen und Toxikologen überschätzt wurde.[156] Bei einer so deutlichen Überschreitung einer Konzentration über Jahrzehnte sollten Gesundheitsschäden zu erkennen sein – sind sie aber nicht.[157] Im Gegensatz zu Säuglingsnahrung bietet Muttermilch keine hygienischen Risiken, kann aber Umweltschadstoffe enthalten. Die bestimmenden Einflussfaktoren für die Schadstoffe in der Milch sind in erster Linie die Ernährung und daneben auch die industrielle Umgebung der Mutter vor und während der Schwangerschaft. Bei älteren Frauen sind die Schadstoffgehalte durchschnittlich größer, einerseits weil sich solche Umweltchemikalien im Fett des Körpers anreichern, andererseits weil die Schadstoffbelastung über die Jahre in Westeuropa kontinuierlich gesunken ist. Seit den 1980er-Jahren, der Zeit, als die heutigen Mütter geboren wurden, bis heute nahm der Gehalt chlororganischer Verbindungen in der Muttermilch stark ab.[158] Der guten Umweltpolitik, die von Vorsorge und nicht von nachträglichen Risikobewertungen motiviert war, ist es zu verdanken, dass heute nur noch ein Bruchteil der Schadstoffbelastung mit Dioxinen und ähnlichen Stoffen in der Muttermilch zu messen ist. Umweltschadstoffe in der Muttermilch stellen trotzdessen global weiterhin eine Herausforderung für die Umweltpolitik dar. In Deutschland verringerten sich die Gehalte der hierfür wichtigen Schadstoffe seit dreißig Jahren stetig. Binnen zwei Jahrzehnten sank die Freisetzung von chlorierten organischen Chemikalien wie einigen Pestiziden, polychlorierten Biphenylen und chlorierten Paradioxinen. Es ist nur eine Frage der Zeit, dass Muttermilch nicht mehr gesundheitlich kritisch belastet ist. Schon heute stellt die Belastung kein mögliches Argument gegen das Stillen mehr dar. Bis die Belastung sich noch weiter verringert, wird es aber noch etwas Zeit brauchen. Aufgrund weltweiter Übereinkünfte und Hunderter Umweltvorschriften vor allem in Europa und den USA werden die kritischen Schadstoffe zwar nur noch wenig in die Umwelt eingetragen. Die Bestände an diesen persistierenden Stoffen in der Umwelt werden aber nicht schnell abgebaut. Vor nicht einmal zwei Jahrzehnten war das noch nicht so und in vielen Teilen der Welt sieht die Situation immer noch anders aus.

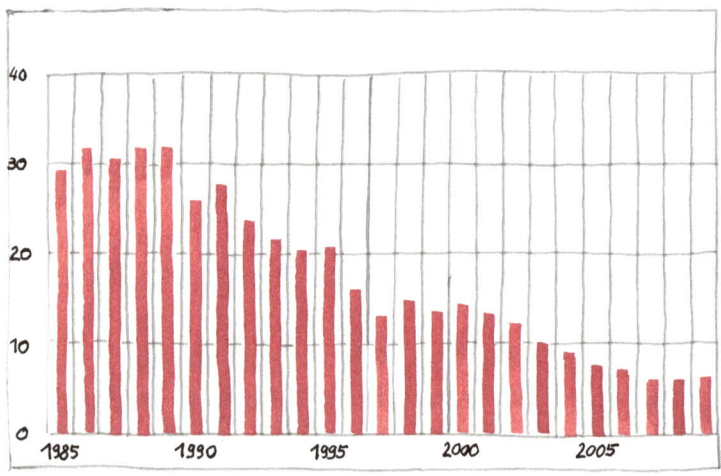

Zeitlicher Trend der Gehalte an polychlorierten Dibenzodioxinen und -furanen (PCDD/PCDF) in Frauenmilch in Deutschland (angegeben in pg WHO-PCDD/F-TEQ/g Milchfett)[159]

Birgt Säuglingsanfangsnahrung gesundheitliche Risiken?

Auffällig war lange ein erheblicher Mangel an qualitativ hochwertigen Studien, die die Sicherheit und ausreichende Versorgung von Kindern durch Säuglingsnahrung untersuchten.[160] 2012 legte der wissenschaftliche Ausschuss des Berufsverbandes der amerikanischen Kinderärztinnen und -ärzte eine Analyse des aktuellen weltweiten Wissensstandes zum Stillen vor, die zur öffentlichen Position (Policy Statement) der Organisation erklärt wurde.[161] Sie galt in ihrer wissenschaftlichen Aussagekraft für alle hoch entwickelten Länder. Besonders deutlich zeigen sich nach Auswertung der amerikanischen Kinderärztinnen und -ärzte folgende Gesundheitsrisiken bei Fläschchennahrung im Vergleich zum ausschließlichen Stillen:

* das Auftreten von Mittelohrentzündungen (doppelt so häufig wie bei Kindern, die mindestens drei bis sechs Monate gestillt wurden),
* die Häufigkeit von Atemwegsinfektionen allgemein (bei gestillten Kindern seltener),
* Infektionen der unteren Atemwege (besonders selten bei Kindern, die sechs Monate ausschließlich gestillt wurden; häufiger bei Kindern, die nur vier Monate ausschließlich gestillt wurden),
* Infektionen der oberen Atemwege (besonders selten bei Kindern, die länger als sechs Monate ausschließlich gestillt wurden),
* Magen-Darm-Entzündungen (das Risiko liegt bei gestillten Kindern 64 Prozent niedriger),
* Erkrankung an Atopischer Dermatitis, sog. Neurodermatitis (insbesondere bei familiärer Belastung tritt dies bei länger als drei Monate gestillten Kindern um 42 Prozent seltener auf),
* plötzlicher Kindstod, sog. SIDS (Sudden Infant Death Syndrome); ältere deutsche Untersuchungen wie auch aktuelle Stu-

dien aus den USA zeigen, dass rund die Hälfte aller solcher Todesfälle durch längeres Stillen verhindert werden kann.[162]

Besonders interessant ist: Die amerikanischen Kinderärztinnen und -ärzte erkannten bei ihrer weltweiten Analyse der Studien einen stärkenden Einfluss des Stillens auf die Entwicklung des Gehirns und des zentralen Nervensystems gegenüber Säuglingsanfangsnahrung anstelle des Stillens. Sie berücksichtigten die intellektuellen Unterschiede der Eltern, den sozioökonomischen Status und andere Faktoren, die einen Einfluss haben könnten. Bei frühgeborenen Babys war dieser Effekt des Stillens nach 18 und 30 Monaten in ihrer Entwicklung besonders deutlich.[163]

Eine Ernährungsberaterin der Firma Hipp schrieb in einem Elternforum auf die besorgte Frage einer Mutter:»Ich kann Ihnen versichern, fertige Babynahrung bleibt die am strengsten kontrollierte Lebensmittelgruppe und damit die sicherste Nahrung für Ihr Kind.«[164] Dies ist inzwischen nicht mehr eine Werbeaussage, sondern eine bei jungen Eltern allgemein geglaubte Tatsache. Fallbeispiele machen jedoch deutlich, dass trotz aller Versicherungen und durchgeführten Analysen doch überraschend gesundheitsgefährdende Bestandteile in industrieller Säuglingsanfangsnahrung gefunden werden können. Im März 2009 veröffentlichte das Bundesinstitut für Risikobewertung eine elfseitige Stellungnahme, die kein Presseecho nach sich zog.[165] Das Bundesinstitut kam zu dem Ergebnis, dass Säuglinge, die ausschließlich mit industriell gefertigter Säuglingsnahrung ernährt werden, gesundheitlich bedenkliche Mengen an Glycidol-Fettsäuren aufnehmen würden. Solche Fettsäuren entstehen bei der Aufbereitung von Pflanzenölen. Das bei der Verstoffwechselung im Säugling frei werdende Glycidol ist von der Weltgesundheitsorganisation als für den Menschen wahrscheinlich krebserzeugend eingestuft.[166] Weil die industriell gefertigte Säuglingsnahrung lebenswichtige Nährstoffe enthält, empfahl das Bundesinstitut für Risikobewertung den Eltern nicht gestillter

Kinder trotzdem, die Säuglingsnahrung zu füttern.[167] Das gleiche Institut erkannte bereits zwei Jahre früher ein weiteres Risiko mit 3-MCPD-Fettsäureester in Säuglingsanfangs- und Folgenahrung.[168] Es stellte fest, dass Säuglinge über Anfangs- und Folgenahrung Mengen dieser Stoffe aufnehmen können, bei denen der Sicherheitsabstand zwischen diesen Gehalten und der Dosis, die im Tierversuch gutartige Tumore erzeugte, als zu gering angesehen wird. Dreizehn Jahre später, im Jahr 2020, wurde diese Aufforderung an die Hersteller von Säuglingsanfangsnahrung wiederholt, da die Gesundheitsrisiken für die Babys weiterhin bestanden.[169] Solche Stoffe bilden sich unter hohen Temperaturen, vermutlich bei der sogenannten Desodorierung von Speisefetten und Speiseölen. Das ist der letzte Schritt der Raffination, bei dem unerwünschte Geruchs- und Geschmacksstoffe abgetrennt werden. Aber bedenklich sind nicht nur diejenigen Stoffe, die bei der Aufbereitung oder Herstellung der Muttermilchersatznahrung entstehen. Andere Chemikalien tauchen scheinbar überraschend für die Nahrungsmittelindustrie auf. Das Forschungszentrum Jülich veröffentlichte 2011 chemische Analysen zu Stoffen, die als hormonähnlich wirkend gelten: Nonylphenol und Octylphenol.[170] Untersuchungen der Bundesanstalt für Materialforschung und -prüfung zeigten 2009, dass Stoffe, die im Verdacht stehen, schädliche Wirkungen auf die Fortpflanzung zu haben, aus den Pappverpackungen über die Innenverpackung in die Babynahrung selbst übertreten.[171] Noch im Jahr 2020 zeigten chemische Analysen des staatlichen Kontrolllabors in Münster, dass auch aromatische Kohlenwasserstoffe (MAOH), von denen einige im Verdacht stehen, Krebs zu erzeugen, in 14 von 50 untersuchten Säuglingsanfangsnahrungen über dem als akzeptabel eingestuften Gehalt vorhanden waren.[172] Diese Beispiele aus den Jahren 2007 bis 2011 und aktuell in Deutschland machen deutlich, dass trotz aller Versicherungen und durchgeführten Analysen doch überraschend gesundheitsgefährdende Bestandteile in der »am strengsten kontrollierten Lebensmittelgruppe« gefunden werden können. Mit der

Sicherheit und Zuverlässigkeit der Branche ist es also doch nicht so weit her, wie oft gedacht und gewünscht. Aber auch wenn Sie nicht stillen oder bereits vor Ablauf eines halben Jahres die Stillmahlzeiten reduzieren und Ihrem Baby Säuglingsanfangsnahrung geben, ist dies zwar keine optimale Gesundheitsförderung für Sie und Ihr Baby, aber die Versorgung mit allen lebenswichtigen Nährstoffen ist sichergestellt.

Ausschließliches Stillen bis zum sechsten Monat – und dann?

Seien Sie versichert, dass ausschließliches Stillen im ersten halben Jahr die beste Nahrung für Ihr Baby ist, so wie es die Weltgesundheitsorganisation empfiehlt. Generationen von Kindern wurden ausschließlich durch Muttermilch in den ersten sechs Monaten gesund groß, keinerlei Mangel ist zu erwarten. Selbstverständlich wachen Kinder, so beschrieb es Adriano Cattaneo,[173] ein anerkannter Epidemiologe auf diesem Gebiet, nicht am ersten Tag des siebten Monats auf und fragen nach Beikost. Mütter werden erkennen, wenn ihr Kind mehr als Muttermilch haben möchte und Interesse an anderer Nahrung zeigt. Heute wird dies ungefähr ab dem siebten Lebensmonat erwartet und als »alten Hebammenspruch« lernte ich noch: wenn die Zähnchen kommen. Die Empfehlung deutscher Expertinnen und Experten weicht, wie oben dargestellt, von dieser weltweiten Haltung ab. Sie empfehlen seit fast zwanzig Jahren, nach dem vierten bis sechsten Monat mit Beikost anzufangen. Alle dieser Abweichung zugrunde liegenden wissenschaftlichen Annahmen sind inzwischen widerlegt. Aber es fällt wohl schwer, diese Position zu revidieren.

Für die Zeit nach dem ausschließlichen Stillen in den ersten sechs Lebensmonaten des Babys, also ab dem siebten Lebensmonat, empfiehlt die Weltgesundheitsorganisation das Weiterstillen bis zum Alter von zwei Jahren und darüber hinaus.[174] Dazu ist optimale Beikost empfohlen, um Eisenmangel, Blutarmut aufgrund von Nährstoffmangel und andere Formen von Mangelernährung zu vermeiden.[175] Langlebige wissenschaftliche Ergebnisse, die dies infrage stellen könnten, werden nicht kommen, obwohl interessierte Kreise weiterhin scheinbar neue Ergebnisse in der Presse lancieren werden. Bleiben Sie einfach entspannt, haben Sie keine Befürchtungen, es gibt keine Risiken beim Stillen für Ihr Baby. Wenn Stillprobleme aufkommen, suchen Sie umgehend fachkompetente Beratung, um weiter stillen zu können. Nur sehr wenige Frauen können nicht stillen, das zeigten meine Erfahrungen bei Tausenden von Wochenbettbetreuungen. Gründe dafür können hohe Blutverluste während oder nach der Geburt sein, bestimmte Erkrankungen wie zum Beispiel Schilddrüsenunter- oder -überfunktion oder Brustoperationen. Der Konsum von Drogen oder die Einnahme von Medikamenten können gegen das Stillen sprechen. Wenige Babys kommen mit Erkrankungen zur Welt, bei denen vom Stillen abgeraten wird, damit die Kinder sich gesund entwickeln können.[176] Schmerzen beim Stillen durch wunde Brustwarzen oder auch Krämpfe in den Nippeln können auftreten, die Frauen zu der Entscheidung bringen abzustillen, obwohl diese Probleme mit Hilfe meist behoben werden können. Es kann auch eine grundlegende Entscheidung der Mutter sein, nicht stillen zu wollen – aus welchen Gründen auch immer. Dann gibt es industriell gefertigte Säuglingsanfangsnahrung.

Kapitel 4

Gesund trinken

Noch vor 50 Jahren trugen nur Models eine Plastikflasche mit stillem Wasser mit sich herum – fast, als sei es ein Statussymbol dieser Frauen. Heute gehört es zum guten Ton, dass junge Menschen in Städten Wasserflaschen griffbereit haben, sowohl auf der Straße als auch am Arbeitsplatz. Und selbst wir sind auf unseren Reisen inzwischen mit gläsernen Nachfüllflaschen unterwegs und erleben in vielen Teilen dieser Welt ein reiches Angebot an kostenfreien Trinkwasserstellen. Stehen wir aber im Getränkemarkt oder im Supermarkt vor den Regalen mit Wasserflaschen, fällt die Wahl schwer. Soll es Wasser aus der Region, altes klares Wasser aus dem Vulkan oder gar Wasser von einer tropischen Insel im Pazifik sein? Allem Wasser mit seinen sehr unterschiedlichen Preisen ist eines gemein: Es ist meist einige Hundert Mal teurer als Trinkwasser aus der Leitung. Hat das, was preiswert ist, automatisch weniger Qualität? Stimmt das? Was sagen die Fakten?

Wie gut ist Mineralwasser?

In Deutschland wird immer mehr Mineralwasser getrunken. Im Mineralwasser sind im eigentlichen Sinne keine Mineralien enthalten. Es ergäben sich sonst ernsthafte Schluckbeschwerden. Der Name Mineralwasser besagt, dass dieses Wasser beim Fließen durch die Gesteine (insbesondere durch Karbonat- und Salzgesteine) einige Mineralien angelöst und einen Teil der Bestandteile in löslicher Form aufgenommen hat. Als Natürliches Mineralwasser bezeichnetes Wasser muss immer aus natürlichen oder künstlichen unterirdischen Quellen stammen. Das unterscheidet es von Tafelwasser, das aus Trinkwasser oder natürlichem Mineralwasser hergestellt wird, dem Salze und Karbonate zugesetzt werden dürfen.[177] Wurden in Deutschland 1970 noch rund zwölf Liter Mineralwasser im Jahr pro Person gekauft, sind es inzwischen ungefähr 150 Liter.[178] Seit einigen Jahren untersucht die Stiftung Warentest regelmäßig unterschiedliche Mineralwässer auf Spuren kritischer Inhalte wie Arsen, Chrom (VI), Nickel, Radium oder Keime. Fast immer wurden die Grenzwerte nicht überschritten.

Im Jahr 2016 stellten die Labore aber in fünf von 30 getesteten stillen Mineralwässern Verunreinigungen fest. Vor allem fanden sie geringe Spuren von Pflanzenschutzmitteln, die in solcher Konzentration aber nicht als gesundheitsschädlich eingeschätzt wurden. Stilles Wasser neigt eher zur Verkeimung, da die aggressive Kohlensäure fehlt, die wachstumsfeindlich für Keime ist. In sechs von 30 Produkten wurden Keime gefunden, die aber nur für immungeschwächte Personen kritisch sein könnten.[179] Grundsätzlich gilt: Stilles Wasser sollte man nach der Öffnung kühl lagern und bald austrinken.

2017 wurden leicht sprudelnde Mineralwässer (»medium«) untersucht.[180] Nur elf von 30 Marken schnitten gut ab. Verunreinigungen mit Nickel und Chrom (VI) wurden gefunden. Etwas besser fielen 2018 die Prüfungen stark sprudelnder Mineralwässer (»classic«) aus.[181] Es trat bei einigen Marken produktfremder Geschmack auf, und es wurden Reste von Pflanzenschutzmitteln festgestellt. Ausgerechnet in dem Produkt, das laut Etikett für Säuglingsnahrung geeignet sein sollte, konnten Keime nachgewiesen werden.

Schlechte Noten gab es bei einigen Geschmackstests für Wasser aus Plastikflaschen. Bereits in kleinsten Konzentrationen kann Acetaldehyd für einen weinähnlichen Beigeschmack verantwortlich sein, das aus PET (Polyethylenterephthalat), dem Basismaterial dieser Flaschen, freigesetzt werden kann. Das Bundesinstitut für Risikobe wertung hält den Stoff in diesem Fall zwar für nicht gesundheitlich bedenklich, aber der geschmackliche Genuss ist beeinträchtigt.[182]

Eine Umfrage der Stiftung Warentest zeigte, was die Verbraucherinnen und Verbraucher von Mineralwasser insgesamt erwarten:[183] Dazu meinten 67 Prozent, dass natürliches Mineralwasser mehr Mineralstoffe aufweisen sollte als Leitungswasser. Ein gleich großer Anteil erwartete, dass Mineralwasser sauberer beziehungsweise reiner sein sollte als Leitungswasser. 78 Prozent erwarteten, dass Mineralwasser vollkommen keimfrei sein müsse. Die genannten Messergebnisse machen klar, dass es sich nicht um reines und unbeeinträchtigtes Wasser handelt, wie die Werbung es verspricht. Mineralwässer enthalten nach Messungen der Stiftung Warentest nicht immer mehr Mineralstoffe als Trinkwasser.[184] Ihre Gehalte unterscheiden sich, was sich auch im Geschmack niederschlägt.

Wie sauber ist Trinkwasser aus der Leitung?

Trinkwasser stammt in Deutschland zu 71 Prozent aus Grundwasser, zu zwölf Prozent aus Seen oder Talsperren, zu acht Prozent aus Wasserquellen und nur zu neun Prozent aus Flüssen und Uferfiltration. Der tägliche Pro-Kopf-Verbrauch sinkt seit Jahren kontinuierlich, von 144 Litern täglich Anfang der 1990er-Jahre auf 121 Liter im Jahr 2013. Aber nur vier Prozent des Trinkwassers werden zum Trinken und zur Essenszubereitung genutzt.[185]

Die deutschen Wasserwerke kämpfen seit längerer Zeit gegen die steigende Belastung des Grund- und Fließwassers mit Nitraten. Das sind Bestandteile der Düngemittel, die vor allem aus der Gülle der Massentierhaltung in den Boden gelangen. Grund für die Nitratbelastung ist eine in Deutschland unzureichend beschränkte intensive Landwirtschaft. Wurde der Nitratgrenzwert 1999 noch in 1,1 Prozent der Trinkwässer nicht eingehalten, lag eine Überschreitung 2007 aufgrund eines verstärkten Reinigungsaufwands aber bei nahezu null Prozent.[186] Die Nitratbelastung im deutschen Trinkwasser ist also gesundheitlich nicht bedenklich. Und hier nur ein Beispiel zur Verdeutlichung: Der höchste zulässige Gehalt an Nitrat liegt bei 0,05 Gramm pro Liter Trinkwasser, der entsprechende Gehalt von Nitrat in Spinat beträgt zwei bis drei Gramm pro Kilogramm. Große Mengen von Nitrat sind vor allem für Säuglinge gefährlich. Das aus Nitrat im Körper entstehende Nitrit blockiert den roten Blutfarbstoff, der dann keinen Sauerstoff mehr transportieren kann. Dieser Prozess ist bei Babys nur schwer umkehrbar und kann in extremen Belastungssituationen lebensbedrohlich werden, erkennbar an einer bläulichen Verfärbung der Haut. Solche Fälle traten in Deutschland aber zum Glück lange nicht mehr durch das Trinken von Leitungswasser auf.

Für weniger als 0,6 Prozent der Haushalte – und das fast ausschließlich in Thüringen, dem südlichen Sachsen und dem angrenzenden Nordbayern – liegt außerdem so viel Uran im Boden, dass dieses Trinkwasser nicht zur Zubereitung von Säuglingsanfangsnahrung verwendet werden sollte.[187] Auch viele Mineralwässer sind nicht geeignet für die Zubereitung von Säuglingsnahrung. Achten Sie hier auf das Etikett, das die Eignung ausweisen muss.

Insgesamt gilt: Messdaten der Jahre 2014 bis 2016 zeigen, dass für Trinkwasser in Deutschland in 99 Prozent der bis zu 120.000 Messungen alle Qualitätsanforderungen eingehalten wurden.[188] Entgegen anderslautender Schlagzeilen in der Vergangenheit enthält Leitungswasser in Deutschland nach den Ergebnissen eines großen Forschungsprojekts auch kein Mikroplastik.[189]

Können Leitungen und Armaturen die Trinkwasserqualität verschlechtern?

Trinkwasser wird fast kontinuierlich auf Verunreinigungen geprüft. Das gilt allerdings nur bis zum Hausanschluss. Die Qualität des Leitungswassers kann durch Hausleitungen oder Armaturen im Haus beeinträchtigt werden. Kupfer und Blei sind die häufig in Verdachtsproben gemessenen Verunreinigungen. Zehn Prozent aller eingesandten Proben zeigten eine Überschreitung des Grenzwertes für Nickel.[190] Kupfer kommt aus neu verlegten Leitungen im Haus, Blei aus alten Leitungen, Nickel und Chrom meist aus Wasserhähnen, also neuen Armaturen. Die früher übliche Belastung mit Blei ist seit 2013 durch einen strengen Grenzwert verboten, der bei Wasser, das durch Bleirohre geflossen ist, nicht eingehalten werden kann.

Auch Chrom (VI) wurde gefunden. Chrom (VI) im Trinkwasser erzeugt bei Versuchstieren eine erhöhte Zahl von Tumoren im Verdauungstrakt. Da der Stoff nachweislich mutagen ist, also das Erbgut schädigt, gilt heute, dass die Aufnahme minimiert werden muss.[191] Noch gilt für Trinkwasser ein Grenzwert, der diese Situation nicht berücksichtigt. Aber ein mit einem Gutachten des Umweltbundesamtes[192] abgeleiteter Orientierungswert wird inzwischen als informeller Grenzwert (Leitwert) verstanden. Die Stiftung Warentest orientierte sich an diesem Leitwert, der 2016 aber noch in rund 20 Prozent der geprüften hausinternen Wasserstellen, wenn auch sehr wenig, überschritten wurde.[193] Unter Zugrundelegung der toxikologischen Studien käme es dabei nach Berechnung des Umweltbundesamtes in 70 Jahren zu 1,5 zusätzlichen Krebsfällen, wenn eine Million Menschen täglich zwei Liter solchen Wassers lebenslang trinken würden. Das wäre bei der aktuellen Krebsrate in der Bevölkerung kaum zu bemerken und relativiert das Risiko durch diese gefundenen Verunreinigungen an Chrom (VI).

Wie kann man die Qualität des eigenen Leitungswassers prüfen lassen?

Über die Qualität des Trinkwassers geben die Wasserversorgungsbetriebe immer Auskunft. Viele Wasserversorger in Deutschland bieten für Haushalte mit schwangeren Frauen und Kleinkindern im ersten Lebensjahr kostenfreie Analysen auf den Bleigehalt des Trinkwassers an. Für die Untersuchung auf weitere Stoffe im Kaltwasser oder Keime wie Legionellen im Warmwasser müssen meistens andere Labore beauftragt werden, bei denen Sie die Kosten dann selber tragen müssen. Wir selbst hatten gute Erfahrungen mit privat bei spezialisierten Dienstleistern in Auftrag gegebenen Messungen. Untersuchungen der wichtigsten Parameter sind bereits für unter hundert Euro zu erhalten. Achten Sie darauf, dass es sich um ein seriöses Labor handelt, das nach ISO-Qualitätsnorm akkreditiert und grundsätzlich für Trinkwasseranalysen zugelassen ist. Stellen Sie sich, wenn die Messwerte die Leitwerte überschreiten, auf unangenehme Konflikte mit Vermietern, Installationsfirmen und Herstellern der Armaturen ein. Wir kennen das von vielen Fällen.

Was ist gesünder: Leitungswasser oder Mineralwasser?

Für Leitungswasser und Wasser aus der Flasche, ob es sich dabei nun um Mineral- oder Tafelwasser handelt, bestehen sehr unterschiedliche Reinheits- und Kontrollvorschriften. Grundsätzlich wird Mineralwasser als Lebensmittel betrachtet. Sein Inhalt unterliegt daher einem gesundheitlichen Risikobewertungsprozess im Rahmen der europäischen Lebensmittelverordnung und der davon abgeleiteten deutschen Mineral- und Tafelwasserverordnung, oder im Fall von Wasser für Säuglinge der strengeren Diätverordnung, die die Lebensmittel für Säuglinge und Kinder unter drei Jahren regelt (zum Beispiel Verunreinigungen im Wasser, wie Uran oder Pestizide). Wie bei anderen Lebensmitteln ist der Hersteller oder Vertreiber für die Qualitätskontrolle verantwortlich. Lebensmittelbehörden prüfen nur sehr selten die Inhalte der verkauften Flaschen.

Für Wasser aus der Leitung gelten deutlich mehr Vorschriften als für Mineralwasser.[194] Grenzwerte, die für beide Wässer bestehen, sind weitgehend angeglichen. Das gilt für viele Metalle wie Arsen, Blei, Chrom, Nickel und Quecksilber und auch für Nitrat, nicht aber für Fluorid, Kupfer und Mangan.[195] Trinkwasser sei, so die Stiftung Warentest, das am strengsten kontrollierte Lebensmittel in Deutschland.[196]

Unser Fazit: Leitungswasser ist ausgesprochen gesund. Es ist nicht sinnvoll, Mineralwasser in Flaschen zu kaufen, wenn Leitungswasser zur Verfügung steht. Flaschen und ihre Transporte belasten die Umwelt. Trinkwasser steht am Hahn zur Verfügung und ist strenger kontrolliert. Wer Sprudelwasser mag, der kann sich ein Gerät zur Begasung von Leitungswasser anschaffen. Damit erhält Wasser die gewünschte Sprudelstärke. Um den besten Geschmack zu erhalten und keine Spuren von Installationsmaterialien, die sich in abgestandenem Wasser lösen könnten, zu trinken, lassen Sie Trinkwasser, das einige Stunden in der Leitung stand, erst ablaufen, bis es deutlich kühler ist. Im Falle einer Warmwasserversorgung sollte überprüft werden, dass im Leitungssystem immer eine Temperatur von mindestens 55 Grad Celsius herrscht, damit keine Keime wachsen.

Wie viel Wasser sollten Frauen und Babys eigentlich trinken?

Experten erstellten für die Europäische Lebensmittelagentur 2008 bis 2010 eine Empfehlung zur Flüssigkeitszufuhr.[197] Sie schätzten den Flüssigkeitsbedarf für Babys, Kinder, Frauen und Männer sowie schwangere und stillende Frauen auf der Basis der vorhandenen wissenschaftlichen Erkenntnisse ab. Bei diesen Empfehlungen ist zu beachten, dass wir Wasser nicht nur durch Getränke, sondern auch durch andere Lebensmittel aufnehmen. Brauchen Frauen normalerweise täglich rund zwei Liter, liegt der Bedarf in der Schwangerschaft bei 2,3 Litern, in der Stillzeit bei 2,6 bis 2,7 Litern. Für Säuglinge ab circa der dritten Lebenswoche bis zum Alter von sechs Monaten werden 0,10 bis 0,19 Liter pro Kilogramm Körpergewicht täglich empfohlen. Dieser Bedarf ist durch die Muttermilch bereits gedeckt. Er sollte bei nicht gestillten Säuglingen mit der Anfangsnahrung gegeben werden – niemals mit zusätzlichem Wasser. Babys können mit Wasser sogar vergiftet werden. Ihre Nierenfunktion ist noch nicht vollständig ausgebildet. Zu viel Wasser kann Natrium aus dem Blut spülen und so die Gehirnzellen schädigen. Krampfanfälle und sogar Todesfälle sind möglich.[198] Verfüttern Sie daher kein Wasser (auch kein sogenanntes Babywasser!) in den ersten Lebensmonaten neben der Muttermilch oder Säuglingsanfangsnahrung und verdünnen Sie niemals die Fläschchenmilch.[199] Verdünnte Fläschchenmilch und pflanzliche »Milch«, die eine wässrige Aufbereitung ist, können sehr gefährlich für Babys werden.[200]

Mit sechs bis zwölf Monaten brauchen Babys 0,8 bis einen Liter täglich. Diese Flüssigkeitsmenge nehmen sie größtenteils bereits durch das Stillen bzw. durch Säuglingsanfangsnahrung und Beikost auf. Erst nach der Einführung der dritten Beikostmahlzeit darf man Babys Trinkwasser zum Durstlöschen anbieten.[201]

Wie sicher und zeitlos sind diese Empfehlungen zur Flüssigkeitszufuhr?

Der weibliche Körper besteht zu 50 bis 55 Prozent, der männliche Körper zu 60 Prozent aus Wasser. Der Wassergehalt liegt bei kleinen Kindern etwas höher (ca. 75 Prozent bei Neugeborenen). Wir alle müssen regelmäßig Wasser aufnehmen. Ohne Wasser sterben Menschen innerhalb weniger Tage. Wir führen uns Wasser durch Getränke zu, aber auch durch die Verstoffwechselung von Nahrung, vor allem von Kohlenhydraten (einschl. Zuckern) und Fetten. Da beginnt auch schon die erste Unsicherheit bei denjenigen, die Empfehlungen formulieren sollen. Die Essenskultur bestimmt hier die Menge des aufgenommenen Wassers, und die Studien zeigen einen deutlichen Schwankungsbereich. Für Deutschland können wir annehmen, dass Wasser in Backprodukten (Wasseranteil ca. 40 Prozent), in warmen Speisen (Anteil 40 bis 70 Prozent), Früchten (über 80 Prozent) und Milch (90 Prozent) vorhanden ist.[202] Es besteht international kein Konsens über die Methode, wie die optimale täglich aufzunehmende Wassermenge zu berechnen ist.[203] Daher liegen zum Beispiel die empfohlenen Werte in den USA deutlich höher als in Europa. Wichtigster Grund für die Unsicherheit, wie viel Wasser der menschliche Körper nun braucht, ist bereits das weltweit nicht einheitliche Verständnis eines ausgeglichenen Wasserhaushalts. Lebewesen, die auf dem Land leben, entwickelten in der Evolution sehr spezielle, ausgefeilte und sensible Steuerungsmechanismen, um den Wassergehalt in den Zellen und in den Flüssigkeitsräumen des Körpers stabil zu halten. Der einfachste Mechanismus ist dabei nur einer von vielen: Wassermangel führt zu einer Erhöhung des Salzgehalts in den (extrazellulären) Flüssigkeitsräumen, worauf Wasser aus den Zellen in diesen Raum strömt. Damit schrumpfen diese Zellen. Hierauf startet eine Meldekette über das Gehirn, die diesen Zustand erfasst und Maßnahmen zur Korrektur einleitet. Es entsteht Durst, und zusätzlich wird die Nierenfunktion so gesteuert, dass der Harn konzentrierter wird. Umgekehrt funktioniert diese Steuerung natürlich auch! Die Nieren arbeiten grundsätzlich immer besser mit mehr Wasser als mit weniger Wasser. Vereinfacht erklärt: Die Entsorgung der Abfälle ist einfacher, wenn viel gespült werden kann, als wenn sich Abfallstoffe in einer konzentrierten Lösung anreichern. Diese Steuerung durch Hormone wird auch durch Getränke beeinflusst. Wissenschaftler beginnen heute erst zu verstehen, wie Geschmacksknospen und Stimulanzien (wie zum Beispiel Koffein oder Alkohol) den Durst und die Nierensteuerung beeinflussen. Der Wasserstatus im Körper ist auch wichtig für die Temperaturregelung. Wir können gut bis zu zwei Liter in der Stunde bei Wärme und Anstrengung durch Schwitzen verlieren – auch hier greift die körpereigene Steuerung des Wasserhaushalts ein.[204] Kinder reagieren aufgrund ihrer zum

Vergleich mit Erwachsenen größeren Körperoberfläche im Verhältnis zum Körpergewicht anders. Sie sind empfindlicher gegenüber Hitze und erhöhen ihre zentrale Körpertemperatur bei Wasserunterversorgung, schwitzen weniger.

Genaue Trinkmengenforderungen für Erwachsene leiten sich also aus unscharfen Grundannahmen ab. Klar ist, dass ausreichend Flüssigkeit nicht schädlich ist, zu wenig aber sehr wohl. Babys decken über das Stillen ihren Flüssigkeitsbedarf. Anhand der feuchten Windeln und der Strenge des Uringeruchs können Hebammen und Entbindungspfleger bei kleinen Babys eine Einschätzung geben.

Welche Folgen können süße Getränke für die Gesundheit von Kindern haben?

Die meisten von uns mögen gerne Süßes. Und kleine Kinder scheinen besonders interessiert an süßen Getränken zu sein. Dazu gehören nicht nur gesüßte Tees, sondern auch Fruchtsäfte, Smoothies und Softdrinks. Das ist Eltern seit vielen Jahren klar und auch, dass süße Getränke wegen der hohen Energiezufuhr eine Gewichtszunahme zur Folge haben und die Wahrscheinlichkeit einer Zuckererkrankung steigern können. Studien, die rund eine Viertelmillion Kinder und Erwachsene beobachteten, bestätigen, dass ein hoher Konsum zuckerhaltiger Getränke zu Übergewicht und Fettleibigkeit führt.[205]

Heute sind 15 Prozent der Kinder und Jugendlichen in Deutschland von drei bis sieben Jahren übergewichtig und 6,3 Prozent leiden an Fettleibigkeit (Adipositas). Für Kinder unter drei Jahren liegen leider keine Daten vor.[206] Die Situation unterscheidet sich deutlich in den einzelnen Bundesländern. Mecklenburg-Vorpommern liegt kurz vor Berlin an der Spitze, während Thüringen vor Bayern das löbliche Schlusslicht bei der Übergewichtigkeit von Kindern bildet.[207] Nach Einschätzung des Robert Koch-Instituts lassen Untersuchungen insgesamt den Schluss zu, dass – wie auch in anderen

Ländern[208] – ein Plateau erreicht wurde. Es gibt Hinweise, dass der Anteil übergewichtiger Kinder in Zukunft sinkt.[209] Die Menge an zuckerhaltigen Getränken, die Kinder in Europa konsumieren, überschreitet immer noch alle Empfehlungen. Das ist besonders bedenklich, da aus wissenschaftlicher Sicht keinerlei Notwendigkeit für Nahrung mit freiem Zucker zu erkennen ist (Zuckerarten erklären wir in Kapitel 5, Seite 118f.).[210] Meist schätzen Eltern natürliche Getränke wie Fruchtsäfte, Smoothies oder mit Honig gesüßten Tee als weniger schädlich ein als Softdrinks wie Limonade oder Cola. Das trifft jedoch nicht zu. Aber welche Eltern sind schon in der Lage, die tägliche Energieaufnahme der kleinen Kinder abschätzen zu können? Die kleinen, süßen, bunten Plastikquetschies, die offiziell als Früchte-Püree, umgangssprachlich als Smoothies bezeichnet werden, enthalten meist (umgerechnet) drei Teelöffel Zucker. Das ist bereits die Hälfte der empfohlenen täglichen Maximalmenge. Wir empfehlen aber, Zucker bei Ihren kleinen Kindern sehr deutlich zu begrenzen. Bieten Sie deshalb keine Smoothies oder Plastikobstquetschies als »Getränk« an. Obst als ganze Frucht ist die deutlich gesündere Variante! Nach wissenschaftlicher Einschätzung stellen die in intakten biologischen Strukturen, Zellen oder Geweben eingeschlossenen Zucker, also Obst im unzerkleinerten Zustand, ein geringeres Risiko dar.[211] Studien zeigten, dass über diesen Weg wahrscheinlich weder Karies noch Übergewicht oder eine Zuckerkrankheit gefördert werden.

Warum kleine Babys so gerne süße Flüssigkeiten trinken, darüber wird gerätselt. Oft ist zu lesen, dass diese Vorliebe durch den Genuss der doch recht süß schmeckenden Muttermilch geprägt wird. Aber auch nicht gestillte Kleinkinder lieben Süßes, und Kunstmilch schmeckt wahrlich nicht so süß wie Muttermilch. Erfolgreich genutzt werden in der Medizin süße Lösungen von Saccharose bei der Schmerzlinderung für Neugeborene bei Punktionen und Blutentnahmen.[212] Vielleicht liegt es daran, dass es durch süßen Zucker bei ihnen zu Ausschüttungen körpereigener Opioide kommt. Erst später stellen sich bei Babys und Kindern individuelle Präferenzen beim Geschmack ein – Zucker löst aber weiterhin Interesse aus.

Wie viel Fluor ist für die Kariesprophylaxe bei Kindern sinnvoll?

Freier Sukrose-Zucker, wie er etwa in süßen Getränken vorkommt, bildet einen Stoff, der Bakterien leichter an den Zähnen haften lässt. Studien beobachteten, dass Karies seltener vorkommt, wenn der in Deutschland empfohlene Anteil für freien Zucker eingehalten wird. Noch weniger Karies trat auf, wenn die niedrigere Grenze der europäischen Gesellschaft für Pädiatrische Gastroenterologie und Ernährung eingehalten wurde.[213] Einen größeren Einfluss scheinen aber trotz allem die Mundhygiene und die Zahnpflege zu haben.

Die meisten Kinder haben heute in Deutschland gute Zähne ohne Karies.[214] Waren 1990 nur 13 Prozent ohne Karies, sind es heute über 80 Prozent. Dazu trägt neben der Mundhygiene, also regelmäßigem Zähneputzen, vor allem fluoridhaltige Zahnpasta bei.[215]

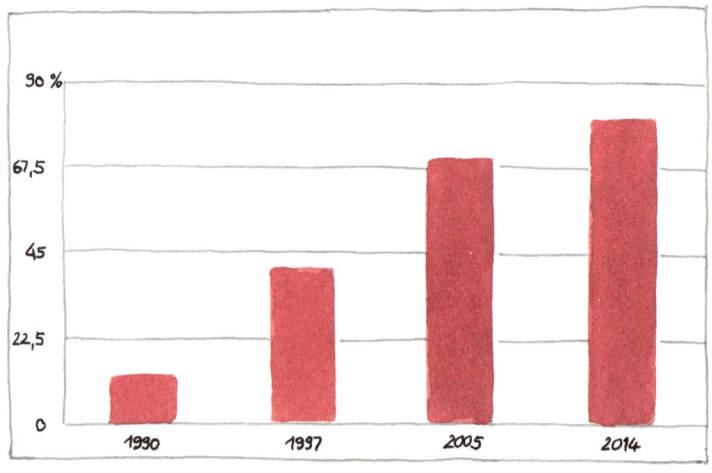

Anteil kariesfreier Gebisse bei Kindern (12 Jahre) in Prozent[216]

Fluoride verringern die Kariesentstehung auf verschiedene Weise. Sie fördern den Einbau von Kalzium und Phosphat in den Zahnschmelz. Fluorid wird in das Apatit im Zahnschmelz eingebracht, das damit säurefester wird. Fluorid hemmt außerdem den Stoffwechsel der Bakterien im Mund. So schön diese Ergebnisse auch sind: Eine zu hohe Einnahme von Fluorid über die Summe von Nahrungsergänzungsmitteln mit Fluor, Wasser und Zahnpasta kann zu einer Fluorose, einer Schädigung der Zähne oder gar einer Zunahme der Knochendichte mit Gelenkschmerzen und Gelenksteifigkeit führen. Vor diesem Hintergrund erscheinen immer wieder besorgniserregende Schlagzeilen in den Medien.

Die deutschen Fachgesellschaften der Zahnärztinnen und Zahnärzte raten mehrheitlich in Übereinstimmung mit den Empfehlungen in den USA und Kanada, dass Kinder unter zwei bis drei Jahren nur Zahnpasta in der Menge eines Reiskorns, danach bis zur Schulreife nicht mehr als von der Größe einer Erbse auftragen sollten.[217] Grund dieser Empfehlungen ist, dass kleine Kinder im Alter von bis zu vier Jahren bei jedem Zähneputzen ungefähr 0,2 Gramm Zahnpasta schlucken.[218] Zahnpasta für Kinder hat einen reduzierten Fluoridgehalt. Veröffentlichungen stellen die Wirksamkeit des wenigen Fluorids in Kinderzahnpasta infrage, andere machen sich bei normaler Zahnpasta Sorgen um die Nebenwirkungen des Fluorids.[219] Das Bundesinstitut für Risikobewertung analysierte den Kenntnisstand 2018.[220] Demnach gibt es keine eindeutigen Belege dafür, dass eine Kinderzahnpasta mit 500 ppm (Parts per Million) Fluorid nicht wirksam ist. Kleine Kinder sollten sie daher nutzen. Verschlucken Kleinkinder Zahnpasta, können sie jedoch genauso viel Fluorid aufnehmen wie durch Tabletten mit Fluorid. Erfahrungsgemäß spucken selbst Dreijährige den Zahnpasta-Schaum nicht vollständig oder kaum aus. Das Bundesinstitut empfiehlt daher, dass mit dem Beginn des Zähneputzens kein Nahrungsergänzungsmittel mit Fluorid mehr eingenommen werden sollte.

Ist Kräutertee immer gesund?

Kräutertee wird landläufig als gesund, wohltuend und stärkend empfunden. Junge Familien genießen ihn gerne. Kräutermischungen können aber Keime enthalten.[221] Hygiene ist also wichtig. Daher sollten Kräutertees immer mit kochendem Wasser aufgegossen werden, um die Keime abzutöten. Für kleine Kinder verbergen sich hier sonst Gesundheitsrisiken. Zusätzlich empfehlen wir, aufgegossenen Kräutertee nicht über viele Stunden stehen zu lassen und dann kleinen Kindern anzubieten. Beim Aufguss werden zwar die Keime abgetötet, jedoch nicht die Sporen, aus denen sich bei angenehmen Temperaturen wieder schnell Keime bilden. 2011 kamen außerdem für schwangere Frauen und junge Eltern besorgniserregende Schlagzeilen auf: »In Kräutertees stecken giftige und krebserzeugende Stoffe.« Bei regelmäßigen Teetrinkern, die eine bestimmte Sorte favorisieren und fast täglich große Mengen davon trinken, erkannte das Bundesinstitut für Risikobewertung ein Krebsrisiko:[222] »Eltern wird empfohlen, ihren Kindern nicht ausschließlich Kräutertees anzubieten. Schwangere und stillende Frauen sollten Kräutertees und Tee abwechselnd mit anderen Getränken konsumieren.«

Im Rahmen eines Forschungsprojekts wurden im Bundesinstitut für Risikobewertung über 200 verschiedene Kräutertees (einschließlich Rooibuschtee) chemisch analysiert. Vereinzelte hohe Gehalte an Pyrrolizidinalkaloiden überraschten.[223] Einige Stoffe dieser Gruppe sind gesundheitlich bedenklich, da sie die Erbsubstanz angreifen und sich in Tierversuchen als krebserzeugend herausgestellt haben. Sie gehen beim Teeaufguss in das Wasser über und werden vom Körper aufgenommen. Diese Stoffe kommen auch über die Plazenta zum heranwachsenden Baby und bei stillenden Frauen in die Muttermilch. Pyrrolizidinalkaloide sind bei einigen Pflanzen natürlich gebildete Inhaltsstoffe und gelangen so wahrscheinlich über Wildkräuter in die Tees,[224] wenn sie zusammen mit den eigentlichen Teekräutern geerntet werden. Auch die Stiftung Warentest prüfte Kräutertees auf Schadstoffe wie Pestizide und Gifte aus Wildkräutern.[225] Vor allem in Kamillentees und Kräutermischungen wurden häufiger Pyrrolizidinalkaloide gefunden als in anderen Tees. Jedoch waren die Konzentrationen bei den meisten Proben nicht mehr so stark wie einige Jahre vorher vom Bundesinstitut für Risikobewertung gemessen. Aber nur gut die Hälfte aller getesteten 64 Kräutertees überzeugten. Rückstände von Pestiziden kamen vor.

Die meisten Kräutertees, wie auch einige schwarze Tees, weisen hohe Gehalte an Fluor auf. Das ist zwar in normalen Mengen gut für die Festigkeit der Zähne, in hohen Dosen aber kritisch, weil dies zu einer Fluorose führen kann (s. Seite 101). Eine Studie von Wissenschaftlern aus den USA, Indien und China mit vielen traditionellen Tees zeigte, dass das Fluor teilweise vollständig ins Teewasser übergeht.[226] Teetrinken alleine, so das Ergebnis, wird nicht gefährlich, aber zusätzliches Fluor kann zur Überschreitung der gesundheitlich empfohlenen maximalen Aufnahme führen.

Kräutertee ist ein Getränk, das immer die Wirkstoffe der Kräuter enthält und daher unter Beachtung dieser speziellen Wirkungen getrunken werden sollte. Viele Kräuter zeigen wirklich Wirkung! So können einige Kräuter allein oder in Verbindung mit Arzneien die Blutgerinnung verzögern. Chirurgen beobachten Komplikationen bei Operationen, wenn Kräutertees getrunken wurden.[227] Ein Kraut als Beispiel: Johanniskraut. Im Mittelalter wurde Johanniskraut gesammelt, um daraus einen Zaubertrank zu brauen, der vor Hexen und bösen Geistern schützen sollte. Dazu wurde dieses Kraut in der Nacht der Sommersonnenwende gesammelt. Einer weiteren Legende zufolge entstand die Pflanze aus dem Blut Johannes des Täufers – daher auch der Name. Da beim Zerreiben der Blüten ein roter Saft austritt, der die Haut blutrot färbt, war das ein Zeichen und auch ein Anlass für zahlreiche Wunderglauben. Johanniskraut wird als Arzneimittelwirkstoff zur Beruhigung und gegen Depressionen eingesetzt. Allerdings musste die Pflanze in der jüngeren Vergangenheit einiges von ihrer nahezu mystischen Heilkraft einbüßen. Es wurden immer mehr Nebenwirkungen bekannt wie Überempfindlichkeit gegen Licht, seltene allergische Reaktionen, Müdigkeit, Unruhe und Magen-Darm-Beschwerden. Auch Wechselwirkungen mit Medikamenten traten auf, die zeigten, dass die Einnahme von Johanniskrautprodukten die Wirkung dieser Medikamente im Körper herabsetzte. Johanniskraut steht im Verdacht, die Wirkung der Pille abzuschwächen beziehungsweise aufzuheben. Beeinflusst werden Medikamente, die die Blutgerinnung verringern, das Immunsystem unterdrücken oder gegen HIV zum Einsatz kommen.

So sind viele Kräutertees – in größeren Mengen konsumiert – pharmakologisch wirksam und damit möglicherweise schädlich in der Schwangerschaft. Wir empfehlen Ihnen, sich über die einzelnen Kräuter gut zu informieren oder nicht immer wieder oder in großer Menge eine Sorte Kräutertee zu trinken. Der häufig bei Übelkeit helfende Ingwer etwa kann erst bei Dosen ab ungefähr zwei Gramm maximal am Tag abtreibend wirken oder zu anderen Schwangerschaftskomplikationen führen.[228] Für seine Anwendung in der Schwangerschaft fehlen aber trotzdem ausreichende Angaben zur Sicherheit.[229] Penelope Ody vom National Institute of Medical Herbalists in Großbritannien rät explizit vom Verzehr von Anis-, Fenchel-, Majoran-, Oregano-, Pfefferminz-, Rosmarin-, Salbei- und Zimtöl in der Schwangerschaft ab.[230] All diese Öle stimulieren – in großen Mengen konsumiert – die Gebärmutter, sind aber als Küchengewürz oder in ein bis zwei Tassen Tee am Tag weitestgehend unbedenklich. Es werden viele Kräutermischungen speziell für schwangere und stillende Frauen angeboten. Achten Sie aber auch hier auf die darin enthaltenen Kräuter und ihre Wirkungen.

Wie viel Koffein ist in der Schwangerschaft unbedenklich?

Während der Schwangerschaft, so die viel verbreitete Empfehlung, sollte mit dem Genuss von grünem Tee, schwarzem Tee und Kaffee vorsichtig umgegangen werden. Alle diese Getränke enthalten Koffein. Welches Risiko steckt dahinter? Größere tägliche Mengen an Koffein werden mit Gefahren für die Schwangerschaft in Verbindung gebracht: Fehlgeburten, Frühgeburten, geringes Geburtsgewicht und späteres Übergewicht bei Kindern.[231] Eine kontinuierliche Auswertung des wissenschaftlichen Kenntnisstandes erfolgte durch die Vereinigung der amerikanischen Frauenärztinnen und Frauenärzte. Sie erklärten 2010 und bestätigten ihre Einschätzung 2016, dass normale Mengen von bis zu 200 mg Koffein pro Tag keine ungewünschten Folgen hätten.[232] Eine aktuelle Studie, die unter den mehr als 10.000 wissenschaftlichen Veröffentlichungen zu Koffein die relevanten rund 400 Papiere herausfilterte und analysierte, wies nach, dass bis zu 300 mg Koffein pro Tag bei schwangeren Frauen keine Auswirkungen auf die Schwangerschaft und den Nachwuchs haben.[233] Wir rechnen die Angaben um: Vier Tassen Espresso, Filterkaffee oder schwarzer Tee täglich wären damit in der Schwangerschaft akzeptabel. Das sieht doch nun wirklich so aus, als müssten Sie sich bei Ihrem täglichen Kaffee kaum einschränken!

Sollte man während der Schwangerschaft strikt auf Alkohol verzichten?

Gerade schwanger geworden, stellt sich für Frauen die Frage, ob sie denn noch weiter Alkohol trinken dürfen. Sie sind sich unsicher, ob Alkohol im Essen oder in Süßigkeiten noch zulässig ist und ob jedweder Alkoholgenuss ihr heranwachsendes Baby schädigen kann.

Empfehlungen zu Alkohol in der Schwangerschaft, etwa von der Drogenbeauftragten der Bundesregierung zum »Tag des alkoholgeschädigten Kindes« am 9. September 2016,[234] sind mittlerweile unmissverständlich: »Alkoholfrei in der Schwangerschaft: Immer die richtige Entscheidung!« Und »Gesund ins Leben – Netzwerk junge Familie«, eine Initiative der Bundesministerien und Berufsverbände, rät Frauen,[235] die eine Schwangerschaft planen, und schwangeren Frauen, sie sollen Alkohol meiden. In ihrer Handlungsempfehlung heißt es, dass eine für den Fetus sichere, risikolose Alkoholmenge oder ein Zeitfenster in der Schwangerschaft, in dem Alkoholkonsum keine Risiken birgt, aufgrund der vorhandenen Erkenntnisse nicht bestimmt werden könne.[236] Am sichersten sei es, in der Schwangerschaft keinen Alkohol zu trinken. Das entspricht der Empfehlung der Deutschen Gesellschaft für Ernährung.[237] Der Verzicht auf Alkohol sei die sicherste Option, sagt auch die britische Fachgesellschaft der Frauenärztinnen und Frauenärzte, denn es gebe keine sichere Alkoholmenge in der Schwangerschaft.[238] Die europäische Einrichtung der Frauenärztinnen und Frauenärzte in Brüssel unterstützt die Empfehlung, dass Frauen in der Schwangerschaft idealerweise auf Alkohol verzichten sollten.[239]

Angesichts dieser deutlichen Positionen ist umso erstaunlicher, dass es bei vielen Frauenärztinnen und Frauenärzten meiner Erfahrung nach an einer klaren Haltung mangelt: »Ein Wein mal hier mal da ist nicht schlimm«, wird erklärt, oder »das ist eine sehr persönliche Entscheidung, in die ich nicht eingreifen möchte«. Die meisten der von mir betreuten Frauen sind dann verunsichert und fragen mich, ob sie denn nun überall nachsehen sollen, ob Alkohol in den Produkten, die sie essen oder trinken wollen, vorhanden ist. In zahlreichen Lebensmitteln wie Fertigsuppen, Konfitüren oder Cremetörtchen kann Alkohol versteckt sein. Das fällt aber kaum auf. Man schmeckt ihn nicht und er macht auch keinen Schwips. Selbst die Zutatenliste gibt oft keine klaren Hinweise auf den Alkoholgehalt.[240] Aber welche schädlichen Folgen können auftreten?

Nach regelmäßig deutlichen Mengen von Alkohol oder nach betrunkenen Episoden in der Schwangerschaft kann sich ein Fetales Alkoholsyndrom (FAS) beim Kind ausbilden. Die aktuellste Übersichtsstudie wertete 23.470 Studien zum Alkoholgenuss in der Schwangerschaft und 11.110 Studien zu FAS in verschiedenen Ländern und Regionen der Welt aus.[241] Im Allgemeinen zeigte die Weltkarte, dass in den Regionen, in denen in der Schwangerschaft mehr Alkohol konsumiert wird, auch mehr deutlich geschädigte Kinder geboren werden. In einem Gürtel von Russland hinein nach Europa und den Balkan trinken deutlich mehr als 15 Prozent aller schwangeren Frauen Alkohol. Spitzenwerte weisen Irland (90 Prozent) und Italien (82 Prozent) auf. Wie häufig das Fetale Alkoholsyndrom mit starken Schädigungen auftrat, wurde zusätzlich davon bestimmt, wie verbreitet gesellschaftlich übliche Trinkexzesse sind. Weltweit werden 15 von 10.000 Kindern durch Alkohol so geschädigt, dass die Diagnose FAS erfolgt. Jährlich erblicken also 119.000 Kinder mit Alkoholschädigung das Licht der Welt. In einigen Ländern und Regionen sind besonders viele Kinder betroffen: Südafrika (5,8 Prozent), Irland (0,9 Prozent), Italien (0,8 Prozent) und Weißrussland (0,7 Prozent). Hans-Ludwig Spohr, ein anerkannter Experte auf dem Gebiet, schätzte, dass in Deutschland jährlich 3.000 bis 4.000 Kinder mit einem FAS geboren werden.[242] Der Berufsverband der Frauenärzte geht sogar von etwa 10.000 Kindern aus.[243] Die Diagnose eines FAS ist von ärztlicher Seite ohne Spezialkenntnisse oft schwer sicherzustellen. Obwohl amerikanische Kinderärztinnen und -ärzte insgesamt wissenschaftlich gut informiert waren, trauten sich 2006 nur die Hälfte eine solche Diagnose zu.[244] Zu bedenken ist bei diesen Zahlen, dass ein voll ausgebildetes FAS nur bei einem kleinen Teil der durch Alkohol geschädigten Kinder auftritt. Viele Kinder zeigen nur einen Teil der möglichen Schädigungen. Das gesamte Spektrum lässt sich derzeit nicht sicher schätzen.[245] Eine Antwort der Bundesregierung auf eine Anfrage der Fraktion Die Linke geht davon aus, dass sich das Vollbild eines

FAS nur bei ca. zehn Prozent der alkoholgeschädigten Kinder aus-
prägt.[246]

Die Studienergebnisse sind eindeutig, wenn es um die wichtigsten Risiken geht, die beim deutlichen Konsum von Alkohol in der
Schwangerschaft auftreten:[247]

• wahrscheinlichere Fehlgeburt, Totgeburt oder Frühgeburt (einschließlich Ablösung der Plazenta von der Gebärmutterwand)
• Schädigung von Nervenzellen
• gestörte Gehirnentwicklung des Kindes mit späterer Intelligenz-
  minderung
• geringeres Wachstum des Kindes in der Schwangerschaft
• Veränderung der Gesichtsstrukturen und Anomalien bei den
  Augen
• erhöhte Krankheitsrate des Kindes nach der Geburt
• mögliche Entstehung eines Fetalen Alkoholsyndroms (FAS) oder
  eines Spektrums diverser Alkoholschäden (FASD: Fetal Alcohol
  Syndrome Disorder).

Diese Gesundheitsrisiken konnten in verschiedenen medizinisch-
epidemiologischen Studien bei einem starken Alkoholkonsum
nachgewiesen werden. Die Wissenschaft stellt das heute nicht infrage.[248] Zu den Folgen eines geringen Alkoholkonsums (meist mit
zwei bis vier Weingläsern in der Woche angenommen) gibt es aber
leider widersprüchliche Ergebnisse.[249] Expertinnen und Experten
der Universität von Bristol lieferten 2007 eine der Kernstudien.[250]
Sie erkannten Hinweise, dass geringer Alkoholkonsum zu niedri-
gerem Geburtsgewicht und Frühgeburtsbestrebungen führt. Zehn
Jahre später werteten 20 europäische Autorinnen und Autoren aus
Medizin und Epidemiologie Schwangerschaftsdaten verschiedener
Beobachtungsgruppen in europäischen Ländern aus. Insgesamt
wurden damit fast 200.000 Geburten erfasst. Die Ergebnisse waren
derart widersprüchlich in Bezug auf die Geburtenjahrgänge vor und

nach dem Jahr 2000, dass nicht geklärte Einflüsse vermutet wurden. [251] Die Gruppe der Verfasserinnen und Verfasser denkt dabei an unsichere Angaben der Frauen über ihren früheren Alkoholkonsum in der Schwangerschaft (Selbsteinschätzung widerspricht oft der Realität) sowie einzelne Trinkexzesse in der Schwangerschaft (ohne sonst zu trinken) oder den starken Einfluss des allgemeinen Lebensstils in Sachen Gesundheit (Ernährung, Bewegung, Körpergewicht).

Möglicherweise stoßen große statistische Untersuchungen zur Gesundheit bei solchen Grenzfragen an ihre eigenen methodischen Grenzen. Das vermuten auch die Expertinnen und Experten der Deutschen Gesellschaft für Ernährung, wenn es darum geht, den Konsum geringer Alkoholmengen während der Schwangerschaft zu erheben. [252] Hinweise deuten darauf hin, dass auch genetische Varianten eine Rolle spielen können, wenn es um die Ausprägung kognitiver Störungen bei Schulkindern durch moderaten Alkoholkonsum der Mütter während der Schwangerschaft geht. [253] Ergebnisse, die möglicherweise auch ein Grund dafür sind, dass nur ein Teil der regelmäßig Alkohol konsumierenden schwangeren Frauen Kinder mit FAS auf die Welt bringen. Noch kann aber nur über die Ursachen spekuliert werden. Aus unserer Sicht lassen die bisherigen Erkenntnisse lediglich den Schluss zu, dass schwangere Frauen aus Vorsorgegründen keinen Alkohol zu sich nehmen sollten. Wer sich bereits bei geringsten Mengen an Schadstoffen in Wasser und Nahrung Gedanken macht, der misst mit zweierlei Maß, wenn er einige Prozent Alkohol in Getränken als Gefahr ignoriert. Null-Toleranz ist aber weder notwendig noch realistisch: Kleine Alkoholmengen in fermentierter (angegorener) Nahrung gehören mit bis zu 0,3 Prozent zum Üblichen. Dazu gehören Früchte und Fruchtsäfte, Sauerkraut, Kefir und Brot. Alkoholische Zusätze oder Alkoholgehalte werden erst über 1,2 Prozent überhaupt deklariert. Getränke bis 0,5 Prozent Alkoholgehalt dürfen als »alkoholfrei« bezeichnet werden.

Aber mit der Kenntnis um eventuelle negative Folgen für das Baby in der Schwangerschaft einfach Hände weg von Sekt, Schnaps, Bier, Wein sowie Cognac-Pralinen und Zabaione!

Weitverbreitet ist die Auffassung, dass ein gewisser Alkoholgenuss in der Stillzeit unschädlich sei. Mediendebatten fördern die Unklarheit. Hinzu kommt, dass die Einschätzungen sich auf nationaler Ebene unterscheiden können. Die sicherste Option sei der Verzicht auf Alkohol in der Stillzeit, sagen etwa britische Empfehlungen. Aber: Wenn doch, dann bitte unter einer Menge von 14 Einheiten (entsprechend rund einem Liter Wein oder 2,5 Litern Bier) pro Woche.[254] Anders erklärt es die deutsche Stillkommission. Sie führte ein Expertengespräch durch,[255] veröffentlichte eine Einschätzung[256] und empfiehlt[257]: »Für die Gesundheit von Mutter und Kind ist es am sichersten, in der Stillzeit auf den Konsum von alkoholischen Getränken zu verzichten … Hören Sie nicht auf zu stillen, auch wenn Sie ausnahmeweise einmal ein Glas Alkohol trinken.«

In Deutschland trinken 30 bis 80 Prozent der befragten stillenden Frauen in den ersten neun Monaten nach der Geburt ihres Babys Alkohol. Frischgebackene stillende Mütter trinken seltener Alkohol: weniger als 30 Prozent im ersten Monat, fast 40 Prozent im vierten Monat.[258] Alkohol geht relativ schnell in die Muttermilch und wird vom Baby mitgetrunken. Die Konzentration von Alkohol im Blut der Mutter bestimmt die Blutkonzentration beim Säugling. Sie liegt dort aber rund zweihundertfach niedriger, wobei unbekannt ist, welche Mengen dem Baby schaden. Der Alkoholgehalt in der Muttermilch hält sich über mehrere Stunden und Stillmahlzeiten. Es gibt nur relativ wenig Information über die Fähigkeit des Säuglings, Alkohol abzubauen, und damit darüber, wie sich der Blutalkoholspiegel im Baby absenkt. Entgegen der Überlieferung, dass Alkohol die Milchproduktion anrege, ist wohl eher das Gegenteil der Fall. Der Milchspendereflex wird verringert und Säuglinge trinken weniger. So treten bei stillenden Frauen, die ab und zu Alkohol trinken, mehr Stillprobleme auf. Die am stärksten wahrzunehmenden Auswirkungen sind aber, dass alkoholisierte Säuglinge kürzere ruhige Schlaf- und längere Schreiphasen haben, häufiger aufschrecken und stärker reizbar sind.[259] Aus unserer Sicht lassen die bisherigen Erkenntnisse aus Studien nur den Schluss zu, in der Schwangerschaft aus Vorsorgegründen keinen Alkohol zu trinken. Für die Gesundheit von Mutter und Kind ist es am sichersten, auch in der Stillzeit auf den Konsum alkoholischer Getränke zu verzichten.

Kapitel 5

Essensüberfluss, Mangel und Nahrungs- ergänzungsmittel

Schwangeren Frauen wird nahegelegt, dass sie sich nach dem positiven Test sofort anders ernähren müssen. Das trifft auch zu, wenn es um die Vermeidung von Parasiten, bestimmten Bakterien und Schimmel geht. Des Weiteren sollen sie auf eine gute Energiebilanz mit Fetten und Zuckerkonsum achten und möglichst mit ihrer Zunahme einer Gewichtsentwicklung entsprechen, wie sie in einer Normkurve festgelegt ist. Die normale Ernährung wird als eventuell nicht ausreichend erklärt und es wird zu Nahrungsergänzungsmitteln geraten. Unzählige Tipps, Hinweise und Empfehlungen stürmen von vielen Seiten auf die schwangere Frau ein. Vieles davon nimmt für sich selbst Wissenschaftlichkeit in Anspruch. Nur wenige Empfehlungen erfüllen diesen Anspruch aber tatsächlich und gehören zum Konsens in der medizinischen Gesundheitsbetreuung von schwangeren Frauen und Babys.

Wir haben uns darauf beschränkt darzustellen, was Leserinnen den Wert der diversen Ratschläge deutlicher macht, wie Tipps und Empfehlungen besser eingeschätzt werden können und das Thema »zu dick – zu dünn« in Verbindung mit Zucker besser verstanden werden kann. Zusätzlich sehen wir es als notwendig an, alle derzeit im Fokus stehenden Nahrungsergänzungsmittel detaillierter zu bewerten.

Wie sind Tipps, Hinweise und Empfehlungen zur Ernährung als Marketing erkennbar?

Sie sind kaum mehr zu zählen: die Neuerscheinungen von Büchern zum Thema Ernährung. Talkshows im Fernsehen thematisieren die »neuen glücklich machenden Ernährungserfahrungen« und vor allem und in noch größerer Vielfalt sind sie im medialen Hype im Internet vertreten. Wer das – wie wir – mehrere Jahrzehnte beobachtet und wissenschaftlich begleitet hat oder zu solchen Themen beraten darf, der sitzt immer öfter kopfschüttelnd da und wundert sich. Meist altes Wasser in neuen Schläuchen! Nur alle zehn bis 20 Jahre scheint die Wissenschaft auf wirklich neue Erkenntnisse zu stoßen. Ansonsten: Gute persönliche Einzelerfahrungen mit einer Ernährungsumstellung werden von Erfolgsautorinnen und -autoren generalisiert. So werden einzelne Ergebnisse aus Labor- oder Zelluntersuchungen so dargestellt, als seien es breit abgesicherte Erkenntnisse für die menschliche Gesundheit und für das gute Funktionieren sehr komplexer Organismen. Noch nicht wiederholte und dadurch erst zu bestätigende Experimente werden als wissenschaftliche Sicherheit verkauft. Alles das zusammen führt zur Hektik und Atemlosigkeit derjenigen, die unsicher sind, Sorgen haben oder nach neuesten Erkenntnissen verantwortlich handeln möchten. Das betrifft vor allem ernährungsbewusste junge Frauen, Schwangere und junge Eltern, die nun auch Verantwortung für einen neuen Menschen übernehmen müssen. Sie wollen bloß keine Fehler machen! Leider wird bei den unendlich vielen »neuen« Erkenntnissen, Tipps und Ratschlägen die Fehlerwahrscheinlichkeit immer größer. Man denkt, dass man medizinisch und wissenschaftlich daherkommende Darstellungen verstanden habe.

Im Internet werden Nutzerinteressen vielfach erkannt, und Werbebanner, Anzeigen und blumige Versprechen werden zugeschaltet. Inzwischen wird aber eine neue Strategie als wirksamer eingestuft, das Content Marketing. Nun stehen nicht die Produkte und das Unternehmen sichtbar im Vordergrund, sondern der vermeintliche Nutzen für Konsumenten wird scheinbar losgelöst von direkten Verkaufsinteressen beschrieben. Die oft fachfremden Marketing-Profis orientieren sich an den Themenfeldern ihrer Zielgruppe und nutzen die vielfältigen Möglichkeiten des Social-Media-Marketing, um zum Produkt zu leiten. Dazu werden weiterführende Informationen, Hintergrundwissen oder kurzweilige Unterhaltung eingesetzt.

In Social Media darf von selbst ernannten Expertinnen und Experten behauptet werden, was will, da solche Aussagen formal betrachtet keine Gesundheitsversprechen zu Produkten sind. Nur die Hersteller dürfen das nicht selbst behaupten, denn erst hier beginnen juristisch gesehen die wenigen neuen Werbegrenzen für einige Produktgruppen wie zum Beispiel Nahrungsergänzungsmittel (Supplements). Den Aktivitäten des Europäischen Parlaments sei Dank! Ein Schelm, der hier denkt, dass Gesundheitsforen und Elternseiten im Internet vielleicht von Herstellern gefördert werden.

Nach unseren Erfahrungen stehen die meisten Internetangebote zur Ernährung in engem Zusammenhang mit Marketingstrategien, Beratungsfirmen oder Verlagen, die ihre Produkte oder die ihrer Geschäftspartner voranbringen möchten. Das ist nicht grundsätzlich neu und war schon immer so, doch geschah das früher deutlich langsamer. Die Zuckerindustrie beispielsweise förderte in großem Stil Forschung zu Fetten als Gesundheitsrisiko. Dies erfolgte zu der Zeit, als erste Forschungsergebnisse die schädliche Wirkung von zu viel Süßem zeigten, nachdem so viel Zucker wie noch nie in die Fertignahrung gepumpt worden war.[260] Die Folge: Die Gesundheitsgefahren von Fetten, nicht die von Zucker, standen im Zentrum der medialen und politischen Debatte. Die Bevölkerung wohlhabender Länder begann, fettreduzierte, aber stattdessen gesüßte Joghurts zu essen.

Warum werden junge Eltern und Kinder immer dicker?

In Deutschland galt im letzten Jahrzehnt rund jede dritte aller 30 bis 39 Jahre alten Frauen als übergewichtig und jede fünfte als fettleibig.[261] Die OECD sieht Deutschland heute bei Erwachsenen im oberen Mittelfeld mit 23,6 Prozent fettleibigen Menschen.[262] Weltweit gelten 39 Prozent aller Erwachsenen als übergewichtig, 13 Prozent als fettleibig – mit zunehmender Tendenz.[263] Eine Studie der Weltgesundheitsorganisation[264] ergab: 1990 galten weltweit rund 30 Millionen Kinder als übergewichtig, 2014 waren es bereits über 40 Millionen – so die Zahlen von 780 nationalen Studien in 150 Ländern. Das entspricht einem Anteil von 6,2 Prozent aller Kinder unter fünf Jahren. Ihr Übergewicht nimmt weltweit seit 1975 kontinuierlich zu.[265]

Als Hauptursachen gelten, so die Einschätzung der Weltgesundheitsorganisation, Fehlernährung in Verbindung mit weniger Bewegung.

Für unser Überleben reichen wenige Grundnahrungsmittel – und Wasser. Der menschliche Körper beginnt bei mangelhafter Versorgung eine höhere Aufnahme aus dem Angebot und einen Abbau der Speicher. Notfalls werden nicht so wichtige Teile des Körpers unterversorgt, um wichtige Funktionen für die Zukunft unserer Spezies, aber nicht unbedingt des betroffenen Individuums funktionsfähig zu halten. Wenn dann mehr Nahrung zur Verfügung steht, werden die Depots im Körper wieder aufgefüllt und energiereiche Vorratslager angelegt. Bei immer mehr Nahrung beginnt eine zu starke Gewichtszunahme.

Weltweit ist zu beobachten, dass viele Menschen ihre Ernährung auf Essen umstellen, das mit Zucker oder Fett angereichert wurde, aber eine geringere Dichte anderer Nährstoffe aufweist. Stark verarbeitete Lebensmittel finden ebenfalls immer weiter Verbreitung. Gleichzeitig gehen körperliche Aktivitäten, vor allem Laufen und körperliches Arbeiten, zurück. Weltweit sind sich Expertinnen und

Experten einig,[266] dass dies die Ursachen sind und keineswegs ver-
erbte Eigenschaften oder chemische Verschmutzungen der Umwelt
oder Nahrung. Übergewicht führt nicht nur öfter zu Herz-Kreislauf-Erkrankungen und Diabetes, sondern gilt auch als Ursache
vieler Krebsfälle.[267] Und für schwangere Frauen und junge Mütter
gilt: Deutliches Übergewicht führt zu mehr Komplikationen sowohl
während der Schwangerschaft als auch bei der Geburt sowie beim
Baby nach der Geburt.[268] Kinder übergewichtiger Mütter zeigten mit
vier bis sechs Jahren vermehrte Veränderungen kleiner Blutgefäße
und höheren Blutdruck.[269]

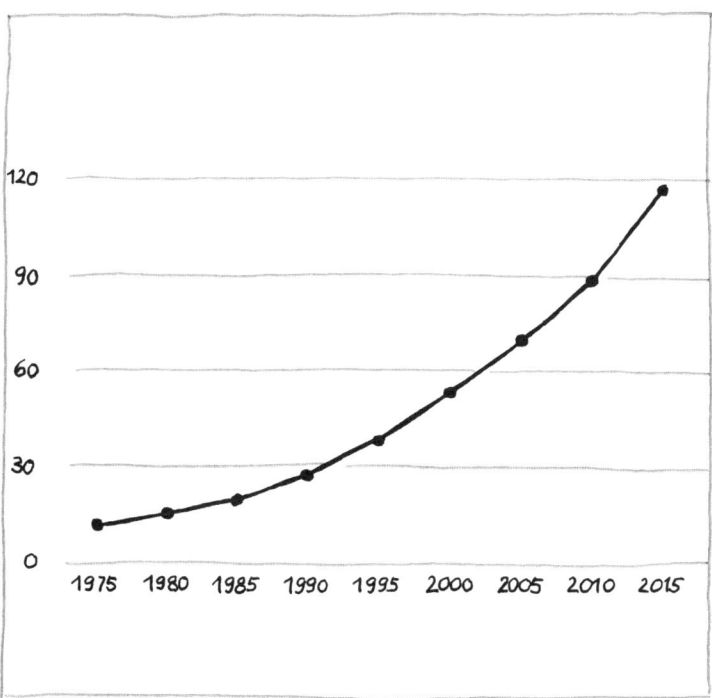

*Weltweite Zunahme von Fettleibigkeit unter Berücksichtigung des
altersstandardisierten Körpermasse-Index (Body-Mass-Index,
BMI) für Kinder im Schulalter und Heranwachsende bis 19 Jahre
(Angabe in Millionen Personen)[270]*

Wie viel Zucker ist in Ordnung?

Zu viel Zucker in Essen und Getränken ist eine der Hauptursachen für Übergewicht und damit zusammenhängenden Gesundheitsproblemen. Zucker bestehen chemisch betrachtet aus den Gruppen der Einzelzucker (Monosaccharide) und der Zweifachzucker (Disaccharide). Die häufigsten Zucker sind:

- Glukose: vor allem in Früchten, Honig und Reisgetränken, oft als »Dextrose« bezeichnet
- Galaktose: vor allem in Milch und Milchprodukten
- Fruktose oder Fruchtzucker: vor allem in Früchten
- Sukrose oder Saccharose: besteht aus Glukose und Fruktose, vor allem in Zuckerrohr, Zuckerrüben, Kornsirup und Sojamilch, meist als Haushaltszucker genutzt, oft als »Kristallzucker« bezeichnet
- Laktose oder Milchzucker: besteht aus Glukose und Galaktose, vor allem in Muttermilch und Kuhmilch
- Maltose: besteht aus zwei Molekülen Glukose, vor allem bei der Zersetzung von Stärke aus Mais, Getreide und Kartoffeln gewonnen (»Hydrolysat«), oft als »Malzzucker« oder »Dextrin« bezeichnet.

Diese Zucker sind unterschiedlich süß für unseren Geschmack. Die Stärke der Süßkraft nimmt ab von Fruktose über Sukrose, Glukose, Maltose und Galaktose bis hin zu Laktose, die die geringste Süßkraft hat. Die europäischen Kennzeichnungsvorschriften[271] verlangen Angaben zum Gesamtzuckergehalt und dem zugesetzten Zucker. Letzterer ist der im Produktionsprozess dem natürlichen Produkt technisch hinzugefügte Zucker. Hierunter fallen gemäß den Vorschriften kein Milchzucker aus der Milch und kein in Früchten eingebundener Zucker, auch wenn diese zugesetzt werden.

Für eine gesunde Ernährung sind aber weniger der Gesamtgehalt an Zucker oder der künstlich zugesetzte Zucker von besonderer Bedeutung, entscheidend ist vor allem der sogenannte »freie Zucker«. Bei freiem Zucker handelt es sich um zugesetzten Zucker und den bei der Verarbeitung aus Pflanzenzellen freigesetzten Zucker. Daneben gibt es in Zellstrukturen eingebundenen Zucker, zum Beispiel Fruktose im Obst. Die unterschiedlichen Definitionen machen alle Studien, die Ernährungsgewohnheiten erfassen müssen, schwierig und unsicher, weil die reale Zuckermenge oft unterschätzt wird.[272]

In Säuglingsanfangsnahrung ist Milchzucker der gewünschte Zucker, aber trotz eines grundsätzlichen Verbots sind Zusätze von Glukose und Sukrose in »Ausnahmefällen« zulässig, wenn der bittere Geschmack von Eiweißhydrolysaten überdeckt werden muss. Den Frühstücksflocken für kleine Kinder darf so Zucker zugesetzt werden. Auf den Kennzeichnungen der Verpackungen für Baby- und Kleinkindernahrung steht dann oft »kein Zuckerzusatz«, obwohl freie Zucker enthalten sind, die ernährungsphysiologisch relevant sind und begrenzt werden sollten. Damit die Übersicht für Laien noch schwieriger wird, ist oft »Fructose-Glucose-Sirup« angegeben, der in englischer Praxis als Corn Syrup oder Maissirup bezeichnet wird. Eltern unterschätzen daher leicht den Gehalt an freiem Zucker. So enthält 100 ml reiner Fruchtsaft umgerechnet auf Zuckereinheiten je nach Fruchtsorte meist zwei bis drei Teelöffel Zucker, kann aber bis zu vier Teelöffel freien Zucker enthalten.

Zucker sollte bei kleinen Kindern unter zwei Jahren auf sehr deutlich unter fünf Prozent der Energieaufnahme begrenzt werden.[273] Dem entsprechen drei Teelöffel freien Zuckers. Das ist die absolute Obergrenze der Empfehlungen für dreijährige Kinder, um Übergewicht zu verhindern.[274] Nach den Empfehlungen der deutschen Fachgesellschaften für Zuckerkrankheit, Übergewicht und Ernährung wäre ein doppelt so hoher Zuckergehalt, also zehn Prozent der Energiezufuhr, noch akzeptabel.[275] Diese Grenze wird auch gesetzt mit Blick darauf, Herz-Kreislauf-Erkrankungen zu verhindern.[276] Für die schwangere Frau gelten grundsätzlich ähnliche Empfehlungen. Da sich die Empfehlung zum freien Zucker auf die Energieaufnahme bezieht und Frauen mehr essen als Kinder, ist eine größere Zuckeraufnahme akzeptabel.[277] Bei einer Energieaufnahme von 2.000 kcal pro Tag läge die empfohlene maximale Zuckermenge bei rund zehn Teelöffeln (50 g).

Sind Nahrungsergänzungsmittel mit Omega-3-Fettsäuren sinnvoll?

Entgegen weitverbreiteter Nachrichten und Warnungen zum Fettkonsum in der Schwangerschaft sollten Fette in der Nahrung bis zu einem Drittel der Energie liefern dürfen.[278] Sogenannte »trans-Fettsäuren«, die vor allem in tierischen Lebensmitteln und in aufgearbeiteten (gehärteten) oder länger erhitzten (frittierten) Pflanzenölen enthalten sind, gelten als »böse« Fette. Sie sind in vielen Staaten generell und in der Babynahrung streng begrenzt. Oft wird ein niedriger Fettgehalt aus geschmacklichen Gründen durch höheren Zuckergehalt ersetzt und treibt so den Teufel mit dem Beelzebub aus.

Der Hype um spezielle Omega-3-Fettsäuren, die angeblich »guten« Fette, ist riesig. Sie stehen im Ruf, die Gehirnentwicklung beim ungeborenen Baby zu fördern. Die Sorgen von schwangeren Frauen, die deshalb fachliche Beratung suchen, wachsen entsprechend mit. »Ich mache mir jetzt große Sorgen … Ich habe 11 Wochen gar keinen Fisch gegessen und erst ab der 13. Woche mit Kapseln angefangen …«, erklärte eine hilfesuchende werdende Mutter in einem Blog ganz typisch und beispielhaft. Die Verunsicherung ist groß. Der Druck ist hoch, und neue Befürchtungen um ein nicht ausreichend intelligentes Baby entstehen.

Was ist dran am Hype um die Omega-3-Fettsäuren? Solche Fettsäuren sind wichtige Vorbausteine für die Wände der Zellen in unserem Körper, werden aber erst nach biochemischer Reaktion dort eingebaut. Der menschliche Körper bildet diese Fettsäuren nicht selbst, sie wurden daher früher lange Zeit als Vitamin F bezeichnet. Eine besonders wichtige Omega-3-Fettsäure ist eine mit einer chemisch gesehen langen Kette, die Docosahexaensäure (DHA). In hohen Anteilen findet sie sich eingebaut in speziellen Zellmembranen, zum Beispiel denen von Nervenzellen und Spermien. Dort stellt diese Fettsäure dann die Hälfte aller Zellwandfette. In niedrigeren Gehalten von üblicherweise nur fünf Prozent – relativ zu anderen Fetten – ist sie auch in anderen Geweben in den Zellwänden zu finden. Wir können ihren Anteil in den Zellen durch zusätzliche Nahrungsaufnahme nur sehr wenig steigern. Wenn Menschen DHA aufnehmen wollen, dann müssen sie fettige Meeresfische essen (zu Kontaminanten in Fischen s. Kapitel 2, Seite 45). Aufgrund dieser Erkenntnisse wird seit einiger Zeit allgemein empfohlen, wöchentlich einmal Fisch zu essen. Schwangeren Frauen werden gar zwei wöchentliche Fischmahlzeiten nahegelegt. Aber es gibt andere Omega-3-Fettsäuren aus Pflanzen, die in DHA umgewandelt werden können. Das ist – aus welchen Gründen der Evolution und der physiologischen Steuerung auch immer – kein besonders optimierter Prozess im menschlichen Stoffwechsel, denn es werden nur wenige Prozent umgewandelt. In pflanzlicher Nahrung sind unter anderem in Leinöl, Olivenöl und Walnüssen besonders viele solcher Omega-3-Fettsäuren enthalten.

Wir fanden quasi keine Krankheit des Menschen, die nicht mit Omega-3-Fettsäuren in Verbindung gebracht wird. Damit stehen wir nicht allein.[279] Trotz der rund 30.000 wissenschaftlichen Studien und Veröffentlichungen, die in der amerikanischen National Library of Medicine zu diesen Fettsäuren zu finden sind, besteht aber immer noch keine Klarheit über die gesundheitsfördernde oder gar schädliche Wirkung der Omega-3-Fettsäuren, insbesondere der DHA-Fettsäure. Einer der global größten Hersteller vertritt die Auffassung, es handele sich bei den Omega-3-Fettsäuren um den am meisten beforschten Nährstoff.[280] Sicher ist, dass DHA inzwischen als Nahrungsergänzungsmittel aus arktischem Krill und gelegentlich auch aus Meeresalgen gewonnen wird und Millionenumsätze erzielt. Die wissenschaftlichen Studien zeigen ein uneinheitliches Bild und können keinen übereinstimmenden gesundheitsfördernden Nutzen zeigen.

Die wichtigste Grundlage für alle, die eine zusätzliche Gabe von DHA-Fettsäuren befürworten, sind die Studien, die zeigen, dass Menschen, die mehr Fisch essen, gesünder und intelligenter sind. Ob das aber ursächlich ist, steht infrage. Auch Muttermilch enthält DHA. Aber künstliche Babynahrung enthält den Stoff erst seit kürzerer Zeit. Allerdings gibt es auf der Welt viele hochintelligente Menschen, die als Babys weder gestillt wurden noch wöchentlich hochwertigen Fisch oder DHA mit der Babynahrung erhielten.

Wie üblich und an anderer Stelle in diesem Buch als kritisches Prinzip beschrieben, erscheinen nun seit Jahren sehr viele wissenschaftliche Artikel und sogenannte »Konsensus-Papiere«, in denen Wissenschaftlerinnen und Wissenschaftler mit erheblicher Förderung der Industrie, die an Omega-3-Fettsäure-Präparaten verdient, selektiv die Ergebnisse darstellen, die gesundheitsfördernde Effekte vermuten lassen. Ähnlich kämpft die Industrie mit den Lebensmittelexpertinnen und -experten der Europäischen Kommission sowie der Gesundheitsbehörden der Mitgliedsländer um die Zulässigkeit ihrer Werbeaussagen. Die Industrie muss fast immer zurückstecken. Sie hatte beispielsweise juristisch angestrengt, zu ihren Omega-3-Fettsäure-Kapseln sagen zu dürfen: »DHA ist wichtig für die frühe Entwicklung der Augen beim Fötus und beim Säugling. Die Versorgung mit DHA durch die Mutter trägt zur Entwicklung der Sehkraft des Kindes bei.« In ähnlicher Weise verlangten Firmen auch, die optimale Entwicklung des Gehirns oder in einem weiteren Fall die kognitive Entwicklung, also im weitesten Sinne die Intelligenz von Kindern, in Verbindung mit den Kapseln für die Mutter zu stellen. Nach Gutachten und intensiven Auseinandersetzungen entschied die Europäische Kommission letztendlich,[281] dass die Belege nicht ausreichen, um einen Zusammenhang zwischen einer zusätzlichen Versorgung und diesen Entwicklungen herzustellen.

Nun, es gibt von der Industrie weitgehend unabhängige Studien, die untersuchten, ob Fischöl-Kapseln oder spezielle Omega-3-Fettsäure-Kapseln bei schwangeren Frauen oder den geborenen Kindern gesundheitsfördernde Wirkungen haben. Die zusätzliche Gabe dieser Fettsäuren in der Schwangerschaft, das zeigten Daten zu rund 20.000 schwangeren Frauen in Ländern mit mittlerem bis hohem Einkommen, führte zwar zu etwas weniger Frühgeburten, aber noch stärker zu verlängerten Schwangerschaften.[282] Zusätzliche Kapseln hatten eine Zunahme des Gewichts der Kinder und ihrer Fettmasse zur Folge.[283] Omega-3-Fette konnten den Intelligenz-Quotienten (IQ) nicht fördern.[284] Sie verbesserten weder die Sehleistungen von Kindern noch deren Aufmerksamkeit.[285] In Australien wurde untersucht, ob Kapseln mit Fischöl eher als Kapseln mit Pflanzenöl in Bezug auf Wochenbettdepression oder die Sprachentwicklung der Kinder wirken – ohne Ergebnis.[286] Diese Ergebnisse wurden bestätigt durch eine weitere Studie, die herausfinden wollte, ob Nahrungsergänzungsmittel allgemein zu einer Senkung der Wochenbettdepressionen führen – sie taten es nicht.[287] Auch weitere gesundheitsfördernde Wirkungen stehen infrage. »79 Studien mit insgesamt über 100.000 Menschen[288] können wir vertrauen und damit die weitverbreitete Einschätzung anfechten, dass Nahrungsergänzungsmittel mit Omega-3-Fettsäuren das Herz schützen«, erklärte Lee Hooper von der University of East Anglia, der federführende Autor einer Übersichtsstudie.[289] Ähnliche Ergebnisse an fast 80.000 Personen zeigten auch keine förderlichen Wirkungen auf Gefäßerkrankungen insbesondere der Herzkranzgefäße.[290] Diese größten Untersuchungen geben also keine sichere Grundlage zur Empfehlung, Fischölkapseln oder DHA-Produkte einzunehmen – weder vor oder während noch nach der Schwangerschaft.

Da die Industrie seit Jahren Lebensmittel mit langkettigen Omega-3-Fettsäuren aus Meerestieren anreichern möchte, kamen Bedenken auf, ob die Nahrung damit insgesamt nicht zu viel enthalten könnte. Das Bundesinstitut für Risikobewertung forderte deshalb im Jahr 2009 die Festlegung einer Höchstmenge, sodass nicht mehr als täglich 1,5 g dieser Fettsäuren aus allen Quellen verzehrt werden sollten.[291] Gesundheitliche Bedenken wurden auch geäußert, die Kinder von Müttern betrafen, die viel Fischöl oder DHA-Produkte in der Schwangerschaft zu sich genommen hatten.

Nehmen wir Nahrungsergänzungsmittel ein, sind Neben- und Wechselwirkungen nicht ausgeschlossen. Aber auch ein hoher Fischkonsum zweimal die Woche und der Fang von Krill zur Gewinnung von DHA sind nicht ohne Nebenwirkung – für die Meeresumwelt. Fetthaltige Meeresfische sind vielfach deutlich mit Schadstoffen, vor allem Quecksilber, belastet. Eine kompetente Auswahl der Fische ist damit notwendig.[292] Quecksilbergehalte und Gehalte an Omega-3-Fettsäuren müssten gegeneinander abgewogen werden. Das ist kein einfaches Unterfangen, bei dem Sardinen zwar gut abschneiden, Makrelen aber ein Risiko sein können. Aus diesem Dilemma führte auch die amerikanische Lebensmittelbehörde U.S. Food and Drug Administration (FDA) nicht sicher heraus. Sie empfahl 340 g öligen Seefisch wöchentlich und warnte gleichzeitig vor stark mit Quecksilber belastetem Fisch.[293] Experten der australischen University of Queensland machten auf eine noch größere Herausforderung aufmerksam.[294] Wenn die Gesundheitsempfehlungen zum Fischverzehr der reichen Länder auf China, Indien und auch ärmere Länder gleichermaßen ausgeweitet und dort auch befolgt würden, dann wären nach ihren Berechnungen die Weltmeere in absehbarer Zeit leer gefischt. Daher sind diejenigen aufgefordert, die solche Forderungen nach gesunder Ernährung stellen, interdisziplinärer zu denken. Auch die stark zunehmende Krillfischerei vor der Antarktis für die Omega-3-Fettsäure, Haustierfutter und vor allem die Versorgung der Aquakulturen stößt inzwischen berechtigt auf zunehmende Kritik.

Wann hilft die Nahrungsergänzung mit Vitaminen?

Vitamine sind organisch-chemische Stoffe, die lebensnotwendig sind. Sie müssen nicht immer selbst mit der Nahrung aufgenommen werden, sondern gelangen auch als Vorstufen (Provitamine) in den Körper, der daraus die Vitamine herstellen kann. Vitamine sind komplexe chemische Verbindungen, die in Pflanzen, Bakterien oder Tieren gebildet werden. Nicht für alle Lebewesen bestehen daher die gleichen Voraussetzungen wie beim Menschen. Ihr Stoffwechsel kann anders sein: Katzen können aus dem Karotin der Pflanzen kein Vitamin A erzeugen. Sie brauchen daher tierische Nahrung, da sie sonst erblinden würden. Im Gegensatz zum Menschen können die meisten Tiere Vitamin C selbst erzeugen. Die Liste der Beispiele ließe sich fortsetzen. Für Menschen gelten 13 Vitamine als lebensnotwendig, von denen Vitamin B3 und Vitamin D aber bei ausreichender Nahrung, beziehungsweise Sonnenlicht im Körper gebildet werden können. Selbstverständlich fordert eine solche Situation jeden Forschergeist heraus. Es entstanden Abertausende medizinisch-wissenschaftliche Untersuchungen und ein von Ernährungsexperten erzeugter wahrer Hype zu positiven und lebensnotwendigen Rollen aller möglichen Vitamine. Besonders gut wirken dabei angstschürende Mitteilungen, die mangelhafte Entwicklungen vor allem bei Babys beschreiben, wenn vermeintlich zu wenige Vitamine aufgenommen würden. Bei schwangeren und stillenden Frauen werden die Vitamine der Typen A, B, C und D am stärksten thematisiert – hier haben wir dazu die wichtigsten Fakten zusammengestellt.

Vitamin A

Im Internet wird wieder und wieder die lebenswichtige Rolle von Vitamin A dargestellt, insbesondere seine vermeintliche Wirkung gegen Nachtblindheit. Möhren enthalten viel Beta-Karotin, eine

Vorstufe zu Vitamin A. Immer noch hält sich in Deutschland die Geschichte, dass Kinder viele Möhren essen sollten, weil sie dann insbesondere bei Dämmerlicht besser sehen könnten. Das ist jedoch eine nette Fake-News-Geschichte der britischen Luftwaffe für die deutsche Militärführung im Zweiten Weltkrieg. Die hohe Trefferquote der alliierten Luftwaffe wurde mit der guten Ernährung der Piloten mit vielen Möhren erklärt, um zu verdecken, dass die geheime Einführung des Radars erfolgreich gewesen war. Aber weiterhin hält sich diese Sicht durch Erzählungen der Kriegs- und inzwischen der Nachkriegsgenerationen. Überall wird erklärt: Vitamin A sei für das Sehen, das Immunsystem, die allgemeine Zellbildung und vor allem die Blutbildung und den Knochenstoffwechsel des Babys wichtig. Das gelte auch für die Entwicklung der Schwangerschaft, wo ein größerer Bedarf bestehe. Das ist alles schön und gut bei solch einem »essenziellen« Vitamin.[295] Es wird aber nicht immer erklärt, dass in Zentraleuropa eine mangelhafte Versorgung quasi ausgeschlossen ist und ein einmal gefüllter Speicher im Körper die Versorgung für Monate sicherstellt. Und vor allem wird nicht gesagt, dass eine Überversorgung in der Schwangerschaft nachweislich für das Baby ähnliche Folgen hat wie ein starker Mangel.[296] Es kommt zu Störungen bei der Zellbildung und zu Sehstörungen. Zu viel ist also schlecht, aber zu wenig ist auch schlecht. Vitamin A ist in Fleisch und anderen tierischen Lebensmitteln wie Milch und Eiern ausreichend vorhanden. In vielen Obst- und Gemüsesorten ist eine Vorstufe des Vitamins enthalten, das Beta-Karotin. Es wird im Körper zu Vitamin A umgewandelt.

Wenn schwangere Frauen Nahrungsergänzungsmittel mit »Multivitamin« zu sich nehmen, die nicht speziell für Schwangere vermarktet werden, kann es zu einer gefährlichen Überversorgung kommen. Schwangere Frauen greifen auch gerne zu Cremes, um typische Hautveränderungen in der Schwangerschaft zu bekämpfen. Viele dieser Produkte enthalten ebenfalls Vitamin A (auch als Retinol oder Tretinoin). Obwohl die Haut nur eine geringe Menge der kosmetischen Wirkstoffe in den Körper aufnimmt, fehlen überzeugende Studien zur Sicherheit dieser Produkte. Es wurden aber bereits einige medizinische Berichte zu Vitamin-A-typischen Schädigungen bei Babys vor allem im Gehirn nach Anwendung solcher Hautcremes veröffentlicht.[297] Wir raten in der Schwangerschaft daher zur Vorsicht bei solcher Kosmetik, da eine Aufnahme über die Haut stattfindet und solche Präparate nicht unbedingt notwendig sind.

Vitamin B12

Bei dem umgangssprachlich als Vitamin B12 bezeichneten Nahrungsbestandteil handelt es sich biochemisch um eine Gruppe ähnlicher Stoffe, die Cobalt enthaltenden Cobalamine, die ausschließlich von Mikroorganismen erzeugt werden. Sie kommen in einer für Menschen verfügbaren chemischen Form nur in tierischen Lebensmitteln vor. Pflanzenfressende Tiere nehmen Cobalamine vor allem über Bakterien auf ihrer Nahrung zu sich. »Eigene« Bakterien im Pansen produzieren zusätzlich Vitamin B12 bei Wiederkäuern. Mangelerscheinungen machen sich bei Erwachsenen erst nach zwei bis sieben Jahren einer unzureichenden Versorgung mit Vitamin B12 langsam bemerkbar, da es in großen Mengen als Vorsorgepuffer gespeichert wird.[298] Das Vitamin ist essenziell für die Bildung roter Blutzellen. So führt ein längerer Mangel oft zu Schwangerschaftsanämien. Neugeborene sind von einer ausreichenden Versorgung der Mutter während der Schwangerschaft abhängig. Ein Mangel führt mit höherer Wahrscheinlichkeit zu einer vorzeitigen Geburt und zu geringem Geburtsgewicht.[299] Dies ergab eine Auswertung von 18 Einzelstudien, bei der rund 12.000 Mutter-Kind-Paare beobachtet wurden. Bisher widersprüchlich sind Studien zur kognitiven Entwicklung (Intelligenz, Wahrnehmung, Denken) von Kindern, deren Mütter einen niedrigen Vitamin-B12-Status hatten. Eine neuere Studie der Universität von Singapur mit über 400 Mutter-Kind-Paaren lässt Warnglocken klingeln. Bei den zweijährigen Kindern konnten statistisch deutlich klare Entwicklungsdefizite nachgewiesen werden.[300] Allgemein führt eine Unterversorgung vor allem zu neurologischen Störungen und Fehlentwicklungen im Gehirn.[301] Bedauerlicherweise sind die zugrunde liegenden Prozesse im Körper noch nicht ausreichend geklärt. Erklärungen greifen heute auf folgende Aspekte zurück:

• Vitamin B12 ist essenziell für die Bildung von Nervenzellen.
• Vitamin B12 ist notwendig für die Bildung von Serotonin und Dopamin.

Allein diese Fakten können die Vielfalt der neuropsychiatrischen Erkrankungen verständlicher machen. Die umfangreichen Untersuchungen zeigen, dass eine mangelhafte Versorgung mit Vitamin B12 in vielen Fällen noch vor deutlichen Nachweisen im Blut zu Verhaltensänderungen, Ängsten (Psychosen) und Nervenreizstörungen (zum Beispiel verändertem Berührungs- oder Temperaturgefühl) führen kann.[302] Die entscheidenden Studien kamen hierbei nicht aus der Ernährungswissenschaft oder der Industrie, sondern von neuropsychiatrischen Experten insbesondere aus Indien und Pakistan. Die aus religiösen Gründen vegetarisch lebenden Menschen in Indien zeigen nicht nur verstärkt eine zu geringe Versorgung mit Vitamin B12, sondern auch damit verbundene neurologische und psychiatrische Erkrankungen. Diese wurden bisher in Indien nur unzureichend ärztlich erkannt und betreut. Vegetarierinnen und Vegetarier zeigten im Vergleich zu Fleischprodukte essenden jungen Erwachsenen eine rund dreifach erhöhte Rate solcher Erkrankungen.[303] Inzwischen sind insbesondere der Mittelstand in Indien und die aus Indien in die USA ausgewanderten Menschen betroffen. Die in Armut unter schlechten hygienischen Bedingungen vegetarisch lebenden Menschen in Indien sind, darauf weisen die Untersuchungsergebnisse hin, weniger betroffen, da sowohl ihr Trinkwasser als auch ihre Nahrung mit Mikroorganismen verunreinigt sind, die Vitamin B12 enthalten.[304] So ist die unter besseren hygienischen Lebensbedingungen lebende, neue Mittelschicht Indiens überraschend stark vom Mangel betroffen.

Ergebnisse mehrjähriger Studien guter Qualität zum Vitamin-B12-Status von Vegetarierinnen und Vegetariern sind erst kürzlich veröffentlicht worden. Ältere Studien leiden darunter, dass die Bestimmung des Vitamin-B12-Status nicht ausreichend genau war.[305] Früher wurde angenommen, dass ein B12-Mangel bei vegetarisch lebenden Menschen extrem selten auftritt. Inzwischen wurde in 40 Studien klar, dass dies sehr häufig der Fall ist.[306] Bei schwangeren Frauen in Äthiopien, die sich hauptsächlich von Getreide und Bananen ernähren, liegt bei über 60 Prozent eine Mangelsituation vor. Weltweit liegt diese Quote bei sich vegetarisch ernährenden schwangeren Frauen bei 17 bis 39 Prozent. Kinder indischer Abstammung und makrobiotisch ernährte Kinder in den USA zeigen zu 50 beziehungsweise 55 Prozent eine Unterversorgung, unter den erwachsenen Veganerinnen und Veganern sind es zwischen 30 und 90 Prozent. Selbst die vegetarisch lebenden Menschen, die sich mit Milchprodukten ernähren, haben oftmals leichten Mangel. Grund hierfür ist vor allem, dass 30 bis 50 Prozent des vom Menschen aufnehmbaren Vitamins in Milch zerstört werden, wenn diese gekocht wird, und Käse nur 20 bis 60 Prozent des Vitamingehalts der Milch aufweist. Wie unser Körper die Versorgung mit Vitamin B12 steuert, überrascht in vieler Hinsicht. Untersuchungen mit schwangeren Frauen in Indien zeigten, dass eine Gabe von Vitamin B12 während der Schwangerschaft keineswegs die leeren Speicher der Mütter füllte, sondern in erster Linie das heranwachsende Baby versorgte.[307]

Vitamin C

Seefahrer erlitten im 15. Jahrhundert bei ihren mehrmonatigen Reisen Skorbut, eine Erkrankung, die mit Zahnfleischbluten beginnt, alte Wunden wieder aufbrechen lässt und zu psychischen Störungen bis hin zur Depression führt.[308] Die schwere Krankheit wurde erst im 20. Jahrhundert mit einem Mangel an Vitamin C in Zusammenhang gebracht. Sie konnte bereits früher durch spezielle Nahrung wie Sauerkraut und Obst verhindert werden – beide reich an Vitamin C.

Vitamin C umgeben viele Mythen und inzwischen nachweislich falsche Schlussfolgerungen. Sie gehen auf die Auffassung des zweifachen Nobelpreisträgers Linus Pauling zurück. Nachdem er 1954 einen Nobelpreis für seine Forschung zu chemischen Bindungen und einen weiteren 1963 für seinen besonderen Einsatz gegen oberirdische Atomwaffentests erhalten hatte, begann er, sich im Alter von 65 Jahren mit Vitamin C zu beschäftigen. Er war regelrecht besessen. Er blieb stur dabei, dass Vitamin C vor allem auch psychische Gesundheit schenke, vor Erkältungen und Krebs schütze. Er selbst nahm extrem viel Vitamin C zu sich, lebte lange, starb aber an Krebs. Seither konnten auch umfangreiche Studien an Tausenden Menschen die breite Öffentlichkeit nicht überzeugen, dass stetige hohe Einnahmemengen von Vitamin C weder die Anfälligkeit für Erkältungskrankheiten[309] noch die Häufigkeit von Krebserkrankungen senken kann.[310] Die mangelhafte Überzeugungskraft solider wissenschaftlicher Empfehlungen hat auch mit dem auf über sieben Milliarden US-Dollar geschätzten Umsatz mit Vitamin-C-Produkten und der davon motivierten Lobbyarbeit zu tun. Jährlich werden über 120.000 Tonnen reines Vitamin C hergestellt und mit einem Preis von mehr als 1,5 Milliarden US-Dollar vermarktet.[311] Vitamin C in der Nahrung ist für Menschen lebensnotwendig, essenziell. Qualitativ hochwertige Auswertungen von Informationen über 24.000 schwangere Frauen ergaben keine Gründe, Vitamin C als regelmäßiges Supplement zu empfehlen, da keine vorteilhaften Effekte auf die Schwangerschaften beobachtet werden konnten.[312] Umstritten bleibt die optimale täglich aufzunehmende Menge. Einige schlagen hohe Werte von 200 mg täglich für Erwachsene vor.[313] Die Deutsche Gesellschaft für Ernährung empfiehlt für Frauen 95 mg, für schwangere Frauen 105 mg und für stillende Frauen 125 mg täglich.[314] Die Empfehlungen in den USA liegen etwas niedriger. Diese als optimal empfohlene Versorgung wird in Deutschland bei normaler ausgeglichener Ernährung auch mit Früchten und Gemüse bereits erreicht. Ergänzungsmittel sind also nicht notwendig. Das Gute bei Überfütterung mit Vitamin C ist: Ab einer Tagesmenge von ca. 200 mg tritt bei Erwachsenen eine Sättigung im Blut auf, Aufnahme und Ausscheidung sorgen für ein gleichbleibendes Niveau. Diese Menge kann bei mehreren Früchten und Fruchtsäften am Tag bereits erreicht werden.[315] Es gilt daher: Vorsicht beim Aufkommen scheinbar neuer Forschungsergebnisse, die mediale Wellen schlagen! Der Wissensstand zum Vitamin C ist heute sicher und klar.

Vitamin D

Zu Vitamin D ist seit den 1920er-Jahren bekannt, dass es eine essenzielle Rolle beim Knochenaufbau spielt. Ohne ausreichendes Vitamin D werden Knochen weich und brüchig. Bei Kindern entsteht Rachitis. Der Biochemiker Elmer McCollum an der Johns Hopkins University erkannte damals,[316] dass neben Vitamin A in Lebertran ein weiteres Vitamin vorhanden sei, das allein die gesunde Wirkung des Lebertrans zur Verhinderung von Rachitis bei Kindern erkläre. Es wurde kurzfristig als Ergänzung der bis dahin bekannten Vitamine A, B und C Vitamin D genannt. Aber eigentlich handelt es sich nicht um ein Vitamin, sondern eher um ein Hormon, das die Aufnahme von Kalzium und die gesunde Mineralisierung der Knochen aus Kalzium und Phosphor steuert. Ein Mangel von Vitamin D in der Schwangerschaft erhöht die Wahrscheinlichkeit einer vorzeitigen Geburt.[317] Er steht im Verdacht, eine optimale, gesunde Knochenentwicklung des Kindes zu beeinträchtigen.[318] Studien lassen aber keinen Zusammenhang zwischen der Vitamin-D-Versorgung in der Schwangerschaft und der Häufigkeit von Asthma bei Kindern erkennen.[319]

Vitamin D wird im Körper gebildet und kann in geringen Anteilen auch durch Nahrung aufgenommen werden. Die Synthese im Körper benötigt Licht, das auf die Haut fällt.

Die Bildung von Vitamin D ist also abhängig von der Sonneneinstrahlung in der Region und der Jahreszeit. Sonnenlicht stößt auch die Bildung von Melanin an, das hellhäutige Menschen erbräunen lässt, bei dunkelhäutigeren Menschen Grundlage der Hautfarbe ist. Die Produktion von Melanin, so könnte man sagen, »konkurriert« mit der Bildung von Vitamin D. Dunkelhäutige Menschen brauchen mehr Licht zur Bildung von Vitamin D und haben oft geringere Konzentrationen davon im Blut. Das gilt besonders in der Schwangerschaft. In einigen Ländern kann der Mangel an Vitamin D bei Frauen durch die kulturell gewünschte Verhüllung der Haut erklärt werden.[320]

Wenn sich Menschen in der Sonne bräunen, schützen sie sich meist mit Sonnencreme, um die schädliche Wirkung der UV-B-Strahlung zu schwächen. Da die Bildung von Vitamin D abhängig von dieser UV-B-Strahlung ist, könnte erwartet werden, dass chemischer Sonnenschutz die Bildung des Vitamins stark beeinträchtigt. Seit Mitte der 1990er-Jahre wurden Studien hierzu durchgeführt. Sie konnten zeigen, dass die Bildung von Vitamin D zwar verringert, aber nicht ganz verhindert wird.[321] Ausreichend Vitamin D kann bereits gebildet werden, wenn Gesicht und Arme einige Male in der Woche ungeschützt für fünf bis 30 Minuten einer sommerlichen Mittagssonne ausgesetzt sind. Sonnenstrahlen hinter Glas regen keine Bildung des Vitamins an. Schwangere Frauen, die sich seltener bei Sonne draußen aufhalten oder ihre Haut weitgehend bedecken oder immer Sonnencreme verwenden, sowie Frauen mit dunklem Hauttyp wird daher in Deutschland empfohlen, in ärztlicher Rücksprache Vitamin D einzunehmen.[322] Die empfohlenen Tagesdosen liegen sehr deutlich unter den als schädlich bekannten Mengen. In vielen Ländern ist Vitamin D bereits der Nahrung zugesetzt. Für Säuglinge wird in Deutschland empfohlen, vorsorglich als Rachitis-Prophylaxe Vitamin D zu verabreichen.[323] Kindliche Rachitis galt als typische Erkrankung für die Zeit der Industriellen Revolution. Seit der Erkenntnis, dass Sonnenlicht die Erkrankung verhindert, und in reicheren Ländern Säuglingen vorsorglich Vitamin D verabreicht wird, ist sie in Deutschland kaum noch zu beobachten. In einigen Ländern tritt Rachitis aber weiterhin und wieder auf.[324]

Die heute übliche Gabe von Vitamin D an Säuglinge erfolgt unabhängig von der Bildung von Vitamin D aufgrund des Sonnenlichts und der Vitamin-D-Zufuhr durch Muttermilch bzw. Säuglingsanfangsnahrungen. Im zweiten Lebensjahr wird sie nur für die Wintermonate empfohlen. Die neuere Empfehlung der europäischen Lebensmittelbehörde EFSA (European Food Safety Authority) empfiehlt unter der Annahme, dass keine durch Sonne angestoßene Bildung von Vitamin D erfolgt, die gleiche Dosis wie bereits in Deutschland üblich für Säuglinge, aber eine etwas geringere Dosis für Kleinkinder. Auch für schwangere Frauen empfiehlt die EFSA Vitamin D. Sie weist jedoch darauf hin, dass bei ausreichender Bildung von Vitamin D in der Haut weniger bis gar kein Vitamin D eingenommen werden müsse.[325] Vorsorgliche Routineeinnahme während der Schwangerschaft wird nicht empfohlen[326] – wissenschaftlich betrachtet bleiben Vor- und Nachteile umstritten.[327]

Spurenelemente und Makroelemente: Gesund oder schädlich?

Neben den chemisch betrachtet »organischen Baustoffen« des Körpers, wie insbesondere Fette und Aminosäuren, die aus Wasserstoff, Kohlenstoff und Stickstoff bestehen, gibt es auch »anorganische Baustoffe«, die Mineralstoffe. Sie werden im Volksmund oft fälschlicherweise Mineralien genannt und stellen in den chemischen Strukturen menschlicher Zellen die Kerne biochemisch aktiver Strukturelemente. Ohne diese Mineralstoffe würden die aktive Aufnahme und Abgabe von Stoffen über Zellwände nicht ablaufen, würden biochemische Reaktionen nicht gezielt moderiert und viele hormonelle Steuerungen nicht funktionieren. Zum einfacheren Verständnis wird versucht, zwischen Makroelementen, die viel vorkommen, und Spurenelementen, die nur in Spuren vorhanden sind, zu unterscheiden. Aber sauber und damit eindeutig ist diese Aufteilung nicht. Eisen ist gut vertreten, zählt aber zu Spurenelementen wie Jod, Selen, Fluor und Zink. Während die Makroelemente Kalzium, Chlor, Magnesium, Natrium, Phosphor und Schwefel auch in unserer Nahrung ausreichend vorhanden sind, trifft das für Spurenelemente nicht zu. In einigen Pflanzen sowie Pflanzen spezieller Regionen der Welt sind Spurenelemente nicht oder sehr stark enthalten. Da einige Spurenelemente essenziell, also lebensnotwendig sind, führt ihr Mangel zu Gesundheitsschäden. Das gilt vor allem beim Wachsen des Kindes in der Schwangerschaft und danach. Wir stellen die Problematik der drei essenziellen Spurenelemente Jod, Eisen und Selen dar, die bei der Ernährung in Deutschland eine besondere Relevanz haben.

Jod

Jod wird zur Biosynthese der Schilddrüsenhormone gebraucht, die an der hormonellen Steuerung im Körper beteiligt sind. Fehlfunktionen stören den Verlauf der Schwangerschaft erheblich. Deutschland ist geologisch betrachtet ein Gebiet mit mildem bis gemäßigtem Jodmangel und die Ernährung liefert entsprechend nicht ausreichend Jod. Während der Schwangerschaft steigt der Jodbedarf nicht nur bei der Mutter, sondern auch beim Ungeborenen. Eine zu geringe

Versorgung mit Jod in der Schwangerschaft wirkt sich ungünstig auf die Gehirnentwicklung und die psychomotorische Entwicklung des Kindes aus.[328] Ist die Mutter ausreichend mit Jod versorgt, hat sie ein verringertes Risiko, eine Schilddrüsenfehlfunktion zu entwickeln. Die Gehalte von Jod im Blut erreichen bei schwangeren Frauen in Deutschland aber sehr oft nicht die angestrebte Konzentration. Studien untersuchten eine zusätzliche Versorgung von Frauen vor und nach der Geburt mit Jod. Sie kamen zu unterschiedlichen Ergebnissen,[329] vor allem weil die Grundversorgung mit Jod in den Regionen weltweit erheblich schwankt. Die von der Deutschen Gesellschaft für Ernährung gewünschte oder die von der europäischen Lebensmittelbehörde angestrebte tägliche Zufuhr wird in Deutschland kaum erreicht.[330] Eine wirklich sichere und damit gute Alternative zur ergänzenden Aufnahme von Jod gibt es in der Schwangerschaft nicht. Jodiertes Salz erhöht gleichzeitig auch die Salzversorgung. Marine Algen schwanken zu stark in ihrem Jodgehalt, sodass davon abgeraten wird.[331] In einem Fall führte bereits der Verzehr von 10 g getrockneter Algen zu schweren Gesundheitsschäden aufgrund des extremen Gehalts an Jod. Das Bundesinstitut für Risikobewertung erklärte 2004,[332] dass die allgemeine Empfehlung zum breiten Gebrauch von Jodsalz kein gesundheitliches Risiko darstelle, aber bereits zur Verbesserung der Versorgung der Bevölkerung mit Jod und damit der Verhinderung einer vergrößerten Schilddrüse (Kropf) geführt hatte.

In Deutschland wird eine zusätzliche Versorgung mit 0,15 mg Jodid täglich empfohlen.[333] Das enge Fenster zwischen einer täglich notwendig erscheinenden Jodversorgung von 0,15 bis 0,20 mg für Frauen, 0,20 bis 0,26 mg für schwangere Frauen beziehungsweise Stillende zur Obergrenze der Jodbelastung von 0,60 mg macht eine gezielte Versorgung notwendig.[334] Aber nur 70 Prozent aller schwangeren Frauen nahmen 2008 Jod-Supplements ein. Der bedeutendste Einflussfaktor war hierbei nach Untersuchungen der Universität Osnabrück die frauenärztliche Empfehlung, die aber nur bei 60 Prozent der schwangeren Frauen überhaupt erfolgte.[335] In der Stillzeit nehmen nur noch weniger als die Hälfte der jungen Mütter Jodid ein.[336] Für an der Schilddrüse erkrankte Frauen ist eine spezielle ärztliche Beratung notwendig.

Eisen

Wer in eine Internet-Suchmaschine »Eisen« und »Schwangerschaft« eingibt, erhält eine Unzahl ähnlicher Informationen: zur wichtigen Rolle von Eisen (meist richtig), zur schnell aufkommenden Mangelversorgung von Mutter und Baby (meist falsch) und schließlich viele Kaufempfehlungen zu speziellen Produkten, die helfen (sollen), den vermeintlich leicht eintretenden und gefährlichen Eisenmangel zu verhindern. Letztere Ratschläge sind oft der eigentliche Grund der gesamten Information. Die Tees, Kräuteressenzen und Eisenpräparate finanzieren die Websites, auf denen die entsprechenden Inhalte und Gesundheitsinformationen zu finden sind.

Besonders die Zeit der Schwangerschaft steht im Ruf, die Eisenversorgung von Mutter und Kind mit Eisen zu gefährden. Es brauche nun sehr viele Ernährungshinweise, um die Aufnahme von Eisen aus der Nahrung zu optimieren. Die Informationen in den einschlägigen Beiträgen im Netz ähneln sich meist stark. Die Autorinnen und Autoren haben oft keine fachliche Expertise, sondern schreiben voneinander ab, sodass bei den dort gegebenen Tipps rund ums Essen und Trinken ein einheitliches Bild entsteht. Studien, die untersuchen, ob diese Regeln auch bei der Ernährung schwangerer Frauen wirken, sind rar und konnten diese Nachweise nicht erbringen.[337] Übrig bleiben verunsicherte junge Eltern, die die Schwangerschaft als kritische Situation für die Eisenversorgung empfinden, in der die Einhaltung vieler Regeln notwendig scheint.

Aber wie sieht die Situation wirklich aus? In allen westlichen Industrieländern ist weniger als jede fünfte schwangere Frau möglicherweise nicht optimal mit Eisen versorgt und hat einen Eisen-mangel. Frauen verlieren mit der Menstruationsblutung regelmäßig Eisen, brauchen daher mehr als Männer. Das wachsende Kind baut in der Schwangerschaft seine Eisenspeicher und roten Blutzellen auf – dafür ist zusätzliches Eisen notwendig. Daher lag über lange Zeit der Fokus medizinischer Überlegungen darauf, mögliche Eisenmangelzustände zu verhindern. Selbstverständlich ist diese Situation von der Natur »begriffen« und so gesteuert, dass die Reproduktion des Menschen schon immer funktionieren konnte. Der Eisenstoffwechsel ist durch rückkoppelnde Steuerungen bestimmt, Über- und Unterversorgung werden so gut wie möglich verhindert. In der Schwangerschaft sorgt hormonelle Steuerung dafür, dass sich der Eisengehalt im Blut der Mutter zeitweise absenkt und die Versorgung des Babys über die Plazenta dominiert. Eisenwerte im Blut liegen bei vollkommen gesunder Schwangerschaft daher zeitweise unter den Werten vor der Schwangerschaft. Das ist so angestrebt. Der hoch regulierte Eisenstoffwechsel sorgt dafür, dass immer dort ausreichend Eisen zur Verfügung steht, wo es am meisten gebraucht wird, und steuert entsprechende Prioritäten. Die Plazenta stellt sicher, dass das Baby der erfolgreiche »Parasit« des mütterlichen Eisens ist. Erst im letzten Drittel der Schwangerschaft zieht es ca. 80 Prozent seines Eisens direkt vom mütterlichen Blut ab.[338] Das Kind entzieht der Mutter Eisen, selbst wenn dort bereits ein eigentlich zu niedriger Eisenspiegel zu messen ist. Auch Babys anämischer Mütter haben meist ausreichend Eisen. Eisenmangel beim Baby wird noch nicht zum Zeitpunkt der Geburt deutlich, aber in den ersten Monaten danach.[339] Ursachen sind vermutlich kleinere Eisenspeicher und dass die Versorgung durch die Milch der Mutter geringer ist als während der Schwangerschaft.

Neuere Forschungsergebnisse warnen vor einer Überladung des schwangeren Stoffwechsels mit Eisen. In der späten Schwangerschaft ist das steuernde Hormon Hepcidin kaum vorhanden, was die Eisenaufnahme verstärkt und die Eisendepots der Mutter mobilisiert. Bildlich gesprochen öffnet die Steuerung das Fenster zur höchstmöglichen Eisenaufnahme aus der Nahrung ins verteilende Blut und zieht so viel wie möglich Eisen in das Baby, das seine roten Blutzellen vermehrt und Eisendepots anlegt. So entsteht ein offener Durchzug, der gegenüber einer künstlichen Einführung großer Eisenmengen offen steht, aber unzureichend vorbereitet oder geschützt ist. Das ist das ungefähre Bild dessen, was die Forschung derzeit beschreibt. Im Jahr 2016 fand in den USA ein internationaler Workshop statt, der die aktuellen Erkenntnisse zusammentrug.[340] Es wurde klar, dass es eine schädliche Unterversorgung, aber auch eine schädliche Überversorgung mit Eisen in der Schwangerschaft geben kann – somit einen optimalen Mittelbereich. Sowohl Unter- als auch Überversorgung können zu Schwangerschaftskomplikationen wie zu geringem Geburtsgewicht, zu früher Geburt oder mütterlichem Bluthochdruck führen. Künstliche Eisenzuführung durch Nahrungsergänzungsmittel, das zeigten diverse Studien einheitlich, führten in vielen Fällen zu einer höheren Rate solcher Probleme, die auch bei einem zu niedrigen Eisenstatus auftreten können. In der Folge eines Bluthochdrucks und anscheinend der Eisenüberladung kommt es öfter zu einer Präeklampsie. Sie tritt nur bei Menschen und einigen Menschenaffen auf und entzieht sich der Forschung, weil solche Versuche an Menschen und Menschenaffen als unethisch eingestuft werden und nicht stattfinden dürfen. Daher sind ihre Entstehungsabläufe nicht vollständig klar.[341] Die Präeklampsie stellt eine der häufigsten Komplikationen in der Schwangerschaft dar und kann im Grunde nur durch die Geburt beendet werden. Zusätzlich führt ein zu hoher Eisenstatus zur Schwächung der Immunabwehr, der Bekämpfung von Entzündungen und hat einen hemmenden Einfluss auf die Versorgung mit Kupfer. Die Aufnahme von Zink, dessen Mangel das Wachstum des Babys bremst, wird bereits bei leichten Gaben von Eisen-Supplements verringert.[342]

Wer ab und zu auch Fleischprodukte isst, der ist ausreichend versorgt, denn das im roten Blutfarbstoff Hämoglobin gebundene

Eisen wird beim Essen optimal aufgenommen. Erst wenn Fleisch in Flüssigkeit länger gekocht wird und damit seine Farbe verliert, liegt das Eisen in einer chemischen Form vor, wie sie auch in Pflanzen vorkommt. Dann kann es bei der Verdauung schwieriger aufgenommen werden. Sich vor allem überwiegend pflanzlich Ernährende haben meist einen niedrigeren Eisen-Status, das zeigte eine Auswertung von über 20 Vergleichsstudien zwischen Menschen, die sich vegetarisch und nicht vegetarisch ernährten.[343] Das liegt auch daran, dass wichtige Pflanzeninhaltsstoffe Eisen binden und so die Aufnahme im Körper behindern. Die deutschen Empfehlungen zur Ernährung in der Schwangerschaft sehen keine generelle Notwendigkeit einer Einnahme von Eisenpräparaten vor.[344] Nur bei vegetarischer Ernährung, vor allem bei veganer Lebensart, oder bereits vor der Schwangerschaft angespannter Eisenversorgung kann das notwendig werden. Die im Rahmen der Schwangerschaftsvorsorge untersuchten üblichen Blutparameter zur Eisenbestimmung schaffen hier Klärung. Die Empfehlungen beschreiben, dass Ärztinnen und Ärzte, die Schwangerschaften betreuen, in Deutschland möglicherweise zu schnell Eisen-Supplements verordnen. Wir raten dringend davon ab, ohne ärztliche Rücksprache Eisenpräparate in der Schwangerschaft einzunehmen.

Selen

Dieses Spurenelement ist in vielen Lebensmitteln enthalten. Praktisch bekannt wurde seine lebensnotwendige Rolle in Neuseeland. Dort kam es zur Zeit des aufkommenden Booms der Schafhaltung in einigen Landesbereichen der Südinsel zu erheblichen Schwierigkeiten. Beobachtet worden waren Probleme bei der Fortpflanzung, bei den trächtigen Tieren und später auch bei Schafen, die sich nur noch schwer auf den Beinen halten konnten.[345] Sie entwickelten die sogenannte Weißmuskelkrankheit. Zu Anfang der 1960er-Jahre zeigten Studien, dass ein Mangel an Selen die Ursache war. In den späten 1970er-Jahren wurden Herzmuskelerkrankungen bei Kindern im Kreis Keshan in China als Folge eines Mangels an Selen diagnostiziert. Bei den Schafen und auch bei den Kindern führte eine ausreichende Versorgung dazu, dass die Erkrankung verschwand.

Seit den späten 1950er-Jahren galt zu viel verabreichtes Selen als krebsfördernd. Später dann, in den 1980er-Jahren, wurde Selen als Antioxidanz eine wichtige Rolle bei der Verhinderung von Krebs zugesprochen. Widersprüchliche Studien folgten. Heute wird es immer wahrscheinlicher, dass eine optimale Versorgung mit Selen Krebszahlen senkt, eine Überversorgung das Gegenteil bewirkt.[346] Trotz einer geschätzten Zahl von insgesamt 100.000 erschienenen wissenschaftlichen Veröffentlichungen fehlt noch heute ein wirkliches Verständnis der vielen Funktionen von Selen im Menschen.[347] Klar ist die Funktion des Spurenelementes in einem Enzym, das reaktive Sauerstoffverbindungen abbaut. Selen ist außerdem wichtiger Baustein für die Bewegungsfähigkeit von Spermien und der hormonellen Steuerungen im Körper. Es besitzt eine entgiftende Funktion bei Belastungen mit Quecksilber oder Kadmium.[348] Diese Rolle von Selen könnte erklären, warum Fleisch von stark mit Quecksilber belasteten Raubfischen bei gleichzeitig hohem Gehalt an Selen nicht die zu erwartenden schädlichen Wirkungen des Quecksilbers auf die Gehirnleistung von Kindern, die diese Fische viel essen, entwickeln, sondern die Kindergesundheit ganz im Gegenteil fördern.[349]

Bei Selen liegen die Dosis, die der Körper täglich für eine gute Funktion braucht, und die schädliche giftige Menge nur wenig auseinander. Der geringe Spielraum zwischen gesunder und ungesunder Versorgung durch Ernährung sorgt für Risiken bei der Einnahme von Nahrungsergänzungsmitteln (Supplements). Dabei kommt es sowohl bei einer Unterversorgung als auch bei einer Vergiftung zu Herzproblemen oder zu hormonellen Störungen. Die Situation bei Selen zeigt in einem sehr deutlichen Fall die typische Gesundheitssituation bei Spurenelementen. Zwischen einer zu niedrigen

Versorgung und der zu Vergiftungserscheinungen führenden Über-
versorgung liegt ein optimaler Bereich. Um es zu verdeutlichen:
Eine normale Paranuss enthält bereits fast die ganze empfohlene
Tagesmenge an Selen. Ein kleines Steak von 100 g deckt bereits den
halben Tagesbedarf ab. Selbst eine Schale Getreide enthält rund ein
Fünftel der Tagesversorgung.[350] Sorgen in der Schwangerschaft und
als junge Eltern in Deutschland sind unbegründet, solange nicht
Nahrungsergänzungsmittel mit Selen eingenommen werden.
Durchschnittliche Gehalte an Selen in Muttermilch in Deutschland
zeigen, dass mit dem Stillen eine optimale Versorgung der Babys
gewährleistet ist.[351]

Kann man auch zu viele Vitamine und Spurenelemente zu sich nehmen?

Einige seltene, nur in Spuren vorhandene Bestandteile der Nahrung
sind bei allen Säugetieren essenziell und können nicht ersetzt werden: Dazu zählen auch die Vitamine und Spurenelemente, die wir
in diesem Kapitel in den Mittelpunkt gestellt haben. Bei ihnen versucht unser Körper eine Balance zwischen Steuerung der Aufnah-
mevorgänge, rückgekoppelter Optimierung der inneren Verteilung,
Anlage von Depots und Kontrolle der Ausscheidung aufrechtzuerhalten. Im besten Fall können erhöhte Aufnahme (Resorption)
oder verringerte Ausscheidung die gesunde Versorgung der Organe
noch gewährleisten. Wichtig zu wissen ist hier, dass auch zu viel
Angebot bald zur Überfütterung dieser Steuerungen und damit zu
Veränderungen führt, die Schäden verursachen können. Nicht nur
Unterversorgung, auch Überversorgung kann kritisch sein.

Wie bei den Vitaminen auch, brauchen wir jedes essenzielle
Spurenelement in bestimmten Mengen, um gesund weiterleben
zu können. Es gibt einen optimalen Bereich der Versorgung. Während unser Körper im Laufe der Evolution »gelernt« hat, kurzfristige

Mangelzeiten zu überstehen, besteht anscheinend weniger evolutionäre Erfahrung mit Überfluss. Diese Erkenntnis »gesund und doch gefährlich« gilt für die meisten Nahrungsbestandteile. Zu viel des Guten ist nicht gesund. Das ist besonders für schwangere Frauen, die mit Nachrichten zu möglicher Unterversorgung bei sich oder dem Baby bombardiert werden, eine wichtige Grundinformation.

Extreme Ernährungsarten, die zwar persönlich festgelegten Regeln, aber nicht unserer evolutionären Geschichte der menschlichen Ernährung entsprechen, bringen leicht die komplexen physiologischen Steuerungssysteme des Organismus aus dem Gleichgewicht. Das gilt insbesondere in angespannten Stoffwechselsituationen wie der Schwangerschaft, in der viel Neues aufgebaut werden muss, oder der Stillzeit, in der die Versorgung des zusätzlichen Menschen gewährleistet werden muss. Der wissenschaftliche Blick in die komplexen Steuerungen des Stoffwechsels und der Zellfunktionen ist faszinierend und bis heute nur zu Teilen verstanden.

Wie können Schwangere gut mit Vitaminpräparaten umgehen?

Schon beim ersten Besuch der gynäkologischen Praxis zum Anfang der Schwangerschaft erhalten viele schwangere Frauen eine Probe mit Nahrungsergänzungsmitteln geschenkt. Das sind meist Präparate, die verschiedene Vitamine und Spurenelemente kombinieren. Auch Hebammen wie mir werden Gratismuster für betreute Frauen angeboten. In Deutschland ist es ein Produkt von Procter & Gamble, das seit rund 20 Jahren auf dem Markt ist und vom Marktführer Merck aufgekauft wurde (»Femibion®«), oder von Bayer (»Elevit®«), das erst seit einigen Jahren erhältlich ist. Laut Merck gingen knapp die Hälfte aller Verkäufe auf Empfehlungen von Ärztinnen und Ärzten zurück. Apotheken waren nur in etwa 25 Prozent ausschlaggebend.[352] Viele Frauen erzählen mir, dass ihnen in der Praxis oft gleichlautend mit der Produktinformation erklärt wird: »Frauen im ersten Drittel der Schwangerschaft haben einen besonderen Nährstoffbedarf, der in der Regel nur schwer über die tägliche Ernährung zugeführt werden kann.« Und schon ergibt sich das Bild, dass eine ausgewogene Ernährung grundsätzlich für eine schwangere Frau nicht ausreicht. Das ist nicht nur falsch, sondern lässt unsinnig Sorgen aufkommen. Diese Nahrungsergänzungsmittel enthalten meist von fast allen Vitaminen und Spurenelementen so viel, dass alle anderen Quellen der Ernährung nicht mehr notwendig wären. Andere stellen sehr unterschiedliche Anteile der empfohlenen Tagesmengen bereit oder gar das Vielfache der empfohlenen Tagesmengen. Mehr hilft mehr? Oder gehen die Hersteller davon aus, dass schwangere Frauen nur diese Tabletten essen und auf alles andere wie Milch, Obst und Gemüse in der Schwangerschaft verzichten?

2014 führte die Verbraucherzentrale Baden-Württemberg einen »Marktcheck« durch.[353] Sie prüfte die 25 üblichsten Produkte und verglich ihre Inhaltsstoffe mit den Empfehlungen der deutschen Fachgesellschaften und Bundesbehörden. Die Hälfte aller Produkte enthielt mehr Folsäure als empfohlen. Einige überschritten bei Jod die empfohlene Menge deutlich. Wieder andere enthielten Eisen, andere Selen. Im Jahr 2020 hatte sich die Situation nicht grundsätzlich verbessert.[354] Wie problematisch eine unbedachte Einnahme hier teilweise sein kann, haben wir oben in diesem Kapitel bei den einzelnen Vitaminen und Spurenelementen ausgeführt. Die Preise für eine Tagesdosis der Präparate konnten drei Cent betragen, aber auch 1,47 Euro. Was ist hier los? Die Verbraucherzentrale formulierte zurückhaltend: »Produktempfehlungen und Probepackungen, die in Arztpraxen ohne Berücksichtigung des individuellen Bedarfs ausgegeben werden, können zu Verunsicherung führen und erschweren eine bedarfsgerechte Kaufentscheidung. ... Tatsächlich können schwangere Frauen ihren Nährstoffbedarf in der Regel über herkömmliche Lebensmittel decken. Von den Fachgesellschaften … wird lediglich die Supplementierung von Folsäure und Jod empfohlen.« Nach den hier zitierten Empfehlungen der Fachgesellschaften sollten bis zum Ende der 12. Schwangerschaftswoche 400 Mikrogramm Folsäure und über die Zeit der Schwangerschaft und Stillzeit noch 150 Mikrogramm Jodid eingenommen werden.[355]

Auch Öko-Test bewertete 17 Vitaminpräparate für schwangere Frauen. Das beste Produkt erhielt die Bewertung »ausreichend«. Alle anderen fielen durch mit den Bewertungen »ungenügend« oder »mangelhaft«.[356] Auch reine Folsäure-Tabletten wurden von Öko-Test[357] untersucht. Von 16 Produkten enthielten nur zwei die empfohlene Menge, zwölf das rund Zehnfache. Die Preise der täglich einzunehmenden Tabletten lagen zwischen 14 und 65 Cent. Allein mit Folsäure-Präparaten wird in Deutschland ein Jahresumsatz von 86 Millionen Euro erzielt. Insgesamt werden hier 3,7 Millionen Packungen verkauft.[358]

Selbstverständlich sollte erwartet werden, dass Tabletten mit Vitaminen, Spurenelementen und Makroelementen wie Eisen bei unterernährten und anämischen schwangeren Frauen zu weniger untergewichtigen Babys führen. Studien an mehr als 100.000 Frauen konnten genau das auch zeigen.[359] Für stillende Mütter liegen keine ausreichenden Daten vor.[360] In den ärmeren Ländern der Welt scheint ein Mangel an vielen Spurenelementen, Folsäure und Eisen bei schwangeren Frauen ein allgemeines Gesundheitsproblem zu sein. Dies ist verbunden mit der häufiger auftretenden Frühgeburtlichkeit, den vielen zu kleinen Babys und einer hohen Rate von Totgeburten.[361] Können die Ergebnisse dieser Studien auf ausreichend ernährte Frauen in Ländern mit hohem Einkommen, wie in Deutschland, übertragen werden? Die Antwort lautet: nein. Studien mit über einer Viertelmillion schwangerer Frauen und unterschiedlichen zusätzlichen Multivitaminzusätzen gaben zwar schwache Hinweise auf eine verringerte Rate von Fehl- und Totgeburten. Diese Hinweise ergaben sich aber nur aus Daten, die außerhalb von Europa, Nordamerika, Australien und Neuseeland erhoben wurden. Die Autorinnen und Autoren betonten, dass selbst diese Ergebnisse nicht ausreichten, um Empfehlungen zur Einnahme von Multivitaminpräparaten zur Verhinderung von Fehl- und Totgeburten auszusprechen.[362]

Es gibt eine spezielle »Lehrmeinung«, die annimmt, dass Versorgungsdefizite in unserem Körper der wichtigste Auslöser von Krankheiten seien. Die Anhänger dieser »orthomolekularen Medizin« sind der Ansicht, dass hoch dosierte Nahrungszusätze wie etwa eine Megavitamin-Therapie das Leben gesünder machen. Wie viel ist hier aber nachweislich zu viel? Eine Bewertung der in Deutschland auf dem Markt befindlichen Nahrungsergänzungsmittel macht es bei einigen Inhaltsstoffen (wie Vitamin A, Karotin, Zink, Fluor, Eisen) bei täglicher Einnahme möglich oder gar wahrscheinlich, dass tolerierbare tägliche Maximalmengen erreicht oder überschritten werden, wenn sich schwangere Frauen »auch noch« normal ernähren.[363] Allgemeine Betrachtungen lassen vermuten, dass nur milde und zeitlich beschränkte »Nebenwirkungen« von überdosierten Vitaminen oder Spurenelementen in der Schwangerschaft zu erwarten sind.[364] Der Wissensstand zu tolerierbaren höchsten Tagesaufnahmemengen für schwangere und stillende Frauen ist jedoch nicht so gut, dass halbwegs sichere Aussagen möglich sind. Wer übermäßige Mengen zu sich nimmt, trägt das Risiko von Nebenwirkungen selbst. Wenn Sie ein Nahrungsergänzungsmittel mit vielen Vitaminen und Spurenelementen einnehmen wollen, dann ist nicht jedes Produkt gleichermaßen akzeptabel. Wir erlebten immer wieder die Einnahme verschiedener Nahrungsergänzungsmittel nebeneinander. Das sollte unbedingt vermieden werden, da ein Supplement-Produkt für schwangere Frauen bereits meist den Tagesbedarf abdeckt. Zu viel kann zu viel für den gesunden Verlauf der Schwangerschaft sein!

Kapitel 6

Chemikalien in Alltagsprodukten verstehen

Die Aussagen zu allem »Chemischen« werden häufig begleitet von einem tiefen Seufzer und der Schilderung eines stinklangweiligen Chemieunterrichts in der Schule. Wir machen oft die Erfahrung, dass es fast zum guten Ton zu gehören scheint, die Zusammenhänge der Chemie nicht verstehen zu wollen. Nun, wenn dieses Gefühl auch bei Ihnen vorherrscht, machen Sie sich bewusst, dass alles auf dieser Welt und im Universum aus chemischen Substanzen besteht. Mit Chemikalien kommen Eltern, schwangere Frauen und kleine Kinder auf vielen Wegen in Kontakt, die wir in diesem Buch an zahlreichen Stellen behandeln: über die Verschmutzung der Umwelt (s. Kapitel 8), über Nahrung und »Kontaminanten« darin (s. Kapitel 2) sowie über das Trinkwasser (s. Kapitel 4). Im folgenden Kapitel konzentrieren wir uns auf Themen, die ein grundlegendes Verständnis zur Prüfung und Bewertung industriell hergestellter Chemikalien, wie sie sich in vielen Produkten des täglichen Bedarfs wie etwa der Kosmetik finden, und der Erkennung ihrer gesundheitsschädlichen Wirkungen ermöglichen können.

Sind synthetische Chemikalien gefährlicher als natürliche Chemikalien?

Aus unseren Beratungen der letzten Jahrzehnte haben wir eines gelernt: Mit Chemikalien ist allzu einseitig ein negatives Bild verbunden. Es ist fest verknüpft mit Gefahr und Schädlichkeit. Wenn von »Chemie« die Rede ist, dachten Eltern besonders an synthetisch hergestellte chemische Stoffe, die in hoher Konzentration in einigen Haushaltsreinigern vorhanden sind. Daneben existiert »Chemie« in ihren Augen als gefährlicher Zusatz oder als Verunreinigung in Nahrung oder Haushaltsprodukten. Es ist Eltern klar, dass es sich um eine Chemikalie handelt, wenn Stoffe im Kinderspielzeug, Bestandteile von Lebensmitteln oder Kosmetika etwa als »3α,9α-Epoxy-14β,18-(2´-oxyethyl-N-methylamino)-5β-pregna-7,16-dien-3β,11α,20α-triol 20α-2,4-dimethylpyrrol-3-carboxylat« bezeichnet werden. Und so überlegen sie dann, ob solche Chemikalien vielleicht besser nicht in diesen Produkten sein sollten.

Wir hören sehr oft die Aussage »bloß keine Chemie«. Bei genauerer Nachfrage erfahren wir dann, dass synthetische Chemikalien als besonders ungesund angesehen werden, Chemikalien aus der Natur hingegen als gesund oder als nicht schädlich wahrgenommen werden. Das soeben mit der systematischen Nomenklatur chemischer Wissenschaft aufgeführte natürliche Batrachotoxin zeigt das Gegenteil dieser Annahme. Es wirkt so stark auf die Nervensteuerung insbesondere des Herzens, dass eine Nutzung als Arzneimittel ausgeschlossen blieb, obwohl es aus so natürlichen Lebewesen wie Käfern und Fischen gewonnen wird. Viele der chemischen Bezeichnungen, wie oben zu sehen, sind so kompliziert, dass Trivialnamen vergeben werden, um leichter über sie kommunizieren zu können. Wichtig zu wissen ist, dass die giftigsten Stoffe überhaupt sogenannte natürliche Chemikalien sind.

Dazu gehört die Gruppe der Botulinumtoxine (»Botox«), extrahiert aus Bakterien, die Lebensmittel vergiften (Clostridium Botulinum), oder das Rizin, das aus Rizinus-Samen gewonnen wird. Für alle diese gesundheitsgefährlichen Stoffe gibt es bis heute kein wirksames Gegenmittel (Antidot), um eine tödliche Vergiftung abzuwenden. Botox ist dermaßen giftig, dass hoch entwickelte chemische Nachweismethoden nicht in der Lage sind, die Reinheit für die »kosmetische« Anwendung zu sichern. Das in der Medizin im Fachbereich der Neurologie als Mittel gegen spezielle Bewegungsstörungen eingesetzte Präparat wird als Arzneimittel eingestuft, bei dem Tierversuche durchgeführt werden dürfen. In der Kosmetikanwendung von Botox, bei der normalerweise keine Tierversuche erlaubt werden, galt diese Vorschrift dann aber auch, weil der Stoff ja unter den Arzneimitteln geführt wird. So musste bis vor einigen Jahren jede Botox-Produktionscharge an rund hundert Mäusen geprüft werden.[365] Bei diesen Sicherheitsstudien starben jährlich Hunderttausende von Mäusen qualvoll. Die Zahl dieser Tierversuche sank inzwischen durch zusätzliche Nutzung tierversuchsfreier Methoden, aber es müssen immer noch Tiere für die Kosmetikanwendung von Botox sterben.

Das zweite Beispiel, Rizin, stammt aus Rizinus-Samen des Wunderbaums (als Verweis in Naturprodukten der Kosmetik oft als »Castor-Oil-Pflanze« bezeichnet). Es kann ohne chemische Veränderung herausgelöst werden. Rizinus-Öl ist ein stark abführendes Mittel, das auch Wehen auslöst, und daher in der Schwangerschaft und Stillzeit unbedingt gemieden werden muss. In der chemischen Industrie galten solchermaßen hochgiftige Stoffe schon immer als kaum brauchbar in der Produktion, da die Sicherheit der Beschäftigten und Anlagen nur schwer geschützt werden konnte. Daher sind bisher alle synthetischen Chemikalien in Massenprodukten weniger giftig als die gerade beschriebenen Naturstoffe. Die nächsten Plätze in den Top 20 der giftigsten Chemikalien sind toxische oder strahlende Mineralien, zellenzerstörende säureartige Stoffe (vor allem Gase) und wenige speziell entwickelte militärische Kampfstoffe. Wenig bekannt ist, dass nicht nur die giftigsten Stoffe, sondern auch die am stärksten krebserzeugenden Chemikalien natürliche Chemikalien sind, so wie das bei Schimmel gebildete Aflatoxin.

Viele Menschen nehmen nicht wahr, dass synthetische Chemikalien oft exakte Nachbauten natürlicher Stoffe sind (wie Arzneimittel und viele Vitamine in Nahrungsergänzungsmitteln), dass auch Bioprodukte häufig aus synthetischer Chemie bestehen (wie Seifen, die immer erst durch chemische Reaktionen mit Fettsäuren entstehen) und dass viele zu hundert Prozent aus Plastik bestehende Produkte geliebt werden (wie Lego-Bausteine, deren vollständige Zerstörung im Meer bis zu 1.300 Jahren brauchen würde[366]). Die allermeisten Chemikalien aber, egal ob natürlich oder synthetisch, stellen für unsere Gesundheit kein Risiko dar. Aber es gibt auch natürliche und synthetische »Übeltäter«. Zudem kann die Summe vieler solcher gefährlicher Stoffe ein zusätzliches Risiko darstellen. Dabei sollte Wissen über Gefahren keine Ängste hervorrufen, sondern Respekt und angepasste Umsicht erzeugen.

Wie sicher sind in Umwelt und Produkten eingesetzte Chemikalien?

Seit der Inkraftsetzung der europaweiten REACH-Verordnung 2007 muss die chemische Industrie Sicherheitsberichte und Untersuchungen vorlegen, die das Risiko der von ihnen verwendeten Chemikalien beschreiben. Stoffe, die ausschließlich für Kosmetik eingesetzt werden, sind von dieser Anforderung ausgeschlossen. REACH schließt, daher die Abkürzung, die Registrierung (Registration), Bewertung (Evaluation), Zulassung (Authorisation) und Beschränkungsmaßnahmen zu Chemikalien (Restriction of Chemicals) ein. Damit wurden Hersteller und Importeure von Chemikalien erstmalig gezwungen, die Risiken ihrer Produkte systematisch zu bewerten. Die Europäische Chemikalienagentur in Helsinki stellt sicher, dass diese Anforderungen in allen europäischen Ländern erfüllt werden.

Diese Verordnung löste das in die Kritik gekommene Chemikaliengesetz ab, das 1982 in Deutschland in Kraft getreten war: Dieses »durfte« erst einmal nur für neu auf den Markt gebrachte Stoffe gelten, soweit es den Zwang zu Sicherheitsstudien betraf. Die damals bekannten rund 100.000 produzierten Chemikalien unterlagen nur einer mehr oder minder freiwilligen Prüfungs-Aktivität, den »Altstoffberichten«. Es fehlten also in großem Umfang wissenschaftliche Studien für vollständige Bewertungen. Die politische Reaktion in Europa auf diesen nicht sehr ergebnisreichen Bewertungsprozess, auf den die Behörden wenig Druck ausübten und für den die chemische Industrie kaum zusätzliche Studien lieferte, bestand in einem Weißbuch der Europäischen Kommission zur Chemikalienpolitik[367] und mündete letztlich in die REACH-Verordnung. Toxikologische Untersuchungen und Studien auch zu Fortpflanzung und Schwangerschaft wurden damit zwingend notwendig, abhängig vom Produktionsvolumen und damit indirekt dem Gewinn, aber auch der Verbreitung einer Chemikalie in der Umwelt.

Bis zu diesem Grad an politischer und gesellschaftlicher Sensibilität für die Sicherheit von Chemikalien war es ein weiter Weg. Als die Meeresbiologin Rachel Carson 1962 ihr Buch *Silent Spring* (dt.: *Der stumme Frühling*) veröffentlichte, war kaum zu erwarten, dass damit nicht nur ein Bestseller erschien, sondern überhaupt erst eine öffentliche Diskussion über die Umwelt- und Gesundheitsgefahren von Chemikalien begann. Die Autorin prangerte die verheerenden Folgen des Einsatzes von Pestiziden an, ihre schädliche Wirkung auf die Natur, insbesondere auf das entstehende Leben und die nachfolgenden Generationen.[368] In den 1960er-Jahren begann damit ein langsames Umdenken, was den Einsatz von Chemie in der Landwirtschaft betraf. Diejenigen, die vom technischen Fortschritt dieser Mittel überzeugt waren, und jene, die damit gut Geld verdienen konnten, gerieten langsam in die Defensive.

Das kritische Verständnis von Nutzen und Risiken synthetischer organischer Chemikalien begann mit dem unbekümmerten Einsatz von Pestiziden. Bekanntestes Beispiel ist das Insektenbekämpfungsmittel DDT (Dichlordiphenyltrichlorethan). Der Wirkstoff war bereits Ende der 1930er-Jahre entwickelt worden, wurde aber erst zum Ende des Zweiten Weltkriegs vom amerikanischen Militär großflächig eingesetzt. DDT stand nach dem Krieg für eine Umgebung des Menschen, die frei von schädlichen Insekten und Seuchen und von über Insekten verbreitete Massenkrankheiten sein sollte. Malariamücken wurden beispielsweise mit DDT bekämpft. Im Juni 1944 veröffentlichten amerikanische Ärzte im *Time Magazine* Bedenken gegen den Einsatz der Chemikalie, was allerdings von der Kriegsberichterstattung überdeckt wurde. Der Artikel hatte wenig Nachhall angesichts der großen Erfolge und Chancen, die DDT bei der erfolgreichen großflächigen Vernichtung von »Schädlingen« hatte. Über vier Jahre lang bereitete Rachel Carson schließlich Forschungsarbeiten auf, die die Gefahren des Einsatzes immer deutlicher werden ließen. In dieser Zeit wurde zur Gewissheit, dass Menschen und Tiere Chemikalien wie DDT über die Nahrungskette aufnehmen und in sich anreichern können.

Die neuen Güter für die wachsende Konsumgesellschaft waren ein weiteres Feld, auf dem sich Regularien für Chemikalien erst langsam entwickelten. In den 1950er-Jahren setzte die Massenproduktion von Plastik ein. Obwohl bei der Produktion und Nutzung von Plastik sowie dessen Entsorgung als Abfall synthetische chemische Stoffe in die Umwelt freigesetzt wurden, gab es in den 1960er-Jahren nur wenig Sicherheitsauflagen und keine Zulassungsverfahren für Chemikalien. Als eine Folge des veränderten Problembewusstseins, das Rachel Carson in der Öffentlichkeit auslöste, wurde 1970 die amerikanische Umweltschutzbehörde Environmental Protection Agency (EPA) gegründet, die später auch ein Mitwirkungsrecht bei der Zulassung von Pestiziden erhielt. Deutschland war hier kein Vorreiter. Erst vier Jahre später wurde das deutsche Umweltbundesamt (UBA) gegründet, das erst mehr als ein Jahrzehnt später ein volles Mitwirkungsrecht bei der Zulassung von Pestiziden erhielt. Fast zeitgleich mit der Veröffentlichung des Buches *Der stumme Frühling* kam 1961 der Contergan-Skandal an die Öffentlichkeit. Das als Contergan oder Softenon vermarktete Arzneimittel Thalidomid war seit 1957 schwangeren Frauen als Schlaf- und Beruhigungsmittel verabreicht worden, das vor allem auch gegen die morgendliche Schwangerschaftsübelkeit wirken sollte. Nach den bis dahin üblichen Laboruntersuchungen an Nagetieren galt der Wirkstoff für den deutschen Hersteller und die deutschen Behörden nicht als schädlich für den Menschen oder gefährlich für das in der Gebärmutter wachsende Baby. In den USA bestanden jedoch Zweifel an der Aussagekraft der Studien, und die Zulassung verzögerte sich dort. Nachdem eine Häufung von Fehlbildungen bei Kindern bekannt geworden war, wurde der Antrag auf Zulassung von der Arzneimittelfirma in den USA zurückgezogen. Forschungsergebnisse konnten Jahrzehnte später zeigen, dass Thalidomid einen speziellen Wachstumsfaktor hemmt, der die Ausbildung von Organen und Gliedmaßen beim Ungeborenen steuert. Damit sind sie nicht vollständig ausgebildet oder fehlen gar, wenn zu ihrer Bildungsphase Thalidomid im Blut vorhanden war. Diese Wirkung konnte an Ratten und Mäusen nicht, an Kaninchen aber sehr wohl nachgewiesen werden.

Obwohl in Deutschland 5.000 Opfer (oder möglicherweise mehr), von denen rund 40 Prozent kurz nach der Geburt oder im Säuglingsalter starben, zu betrauern waren, wurden in der Öffentlichkeit keine Forderungen gestellt, Industriechemikalien in Analogie zu Arzneimitteln und Pestiziden zu prüfen. Das mögliche Risiko für Fortpflanzung und Schwangerschaft durch Chemikalien im Alltag war kein Thema der öffentlichen oder politischen Debatte. Die Wirkung synthetischer Industriechemikalien auf die Fortpflanzung und das in der Schwangerschaft sich entwickelnde Baby war kaum untersucht.

Diese Situation änderte sich erst, als nun die in den 1970er-Jahren entstehende Umweltbewegung, wie Rachel Carson im Jahrzehnt zuvor, eine enge Verflechtung von Industrie, Zulassungsstellen und Hochschulforschung kritisierte und mehr Verpflichtungen für die Hersteller von Chemikalien verlangte. Es wurde schnell klar, dass die meisten Studien zu den Gesundheitsgefahren für Industriechemikalien nicht öffentlich zugänglich waren und zudem kaum Studien zu Langzeitwirkungen durchgeführt worden waren. Aber der gesellschaftliche und politische Prozess war angestoßen – und führte schließlich zu den umfassenden Auflagen für chemische Produkte in der Europäischen Union, wie sie heute mit REACH in Kraft sind.

Sind Tierversuche bei der Prüfung von chemischen Risiken für schwangere Frauen und ihre ungeborenen Babys wirklich notwendig?

Als in den 1980er-Jahren die lückenhaften Prüfverfahren beim Chemikalieneinsatz in die Diskussion gerieten, wurden auch die mangelnde Sicherheit und der fehlende Wille zum besseren Schutz der Schwangerschaft zum gesellschaftlichen Konfliktthema. Tierschützerinnen und Tierschützer sowie die Industrie kritisierten die zwei Jahrzehnte später in der Planung befindlichen strengen Vorgaben der heute gültigen REACH-Verordnung, weil geschätzte sieben bis neun Millionen Versuchstiere für Studien notwendig werden würden. Wissenschaftlerinnen und Wissenschaftler machten klar, dass 80 bis 90 Prozent aller dieser Tiere genutzt würden, um die Risiken für Mutter und Kind abschätzen zu können.[369] Daran wird allzu deutlich, wie mangelhaft die Informationen selbst zu Chemikalien, die in großen Mengen hergestellt wurden, noch Anfang der 2000er-Jahre waren.

Um schädigende Effekte auf das in der Schwangerschaft wachsende Baby zu erkennen, kann bisher kaum auf Laboruntersuchungen ohne Versuchstiere zurückgegriffen werden. Zu vielfältig sind die zu betrachtenden Aspekte. Meist erreicht eine Chemikalie, wenn sie über die Nahrung oder die Atmung ins Blut gelangt, das Baby. Frühere Einschätzungen, dass die Plazenta dabei als wirksamer filternder Schutz dient, haben sich in der Mehrzahl der Fälle als nicht richtig erwiesen. Sowohl der Stoffwechsel der Mutter als auch der des Babys kann den Fremdstoff chemisch verändern. Damit ist möglich, dass ein veränderter Stoff den schädlichen Effekt hervorruft. Jeder Entwicklungsschritt beim Wachsen des Kindes wird spezifisch gesteuert und kann besonders empfindlich für die Einwirkung solcher Stoffe sein. Beantwortet werden muss also die Frage, ob eine Chemikalie in einer der Entwicklungsphasen des heranwachsenden Babys schädlich sein kann.

Noch heute gelten Tierversuche über mindestens eine neue, in einigen Fällen zwei Generationen als einzige Möglichkeit, diese Frage zu klären. Seit einigen Jahren konzentrieren sich die Studien auf eine detaillierte Untersuchung der ersten Generation der Tiere, insbesondere auf die Risiken für das Nerven- und das Immunsystem.[370] Wie sicher diese Studien alle schädlichen Wirkungen erkennen, bleibt in der Wissenschaft noch umstritten. Als bester Standard gelten die Untersuchungen heute dennoch. Die eingereichten Studienergebnisse müssen über die europäische Chemikalienbehörde veröffentlicht werden und sind frei abrufbar (www.echa.europa.eu). Zwar sind die Ergebnisse meist nur für Fachleute verständlich, ermöglichen damit aber Presse, Hochschulen und Behörden eine kostenfreie Einsicht in die vorliegenden Erkenntnisse.

Zeigen einfachere Studien mögliche Effekte auf die Fortpflanzung oder das werdende Leben, werden im Anschluss umfangreichere Forschungen notwendig. Nur auf diesem Weg erkannte schädliche Wirkungen führen auch dazu, dass die Hersteller entsprechende Warnhinweise in ihre Sicherheitsdatenblätter einfügen und auf die Warnetiketten aufdrucken müssen. Aus diesen Warnhinweisen leiten sich praktische Einschränkungen ab. Europäische Vorschriften setzen Grenzen für den Gehalt oder die Anwendung solcher Gefahrstoffe in Produkten bis hin zum Verbot der Nutzung in bestimmten Bereichen. Das Chemikalienrecht unter REACH und andere Vorschriften zu Schädlingsbekämpfungsmitteln, die in der Natur (Pestiziden) oder in oder auf Produkten (Bioziden) eingesetzt werden, sehen für Stoffe, die schädlich auf die Fortpflanzung und die Entwicklung des Kindes in der Schwangerschaft wirken können, besonders strenge Zulassungsverfahren vor. Vorschriften zu Pestiziden und Bioziden verlangen solche Prüfungen routinemäßig.

Welche Rolle spielen Tierversuche bei der Bestimmung von Risiken für Neugeborene, Kinder und Erwachsene insgesamt?

Die gesunde Entwicklung von Babys kann nach der Geburt durch Chemikalien in der Nahrung oder der Umgebung gefährdet werden. Die beste Ernährung erfolgt in den ersten Monaten ausschließlich aus Muttermilch oder bei nicht gestillten Kindern mit der Säuglingsanfangsnahrung. Wir stellten die Erfahrungen mit den chemischen Verunreinigungen in Kapitel 3 bereits dar. Schadstoffe in der Wohnung, der Innenraumluft und der Außenluft erläutern wir in Kapitel 8. Aber wird die Schädlichkeit von Chemikalien in Alltagsprodukten für das Baby besonders berücksichtigt, das fragten uns Eltern immer wieder.

Generell sind natürlich auch alle für Erwachsene gesundheitsgefährlichen Eigenschaften von Stoffen für Kinder gefährlich. Kleine Kinder können aber empfindlicher auf Chemikalien reagieren als Erwachsene. Ihr Gehirn, das Immunsystem und das hormonelle System sind noch nicht zu Ende ausgereift. Sie atmen schneller, essen und trinken in Bezug auf die Proportion ihres Körpergewichts mehr als wir Großen. Als kleine Kinder entdecken sie ihre Umgebung und die Welt über all die Dinge, die sie sich in den Mund stecken.

Zusätzlich muss berücksichtigt werden, dass sich Kinder im stetigen Wachstum befinden. Alles dies zusammen würde nahelegen, dass spezielle toxikologische Untersuchungen für diesen Lebensabschnitt entwickelt wurden. Das ist aber nicht der Fall.

Bei den meisten toxikologischen Untersuchungen werden die Versuchstiere viel höheren Mengen der zu testenden Chemikalie ausgesetzt, als sie bei Menschen jemals zu erwarten wären. Die wissenschaftliche Grundposition ist, dass mit einer hohen Dosis auch Gefahren deutlich erkannt werden, die bei viel geringerer Dosis nur selten auftreten. Um schädliche Effekte bei realistischer Belastung des Menschen erkennen zu können, wäre in jedem Versuch eine große Zahl von Tieren notwendig, um Effekte statistisch sicher feststellen zu können. Mehr Tiere stehen aber im Konflikt mit dem Tierschutz und würden auch die Kosten der Studien deutlich erhöhen, widersprechen in dieser Hinsicht folglich sowohl dem Interesse der Industrie als auch der Tierschutzverbände. Also werden wenige Tiere weiterhin einer unrealistischen Belastung ausgesetzt. Das Ganze führt nicht unbedingt zu einer wissenschaftlich überzeugenden Argumentation, ist aber der aktuelle Kompromiss zwischen ethisch-moralischen Bedenken zu Tierversuchen, wissenschaftlichen Mindestanforderungen und wirtschaftlichen Argumenten. Aus diesen Untersuchungen werden die Belastungen abgeleitet, die noch gerade keine toxischen Effekte erkennen lassen.

Die Erkenntnisse aus den Tierversuchen auf die Vielfalt der Menschen zu übertragen, bringt selbstverständlich Unsicherheiten mit sich. Daher wird die entsprechende Schadensgrenze beim Menschen durch die Nutzung einer Extrapolation, üblicherweise mit einem Faktor 10, aus den Tierergebnissen errechnet. Im nächsten Schritt wird die Variationsbreite bei Stoffwechselunterschieden zwischen den Menschen berücksichtigt. Auch hier wird üblicherweise ein Faktor 10 genutzt. Wenn nicht speziellere Untersuchungen und Erkenntnisse vorliegen, gilt somit ein Sicherheitsfaktor, der Menschen als hundertfach empfindlicher einschätzt als das Tier. Diese abgeleitete toxische Tolerierungsgrenze wird in vielen Fällen, zum Beispiel bei Inhaltsstoffen von Kosmetik, mit der abgeschätzten erwarteten Belastung des Menschen in Bezug gesetzt. Auf diese Weise gilt es, den Sicherheitsabstand zwischen Schadensgrenze und Belastung zu erkennen. Betrachtet wird aber meist nur die eine Belastung mit dem chemischen Stoff und nicht die Vielzahl ähnlicher Chemikalien. Wenn eine Belastung von Kindern anzunehmen ist, werden in diesem Verfahren höhere Abstände und damit größere Sicherheit verlangt. Genauere Bewertungsmethoden sind nur dann möglich, wenn der Stoffwechsel bei Kindern gut bekannt ist. Eine bessere Abschätzung der gesundheitlichen Risiken ist derzeit weltweit nicht möglich.

Toxikologische Tierversuche gelten in der Fachwelt als weitgehend übertragbar auf den Menschen. Über Nagetiere ist inzwischen so viel Wissen angehäuft, dass Wissenschaftlerinnen und Wissenschaftler erkennen können, wann Ergebnisse nicht übertragbar sind. Daher gilt international das Prinzip: Nachweise über gesundheitsschädliche Aspekte unter Laborbedingungen sollen nicht mit dem Argument, es fehle der Nachweis durch Studien an Menschen, als widerlegt gelten. Manche im Tierversuch erkannten Gesundheitsrisiken machen es aber nötig, die Vermarktung von Produkten wirtschaftlich einzuschränken oder praktische Maßnahmen zur besseren Umweltqualität zu ergreifen. Dann gibt es immer wieder Versuche, dieses Prinzip zu kippen: Gesundheitsdaten zur Bevölkerung werden erhoben und statistisch ausgewertet. Solche epidemiologischen Studien können aber bei unzureichender Qualität nicht nachweisen, dass es einen statistischen Zusammenhang zwischen der Gesundheitsbelastung und möglichen Erkrankungen gibt. Das gilt besonders dann, wenn diese Studien eine zu geringe Zahl an Menschen einbeziehen. Messdaten über die Belastung Einzelner mit einem Schadstoff sind oft nicht ausreichend sicher, um Folgen für stark, wenig und gar nicht belastete Menschen zu erkennen. Solche epidemiologischen Studien können aber ergänzende oder neue Erkenntnisse über die Gesundheitsschäden bei Kindern und Erwachsenen bringen. Weil die Tierversuche zur Erkennung von Gesundheitsschäden während der Schwangerschaft und beim heranwachsenden Kind einige spezifische Wirkungen nicht sicher ausschließen können, sind Beobachtungen an Menschen wichtig. Dabei können Zusammenhänge zwischen einer chemischen Belastung und Gesundheitsschäden aber rein zufällig sein, weil die beobachtete Gruppe auch gleichzeitig einer ganz anderen Belastung, wie Rauchen oder Alkoholkonsum, ausgesetzt war oder nicht der normalen Bevölkerung mit ihren Erkrankungen entsprach. Bei epidemiologischen Untersuchungen müssen daher alle Bedingungen oder eine genau zutreffende Kontrollgruppe festgelegt werden. Langfristige Untersuchungen sind genauer als kurzfristige. Bei rückblickenden (retrospektiven) Studien sind Forscherinnen und Forscher auf unsichere Rückschauen angewiesen (»Wie viele Zigaretten rauchten Sie vor zehn Jahren täglich im Durchschnitt?«), die wenig sicher sind. Vorausschauende (prospektive) Untersuchungen sind aufwendiger und dauern länger (»Wie hoch ist die Belastung und wie entwickelt sich die Gesundheit in den folgenden Jahren?«). Epidemiologische Studienergebnisse zeigen richtige Ergebnisse, abhängig von ihrer Qualität und der Stärke des Zusammenhangs zwischen Belastung und beispielsweise einer Tumorbildung. Sie können aber auch falsch-positive wie falsch-negative Ergebnisse hervorbringen.[371] Während bei Tierversuchen vor allem die Prüfstandards der internationalen Organisation für wirtschaftliche Zusammenarbeit und Entwicklung (OECD) gelten, fehlen einheitliche internationale Standards bei epidemiologischen Untersuchungen. So ergeben sich immer wieder Kontroversen über die Aussagekraft einzelner Studien. Im achten Kapitel gehen wir zum Thema Umweltgefahren auf eine Reihe guter epidemiologischer Studien ein, die zeigen, dass kleine Kinder unter bestimmten Belastungen besonders gesundheitlich geschädigt werden.

Diese Untersuchungen ergänzen zum Schutz von Kindern damit die Wissenslücken aus den Laborversuchen. Der Teufel liegt wie so oft im Detail. Grundsätzlich sind solche Untersuchungen an Menschen wertvoller als Laborversuche, weil sie näher an unserer Menschenrealität liegen. Wir müssen uns aber bewusst machen, dass epidemiologische Untersuchungen lediglich aufgetretene Gesundheitsschäden erkennen. Sie bieten also niemals Vorsorge. Selbst wenn ein Gesundheitsschaden auf diese Art erkannt wird, ist er zudem bereits eingetreten – das Kind ist also schon in den Brunnen gefallen.

In welchem Ausmaß sind hormonell wirkende Stoffe auf dem Markt?

Bereits durch Rachel Carson war klar geworden, dass das amerikanische Wappentier, der Weißkopfseeadler, dessen Population durch Jagd Mitte der 1950er-Jahre bereits fast ausgerottet worden war, in den mit DDT belasteten Gebieten noch seltener zu finden war.[372] Die Nester zeigten weniger Eier oder Eier mit zerbrechlicher Schale. Auch bei anderen Vögeln fand sich eine starke Anreicherung des Pestizids, ihre Fortpflanzung war eingeschränkt. Später wurde klar: DDT hatte hormonell gewirkt. Es sollte aber noch drei Jahrzehnte bis zu den beginnenden 1990er-Jahren dauern, bis die Wirkung mancher Chemikalien auf das Hormonsystem als große Umwelt- und Gesundheitsgefahr anerkannt und wichtiges Thema der wissenschaftlichen und öffentlichen Debatte wurde. Für verschiedene Bestandteile und Grundstoffe zur Herstellung von Plastik, für einige Weichmacher in Kunststoffen sowie für Abbauprodukte von Reinigungsmitteln konnten Wirkungen auf die hormonelle Steuerung und die Fortpflanzung vor allem bei Fischen und Reptilien nachgewiesen werden. Sie werden inzwischen als Endokrine Disruptoren (ED) oder einfach Umwelthormone bezeichnet und können oft auch beim Menschen die hormonelle Steuerung stören. Einige dieser endokrin wirksamen Stoffe entstehen natürlich, zum Beispiel in Soja-Produkten, andere sind synthetisch und finden sich in Pestiziden, elektronischen Bauteilen und kosmetischen Produkten.

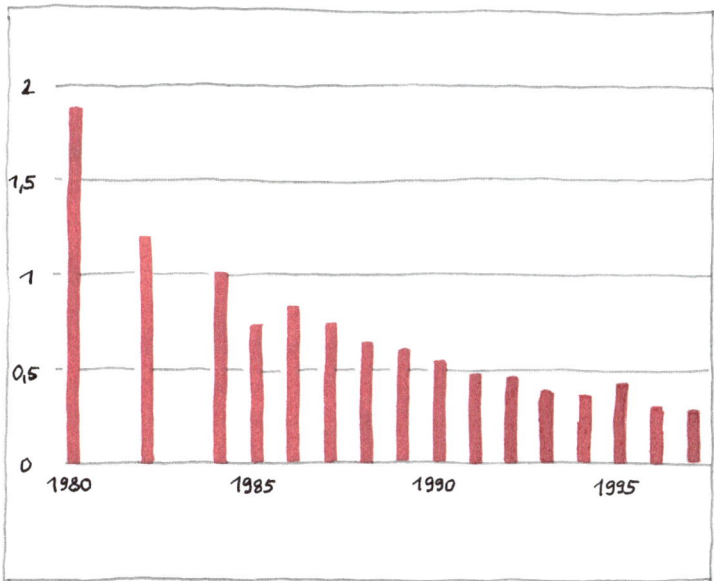

Zeitlicher Trend von DDT in Frauenmilch in Deutschland
(Angaben als mittlerer Gehalt der Jahresmessungen an
Gesamt-DDT in mg/kg Milchfett)[373]

Es besteht der Verdacht, dass solche Stoffe bei entsprechender Belastung des Menschen das Auftreten von Funktionsstörungen bei der Hodenentwicklung bei Jungen verstärken, die Qualität der Spermien senken, die Zahl von Prostatakrebserkrankungen bei Männern und Brustkrebs bei Frauen erhöhen, gestörte Funktionen der Schilddrüse hervorrufen und die Entwicklung des Nervensystems von Babys stören können.[374] Diabetes und Fettleibigkeit (Adipositas) werden in diesem Zusammenhang diskutiert.[375] Schwangere Frauen und Kinder sind der empfindlichste Teil der Bevölkerung und Wirkungen können erst später im Leben auftreten.[376]

Endokrin aktive Chemikalien wirken ähnlich wie natürlich vorkommende Hormone, aber mit viel geringerer Stärke. Das humane Östrogen ist in einem Test mit Ratten mehrere 100.000-fach stärker in der Wirkung als die wichtigsten im Fokus stehenden Stoffe.[377] Behauptet wird von einigen Wissenschaftlerinnen und Wissenschaftlern heute noch, dass Umwelthormone grundsätzlich, in geringster Konzentration sogar stärker, eine Wirkung entfalten könnten,[378] also Grenzwerte fragwürdig wären. Paracelsus erklärte, dass die Dosis das Gift mache, also mit steigender Dosis ein stärkerer Effekt auftrete. Das ist heute unstrittig. In einigen Veröffentlichungen wird daraus die Hypothese suggeriert, dass geringste Dosen schädlicher Substanzen eine positive Wirkung auf Organismen haben könnten (»Hormesis«). Diese theoretische Annahme kann aber derzeit nicht wissenschaftlich sicher bewiesen werden und erscheint im Licht der Erkenntnisse zu dieser Theorie mehr als fragwürdig.

Obwohl ein Streit über die Identifizierung solcher Stoffe, eine offizielle Benennung als gefährliche Stoffe und mögliche Verbote noch längere Zeit andauerte, reagierten die mit der Prüfung von Chemikalien beschäftigten Wissenschaftlerinnen und Wissenschaftler relativ schnell. Schon nach zehn Jahren gab es eine ganze Palette spezifischer anerkannter Testverfahren. Diese Methoden, die in der Mehrzahl tierversuchsfrei sind und sehr spezifisch hormonelle biochemische Aktivität nachweisen, wurden innerhalb der Organisation für wirtschaftliche Zusammenarbeit und Entwicklung (OECD) geprüft und in Strategiedokumenten und Prüfungsanleitungen aufgeführt. Damit sind sie international als Messverfahren zur Ermittlung verdächtiger Chemikalien akzeptiert. Auch die Standardprüfung der Tierversuche zu möglichen Wirkungen auf die Schwangerschaft wurde um Aspekte zu hormonell wirkenden Chemikalien ergänzt.[379]

In Europa wurde 2011 eine Liste der möglichen Endokrinen Disruptoren erstellt. Von etwas über 400 Verdachtsstoffen erwiesen sich nach erster Prüfung rund 200 durch weitere Studien bestätigt.[380] Die Vereinten Nationen erstellten eine ähnliche Liste solcher Stoffe.[381] Diese Listen sind seither auch die Arbeitsgrundlage für wissenschaftliche Arbeiten, für Regelungsmaßnahmen und für die chemische Industrie.[382] Im Jahr 2017 einigte man sich außerdem in der Europäischen Union, wie ein Endokriner Disruptor identifiziert werden soll. Seit 2018 greifen hier die Regelungen für Pestizide (Pflanzenschutzmittel), Biozide und Chemikalien. Stoffe, die schädliche hormonelle Wirkungen bei Säugetieren, also auch bei Menschen entfalten können, sollen zukünftig nur noch unter sehr begrenzten Bedingungen genutzt werden dürfen. Stoffe, die solche Wirkungen bei Fischen oder Amphibien zeigen, sollen nur noch für bestimmte Anwendungen zugelassen werden. Die Situation wird sich damit in den nächsten Jahren verbessern.[383]

Für Kosmetika wurden einige Parabene, die als Endokrine Disruptoren erkannt wurden und als Konservierungsmittel zum Einsatz kommen, vollständig verboten, die Grenzwerte für den Gehalt von Propyl- und Butylparaben deutlich gesenkt. Die Verwendung jedweder Parabene im Windelbereich von Kindern wurde gänzlich verboten.[384] Sowohl das deutsche Bundesinstitut für Risikobewertung[385] als auch der wissenschaftliche Beratungsausschuss der Europäischen Kommission[386] hielten diese Beschränkungen für ausreichend, um die Produkte auch für kleine Kinder gesundheitlich sicher zu machen. Es fragt sich nur, warum die Europäische Kommission nach der wissenschaftlichen Empfehlung ihres Beratungsausschusses im Frühjahr 2011 noch bis zum Herbst 2014 brauchte, um die als notwendig erklärte Senkung zu verordnen, die erst im April 2015 wirklich in Kraft trat.

Der österreichische Umweltverband GLOBAL 2000 untersuchte 2013/2014 Hunderte kosmetischer Produkte wie Zahnpasta, Bodylotions und Aftershaves auf Bestandteile, die nachgewiesen oder verdächtigt wurden, hormonell aktiv zu sein. In rund einem Drittel der getesteten Produkte wurden solche Stoffe gemessen. Die gleichen

Messungen wurden 2016 an über 500 Kosmetika wiederholt. Elf Prozent der Zahnpasten und 21 Prozent der Bodylotions enthielten noch hormonell wirksame Inhaltsstoffe, allerdings im Rahmen der gesetzlichen Grenzwerte. Damit hatte sich der Anteil der Produkte, die Parabene enthielten, innerhalb weniger Jahre etwa halbiert. Einige preiswerte Eigenmarken von Handels- und Drogerieketten waren vollkommen frei. »Ein erfreuliches Testergebnis«, meinte der Verband. Aber ein Hersteller, der seine Produkte als handgemacht aus frischen, natürlichen Zutaten bewarb und damit Naturnähe suggerierte, nutzte hormonell aktive Parabene. Ein anderes Label, das Inhaltsstoffe natürlichen Ursprungs anpreist, enthielt hormonell aktive Stoffe, aber in dieser Zeit in zulässigen Konzentrationen.[387] Der Verdacht, dass sich Firmen ein grünes Mäntelchen umhängen oder gar auf der Naturkosmetikwelle schwimmen, motivierte den österreichischen Umweltverband GLOBAL 2000, über 300 auf dem Markt befindliche Bio- oder Naturkosmetikprodukte auf im Verdacht stehende oder nachweislich hormonell aktive Inhaltsstoffe zu analysieren. Dabei wurden nicht nur Waren aus Biosupermärkten, sondern auch von Drogerieketten ausgewählt. Es wurden keine hormonähnlich wirkenden Inhaltsstoffe mehr gefunden.[388] Im Gegensatz zu Nahrungsmitteln, bei denen »bio« oder »organic« rechtlich geregelt ist, wurde der Begriff Naturkosmetik in Europa nicht staatlich definiert.

Die umfangreichste Studie zur Belastung ungeborener Babys und Kinder unter drei Jahren mit hormonähnlich wirkenden Chemikalien, die auf deutsche Verhältnisse übertragbar ist, wurde in Dänemark durchgeführt.[389] Für eine große Zahl von Stoffen wurden entsprechend der im europäischen Chemikalienrecht genutzten Bewertungsmethoden die gesundheitlich kritischen Belastungen bestimmt und zur Aufnahme durch schwangere Frauen und kleine Kinder in Beziehung gesetzt. Bei den Stoffen, für die gesundheitliche Risiken ermittelt wurden, ergaben sich keine Überraschungen, denn alle diese Stoffe stehen bereits in Vorschriften: Polychlorierte Biphenyle (PCB), Phthalate (DEHP, DBP, DiBP) und Bisphenol A.

Dem europäischen Gesetzgeber, der Europäischen Kommission, ist klar geworden, dass hormonähnliche Stoffe sicher identifiziert und strenger geregelt werden müssen. Aus den Listen der verdächtigen Stoffe werden nun nach und nach Beschränkungsregelungen entwickelt. Bei vielen Produkten reagieren einige Hersteller aufgrund des starken Interesses von Verbrauchern bereits und ziehen verdächtige Stoffe als Vorsorgemaßnahme aus dem Verkehr. Die Umweltbelastung mit vielen dieser Stoffe geht so langsam zurück.

Wie können sich Schwangere vor gefährlichen Chemikalien schützen?

Immer mehr Chemikalien in Produkten oder der Umwelt wurden in den letzten Jahrzehnten gefährlicher, so ein oft in der Öffentlichkeit als Kritik am System verstandener Vorwurf. Die Realität ist aber: Mehr Chemikalien mussten mit mehr Gefahrsymbolen und Warnhinweisen gekennzeichnet werden. Neue Studien und die Publikation von bis dahin unveröffentlichten Studien zeigten ihre schädlichen Wirkungen. Viele Chemikalienhersteller und -händler hatten sich in der Vergangenheit hinter ihrem »Nichtwissen« versteckt. Sie arbeiteten nach dem Prinzip, dass ohne Studiendaten keine Einstufung einer Gefahr erfolgen müsse. Gefährliche Eigenschaften chemischer Produkte führen in der Regel zu Einschränkungen bei der Vermarktung und verlangen oft spezielle Verpackungen und Kennzeichnungen. Ein Verzicht auf Einstufungen von Gefahren lässt Kosten sparen. Die gute Nachricht ist, dass mehr Firmen als früher Studienergebnisse berücksichtigen und Gefahrenkennzeichnungen ergänzen.

Aber ein Blick auf die Dokumentation der von den europäischen Firmen, Herstellern und Vertreibern chemischer Stoffe eingereichten Einstufungen der Gefahren und die daraus abgeleiteten Symbole zur Kennzeichnung der Gefahren ernüchtert. Zu nur wenigen

Chemikalien ergibt sich ein einheitliches Bild bei den Gefahreneinstufungen und Warnhinweisen durch die vielen Firmen. Bei einem Vergleich der gleichfalls auf der Website der Europäischen Chemikalienagentur offengelegten Prüfungsergebnisse tauchen neue Fragen auf: Warum liegt zu einigen chemischen Stoffen ein klares Ergebnis einer Studie vor, das eine Gefahr zeigt, führt aber bei einigen Lieferanten nicht zu einer Gefahreneinstufung und -kennzeichnung? Die Verordnung selbst fordert von der Industrie eine Harmonisierung, aber noch sehen sich die Behörden nicht in der Lage, dieses Vollzugsdefizit anzugehen.

Die meisten Vorschriften zum Schutz vor gefährlichen Chemikalien in Verbraucherprodukten und in der Industrie greifen auf die Gefahreneinstufung aus dem Chemikalienrecht zurück. Das gilt vom Spielzeug bis zum Schutz des Wassers bei Industrieanlagen.

In fast allen Bereichen werden Stoffe, die gefährlich für die Schwangerschaft sein könnten, streng geregelt – wenn sie so aufgrund von Untersuchungen eingestuft wurden. Da nicht alle Stoffe getestet wurden, ist ein vollständiger sicherer Schutz daher noch unmöglich. Gefährlich sind auch Stoffe, die stark reizend oder gar ätzend auf den Augen oder der Haut wirken, oder solche, die schnell zu Vergiftungen führen. Dies gilt besonders für Kinder. Solche Eigenschaften sind für alle Chemikalien bekannt und verlangen entsprechende Warnungen. Hierzu mehr in Kapitel 7.

Welche Chemikalien, besonders Allergene, finden sich in Kosmetik?

Es gibt keine Produkte, über die Chemikalien, sowohl synthetische als auch natürliche, in solcher Menge und Konzentration an unseren Körper kommen wie bei Kosmetik – Arzneimittel ausgenommen. Für schwangere Frauen und kleine Kinder ist hier Vorsicht geboten, denn Kosmetika fallen nicht unter die Kennzeichnungs- und

Warnvorschriften, wie sie für Chemikalien und Reinigungsmittel vorgeschrieben sind. Die Liste der Inhaltsstoffe ist die einzige Information. Untersuchungen zeigten aber, dass diese Listen nicht angemessen sind, um Verbraucherinnen und Verbraucher auf Risiken aufmerksam zu machen.[390] Das fällt mir bei meiner Hebammenarbeit dann auf, wenn ich den Eltern vorschlage, einmal die Liste der Inhaltsstoffe auf der Feuchttücher-Verpackung vor ihrer Nase anzuschauen. Sie sind immer erstaunt darüber, was sich in den kleinen weißen Tüchern versteckt.

Kosmetikprodukte unterliegen, das überraschte immer wieder viele Eltern in der Beratung, weniger staatlichen Sicherheitsvorschriften als erwartet. Die europäische Kosmetikverordnung sichert zwar manche Standards, aber Inhaltslisten oder Begriffe wie »bio« und »Natur«/»natürlich« sind nicht wie für die Nahrungsmittel geregelt. Sie unterliegen nur freiwilligen Auflagen wie einer Norm, einigen privat organisierten Qualitätssiegeln oder allgemeinen Vorschriften, die Täuschung gerichtlich unterbinden können. In den USA bestehen strengere Regelungen. Die Organic Consumers Association fand eine nicht in der Inhaltsliste angegebene krebserzeugende Chemikalie in 40 Prozent aller geprüften Produkte, die als natürlich vermarktet worden waren.[391] Im Jahr 2006 ging die zuständige Bundesbehörde gegen vier Firmen vor, die einige synthetische Chemikalien in natürlichen Produkten »versteckt« hatten.[392] Da der Kosmetikmarkt zusätzlich auf Kulturen, Modetrends, Schönheitsbildern und enormem Werbeeinsatz beruht, werden bei der Produktbeschreibung alle Zeitgeist- und vermeintlichen Gesundheitsargumente aufgegriffen – und eben auch der Trend zu Naturnähe bei Kosmetikprodukten.

Kosmetikprodukte generell bestehen oft aus sehr vielen Chemikalien, die erst in der Zusammenstellung ihre angestrebten, schützenden oder pflegenden Eigenschaften entwickeln. In reiner Form können hautreizende Chemikalien, wenn sie in der Rezeptur anderen Stoffen beigemischt sind, eine wichtige Rolle für die angestrebte, dann sogar hautfreundliche Wirkung spielen. Manche schädlichen Eigenschaften einzelner Inhaltsstoffe sind daher in kosmetischen Zubereitungen nicht mehr relevant. Für andere Chemikalien, die Allergien auslösen oder allergische Reaktionen provozieren, ist das anders – sie wirken selbst in kleinsten Beimengungen. Viele Kosmetikhersteller pochen auf vermeintlich gute Erfahrungen von Kundinnen und Kunden. Eltern halten natürliche Inhaltsstoffe meist für gesundheitlich unproblematisch. Aber Studien zu Kosmetika mit pflanzlichen Inhaltsstoffen sprechen dagegen.

Viele natürliche Bestandteile führen, gleichermaßen wie auch synthetische Bestandteile zu allergischen Reaktionen.[393] Hierunter fallen neben Cassiaöl (Cinnamal) auch Citral, das aufgrund seiner starken allergieauslösenden Eigenschaft in kosmetischen Produkten immer angegeben werden muss, und das antibakteriell eingesetzte Eugenol. Terpene, deren chemische Reaktionsprodukte mit Luftsauerstoff oder der Haut allergieauslösend sind, wie Geraniol, Linalool und Limonen, gelten als bereits weitverbreitete Allergene.[394] Das antibakteriell eingesetzte Teebaumöl (Tea Tree Oil) enthält auf diese Weise wirkende Bestandteile und löst häufig Allergien aus.[395] Alle diese Stoffe sind als natürliche Bestandteile in Naturkosmetikprodukten enthalten und fast alle von ihnen müssten als Chemikalie auch in verdünnter Form mit Warnzeichen und Warnhinweis gekennzeichnet werden, wie letzthin auch für Linalool neu vorgeschrieben.[396] Eine Allergie wird in den meisten Fällen erst nach mehrmaligem Kontakt ausgelöst und tritt dann bei weiterem Kontakt im Leben sofort als lokale Hautrötung (Ekzem) oder allgemeines Unwohlsein auf. So hatte die Einführung der Aromatherapie mit Lavendelöl 1997 eine plötzliche Zunahme positiver Ergebnisse diagnostischer Hautallergietests zur Folge.[397] Einmal auf diese Weise erzeugte Allergien halten ein Leben lang, führen zu Kreuzallergien zu anderen ähnlichen Naturstoffen und können bestehende allergische Erkrankungen in den Atemwegen, wie Heuschnupfen, verstärken. In extremen Fällen können Allergien zu einem anaphylaktischen

Schockzustand führen, der einen Notarzteinsatz verlangt. Dokumentiert ist ein Fall, in dem der Verzehr einer jungen Rettichwurzel, als Extrakt auch eingesetzt als antibakterieller Zusatz in Naturkosmetik, zu solch schwerer allergischer Reaktion führte.[398]

Kosmetikhersteller nutzten die unzureichenden Gesundheitsvorschriften aus, um mineralische Stoffe wie Aluminium, inerte Polymere (Mikroplastik) und andere Chemikalien unreflektiert einzusetzen. Zudem bewerten einige Hersteller Stoffe wie reines Paraffin (chemisch betrachtet Alkane) als wichtigen hautschützenden Bestandteil ohne irgendwelche gesundheitlichen Risiken. Andere wiederum ächten diese Chemikalien als Mineralöl, weil jahrzehntelang von vielen Kosmetikfirmen billigere Paraffinwachse mit Verunreinigungen aus dem Mineralöl (aromatische Kohlenwasserstoffe) eingesetzt wurden. Eine Stoffgruppe mit unwahrscheinlicher gesundheitsschädlicher Wirkung kam damit grundsätzlich in Verruf.[399]

Da Tierversuche für Kosmetik in Europa verboten sind, fehlen viele Informationen zu den Gefahren einer Anwendung in der Schwangerschaft und epidemiologische Studien sind mehr als rar.

Was ist bei Babypflege zu beachten?

Da die Haut von Babys fünfmal dünner als auch deutlich fettärmer ist und die Talgdrüsen in den ersten Lebensmonaten nicht so wie bei der Haut Erwachsener arbeiten, schützt kein dünner Fettfilm die Haut. Auch der Säureschutzmantel bildet sich erst allmählich. So ist die Haut eines Babys sehr viel durchlässiger. Chemikalien, die in Pflegemitteln enthalten sind, können bis in die Blutbahn eindringen. Vor diesem Hintergrund habe ich bei meinen Hebammenbesuchen von übertriebener Hygiene und vielen verschiedenen Pflegeprodukten, die Duft- und Konservierungsstoffe enthalten, immer abgeraten. Sehr gerne habe ich an meine Gespräche und Erfahrungen mit

Kolleginnen überall in der Welt gedacht. In vielen Ländern ist klar, dass nur Produkte auf die Haut eines Babys dürfen, die auch als Nahrungsmittel im täglichen Gebrauch waren. So beobachtete ich bei gereizten Babypopos meist eine Behandlung mit Luft und Liebe. Das Baby konnte mit unbekleidetem Po lange strampeln und bekam das jeweils vorhandene Pflanzenöl aus der Küche vorm Windeln als Schutz auf die Haut. In Indien wurde bei sehr wundem Popo eine Stoffauflage mit dünnem schwarzem Tee in das Windelpaket gelegt, wenn überhaupt Windeln vorhanden waren. Und in kälteren Regionen dieser Welt benutzten die Familien die noch fetthaltige Schaf- oder Kamelwolle als Auflage, um die Heilung zu fördern.

Warum gibt es Stoffe wie Triclosan in Kosmetik immer noch?

Triclosan (5-Chlor-2-(2,4-dichlorphenoxy)-phenol) ist eine Chemikalie, die auch auf der Liste hormonähnlich wirkender Stoffe steht. Als Bestandteil von Kosmetik wird sie von den gängigen Verbraucherschutz-Datenbanken und -Apps daher als unerwünscht, weil hormon-aktiv, eingestuft.[400] Der Fall Triclosan macht deutlich, wie unzureichende Gesetzgebung, auf unterschiedliche Behörden verteilte Zuständigkeiten deutliche Vermarktungseinschränkungen einzelner Chemikalien über Jahrzehnte hinauszögern. Die von der europäischen Verwaltung verlangte sichere Beweiskraft toxikologischer Bewertungen verhinderte Vorsorge. Ein Team aus zwei Toxikologen und einer Toxikologin veröffentlichte daher ein umfangreiches Gutachten in einer angesehenen Fachzeitschrift, um die Qualität der gegen Triclosan sprechenden Studien und damit ihre Beweiskraft infrage zu stellen.[401] Dabei handelt es sich um eine Auftragsarbeit der Firma Colgate-Palmolive, die Triclosan in ihrer Erfolgsmarke Colgate Total einsetzt. Triclosan verhindert Zahnfleischentzündung und Karies – aber mit beschränktem Erfolg.[402]

Aber so konnte die Zahnpasta in den USA trotz grundsätzlichem Verbot von Triclosan auf dem Markt bleiben.

Über die Bedeutung der relativ schwachen hormonellen Wirkung des Triclosans wird in der toxikologischen Wissenschaft noch gestritten. Bei Frauen, die erhöhte Gehalte von Triclosan im Blut während der Schwangerschaft und im Nabelschnurblut der Babys hatten, wurden häufiger verringerte Geburtsgewichte sowie auch Fehlbildungen in Organen und Gefäßen bei Babys beobachtet.[403] Ursächliche Zusammenhänge konnten aber nicht belegt werden. Eine Untersuchung aus Kanada fand, dass ältere Frauen mit erhöhtem Gehalt des Stoffes im Blut längere Zeit brauchen, um schwanger zu werden. Eine Reihe von Erkenntnissen aus dieser Studie lässt die an der Forschung Beteiligten aber vermuten, dass dies eine andere Ursache hat als der hormonelle Effekt, der den Stoff auf die Liste der Verdächtigen führte.[404] Anwendungseinschränkungen zum Stoff in Europa, die 2015 in Kraft gesetzt wurden, wurden nicht mit hormonellen Effekten, sondern damit begründet, dass Triclosan in so vielen Alltagsprodukten steckte, dass die Gesamtbelastung der Bevölkerung die aus der Wirkung auf das Blut toxikologisch abgeleiteten Sicherheitsgrenzen überschreiten könnte.[405] Daher wurde die Anwendung eingeschränkt und in Produkten, die länger auf der Haut bleiben, wie Körperlotion, verboten – in Gesichtspuder, Abdeckcreme (Concealer) und Zahnpasta wurde der Stoff trotz dessen erlaubt.[406]

Ganz anders dagegen die Ausrichtung des Verbotes in den USA, die einen breiteren Blick offenbarte und die größten Gesundheitsgefahren besonders bei abwaschbarer Kosmetik sah. Triclosan gilt seit vielen Jahrzehnten als ein sehr wirksamer Stoff, um Bakterien abzutöten. Weil immer mehr Verbraucherinnen und Verbraucher Angst vor Keimen hatten und zu Hause eine bessere Hygiene wünschten, tauchte der Stoff seit den späten 1960er-Jahren mehr in Alltagsprodukten, wie Kosmetik, Seifen, Deos, Windeln, Müllbeuteln, Computermäusen und Materialien mit Lebensmittelkontakt, wie Packungen und Kühlschränken, auf.[407] Inzwischen ist Triclosan überall nachweisbar: in Flüssen Europas, in Küstengewässern der USA, im Blut schwangerer Frauen und im Nabelschnurblut der Babys.[408] In Gewässern sind die Konzentrationen inzwischen so hoch, dass das Algenwachstum reduziert wird.[409] Die Bakterien, die die Wirkung von Triclosan überstanden, leben weiter und verbreiteten sich. So haben einige Bakterien gelernt, mit dem Stoff umzugehen, und »erkennen« damit zusätzlichen einen Weg, auch den Einsatz von antibiotischen Wirkstoffen zu überleben. Fachleute nennen das Resistenzbildung. Als Hotspot dienen hier ungewollt die effektiven Abwasserreinigungsanlagen, die zwar über 90 Prozent von Triclosan herausfiltern, aber ungewollt einen Brutbereich mit hoher Bakterienkonzentration bieten, um die Resistenzfähigkeit zu verbreiten. Bereits vor 20 Jahren erkannten Mediziner, dass hier ernste Risiken entstehen.[410] Das Bundesinstitut für Risikobewertung warnte 2006 mit der Aufforderung: »Triclosan nur im ärztlichen Bereich anwenden, um Resistenzbildungen vorzubeugen.« In wenigen Jahrzehnten, so die fachliche Einschätzung, werden auf der Welt alle drei Sekunden Menschen sterben, weil multiresistente Bakterien keine Antibiotika-Therapie mehr ermöglichen. Der Einsatz von Triclosan auf medizinischen Geräten und Oberflächen gilt als sehr wichtig, um multiresistente Bakterien zu töten.[411] Wird Triclosan unwirksam und stärkt sogar die Resistenzbildung, dann sollte der Wirkstoff unbedingt sofort aus allen nichtmedizinischen Bereichen verbannt werden, so die Forderung, die von der amerikanischen Food and Drug Administration weitgehend anerkannt wurde. Die Expertinnen und Experten der Europäischen Kommission sahen hingegen noch keine ausreichend sicheren Beweise für eine Resistenzbildung und europäische Verbote wurden daher nicht beschlossen.[412] Ärzte empörten sich und empfahlen eine Beschränkung von Triclosan auf das unbedingt notwendige medizinische Maß.[413] Die Weltproduktion sank von 2011 bis 2015 um 30 Prozent.[414] 2018 stellte einer der großen Hersteller von Triclosan, die BASF, die Produktion ein.[415] Damit wird deutlich, dass Triclosan aus den Massenprodukten des Alltags zunehmend verschwindet.

6 Chemikalien in Alltagsprodukten verstehen

Die Vorschriften in Europa besagen, dass Kosmetika viele Wochen stabil und ohne Keimbefall bleiben müssen. Um auf Triclosan als Biozid zu verzichten, wurden Alternativen eingeführt. Inzwischen stellen sich die derart eingesetzten quaternären Ammoniumverbindungen auch als resistenzbildend dar.[416] Verdachtsmomente gegen die zulässigen Gehalte von Phenoxyethanol, einer weiteren Alternative, sind derzeit noch schwach. So wurde die Senkung der Gehalte bei Babyprodukten, wie sie von der französischen Behörde ANSM (Agence nationale de sécurité des médicaments es des produits de santé) gefordert wurde, 2016 vonseiten des durch die Europäische Kommission benannten Scientific Committee on Consumer Safety abgelehnt.[417] Der Stoff befand sich 2014 in Deutschland zum Beispiel in fast allen Feuchttüchern.[418] Er ähnelt chemisch dem in der Naturkosmetik genutzten, aus Pflanzen extrahierten Benzylalkohol, weist aber nicht dessen allergieauslösende Eigenschaften auf, solange er nicht mit Methyldibromglutaronitril zusammen verwendet wird.

Enthält Sonnencreme das, was die Werbung verspricht?

Nutzen schwangere Frauen für sich selbst oder junge Eltern bei ihren Kleinen Kosmetik als Sonnenschutz, dann wollen sie selbstverständlich eine gute, starke Wirkung gegen Sonne und zum Schutz der Haut. Diese Vorteile aber bitte ohne Nachteile, ohne Gefahr gesundheitlicher Risiken und ohne, dass Tiere für diese Zwecke Qualen erdulden mussten. »Wir wollen keine Tiere für unsere Kosmetik leiden lassen«, höre ich in meinen Beratungsgesprächen als Hebamme oft. So schauen werdende und junge Eltern die Werbung nach diesen Wünschen durch und werden selbstverständlich fündig. Die Kosmetikwerbung verspricht: »Unsere Sonnencreme ist vegan … und … wir geben keine Tierversuche in Auftrag.« Damit scheint ja alles klar – bitte zugreifen, oder?

Schauen wir uns eine solche Sonnencreme genauer an, die von großen Drogerieketten verkauft wird und 2018 eines der identitätsstiftenden Produkte gesundheitsbewusster Familien mit kleinen Kindern war. Es kann durchaus ein typischer Fall sein.

Ist die Creme tatsächlich vegan?

Nicht vegane Sonnencreme ist im Massenhandel der Drogeriemärkte in Deutschland nur selten zu finden. Meist enthalten die Produkte reine Chemikalien, die aus Erdöl oder Erdgas gewonnen werden. Nur einige Bestandteile machen sie zu nicht veganer Sonnencreme: Wollwachs, Bienenwachs und Glyzerin (falls es aus tierischen Fetten gewonnen wird). Wollwachs stammt aus den Talgdrüsen der Schafe und wird beim Waschen der Wolle gewonnen. Es wird in Kosmetik meist als Lanolin bezeichnet und viel in Naturkosmetik genutzt, ist feuchtigkeitsspendend und hat ein geringes allergenes Potenzial. Bienenwachs ist Bestandteil einiger klassischer Naturprodukte und dient dazu, Sonnencreme fester und wasserfester zu machen. Glyzerin wurde früher auch aus tierischen Fetten gewonnen, wird aber heute vollsynthetisch aus Erdöl oder aus Pflanzenölen, wie als Nebenprodukt der Biodieselproduktion aus Palmöl, hergestellt. Vegane Sonnencreme enthält diese natürlichen Bestandteile nicht, sondern nur reine Produkte der chemischen Synthese, worunter auch umstrittene Inhaltsstoffe wie Paraffine, hormonähnlich wirkende Stoffe oder Mikroplastik fallen können, denn sie alle sind vegan, also nicht tierischen Ursprungs. Unsere hier beispielhaft betrachtete Sonnencreme wird also keine tierischen Wachse enthalten. Eine Durchsicht der über 25 Inhaltsstoffe, die auf der Packung angegeben sind, und auch zusätzlich derjenigen, die als Volldeklaration auf der Website des Herstellers genannt werden, unterstützt die Werbeaussage »unsere Sonnencreme ist vegan«, solange das enthaltene Glyzerin nicht von Tierfetten stammt, was anzunehmen ist. Falls Eltern aber

Bioprodukte und wenig synthetische Chemie wünschen, liegen sie mit diesem Produkt falsch.

Ist das Produkt wirklich ohne Tierversuche zustande gekommen?

Prüfen wir nun die zweite Aussage: »Wir geben keine Tierversuche in Auftrag.« Beachtenswert ist, dass wir früher beim gleichen Hersteller die Aussage »Unser Produkt ist tierversuchsfrei« oder »Für dieses Produkt wurden keine Tierversuche durchgeführt« fanden. Die aktuelle Werbeaussage schließt Tierversuche zum Gesundheitsschutz bei den Inhaltsstoffen nicht mehr aus, entspricht aber dem Anspruch einiger Gütesiegel zum Tierschutz. Solche Zusagen können von großen, international agierenden Kosmetikfirmen nicht eingehalten werden, wenn sie auf dem außereuropäischen Markt, insbesondere in Asien, Produkte vermarkten. Dort sind Tierversuche meist vorgeschrieben. In Europa verbietet die Kosmetikverordnung nur Tierversuche an den Kosmetikprodukten selbst, schließt aber Tierversuche zu Inhaltsstoffen, die aufgrund anderer Vorschriften erfolgen, nicht aus. Kosmetikfirmen sind daher sehr aktiv bei der Entwicklung tierversuchsfreier toxikologischer Testmethoden. Es sind aber bisher ohne Tierversuche keine sicheren Aussagen zum Risiko einer Schadstoffbelastung in der Schwangerschaft und zur langfristigen Gesundheitsgefährdung von Kindern, einschließlich der krebserzeugenden Wirkung von Stoffen, möglich.

Kommen wir zurück zu unserer Sonnencreme. Für die 18 wichtigsten Wirkstoffe im Produkt ermittelten wir in den zugänglichen Datenbanken in den USA und Europa toxikologische Studien, die als standardisierte toxikologische Tests verstanden werden können. Zu 15 Bestandteilen wurden wir derart fündig, dass für jeden dieser Stoffe mehrere Hundert Versuchstiere für Experimente benutzt worden waren. In einigen Fällen dürfte eine genaue Ermittlung auch bei über 1.000 Tieren liegen. Eine aufschlussreiche Nebenerkenntnis aus den öffentlich zugänglichen wissenschaftlichen Untersuchungen ist: Zu zwei der wichtigen Inhaltsstoffe dieser Sonnencreme liegen Erkenntnisse aus Tierversuchen vor, dass bei allergieempfindlichen Personen bzw. bei bestehenden Hautproblemen von diesen Stoffen Abstand genommen werden sollte – die Werbung erklärt jedoch: »Für Allergiker geeignet«. Es steht zu befürchten, dass einigen Kosmetikfirmen keine eigene toxikologische Forschung zur Verfügung steht und sie daher keine Tierversuche in Auftrag geben, aber auf die umfangreichen Sicherheitsstudien der Hersteller vertrauen, die sie mit den Inhaltsstoffen versorgen. Für Nutzer des geprüften Produktes, die gerne die beste Sicherheit für sich und ihre Kinder suchen, gilt: Die Inhaltsstoffe wurden äußerst umfangreich in Labortests mit und ohne Tiere geprüft. Dahinter stehen Tausende von Versuchstieren, die Tests durchlebten, obwohl keine Tierversuche in Auftrag gegeben wurden.

Können Kaufentscheidungen und Apps vor chemischen Risiken schützen?

Für die, die sich detailliert über Inhaltsstoffe von Kosmetik informieren wollen, sind nur die Websites zu empfehlen, die keinerlei randständige Produktwerbung zeigen. Bei Seiten mit Werbung fanden wir in den letzten Jahren immer wieder im Hintergrund stehende Verkaufsinteressen. Oft ließen sich die Websites mit den von Ärzten eingestellten Erklärungen auf bestimmte Hersteller von Kosmetik zurückverfolgen, die damit ihre Produkte als beste Wahl in den Blickwinkel rückten. Für englischsprechende Menschen halten wir die Datenbank »Skin Deep« der Environmental Working Group unter www.ewg.org für die informativste für Laien verständliche Informationsquelle für kosmetische Inhaltsstoffe. Sie enthält aber leider nur Daten für rund 70.000 Produkte auf dem US-amerikanischen Markt – finanziert durch Spenden und die Hersteller, die eine Anerkennung anstreben und dazu einen Affiliate Link (Provisionsvergütung) erhalten. Kostenpflichtig ist in Deutschland »CodeCheck«, das sich auch mit solchen Affiliate Links und damit der Nutzung der Kundenprofile zusätzlich finanziert. Ohne Kosten kann die vom B.U.N.D. erstellte App »ToxFox« genutzt werden, die rund 200 hormonell wirkende Stoffe erkennt und dabei auf die Daten von CodeCheck zurückgreift. Die CodeCheck-App bietet über das Einscannen des Barcodes eine skalierte Bewertung, die aber gesundheitliche Aspekte und umweltpolitische Zielsetzungen vermischt. In vielen Fällen unserer natürlichen Kosmetik- und Reinigungsprodukte zu Hause, zeigte die Information entscheidende potenziell gesundheitsschädliche Inhaltsstoffe, vor allem allergieauslösende Duftstoffe, nicht an oder bewertete sie nicht. Für einige kosmetische Inhaltsstoffe werden sehr schnell Warnungen integriert, die vor allem bei CodeCheck nicht immer auf wissenschaftlicher Literatur, sondern auf allgemeinen wie auch politischen Einschätzungen anderer beruhen. Skin Deep achtet sehr stark auf allergisches Potenzial. Viele gesundheitliche Bewertungen sind in beiden Angeboten unterschiedlich. Unsere Erfahrungen mit den drei Anwendungen sind also zwiespältig.

Fast nicht nutzbar sind Datenbanken für Informationen über Wasch- und Reinigungsmittel. Die Angaben zur Zusammensetzung auf den Packungen sind vollkommen unzureichend, um spezifische Chemikalien zu identifizieren, da meist nur Stoffgruppen und Wirkungsbereiche der Stoffe angegeben werden. Die Regelungen zu Wasch- und Reinigungsmittel sind aus Umweltsicht relativ streng, verbieten einige umweltschädliche Inhaltsstoffe und verlangen gute biologische Abbaubarkeit. Das gilt gleichermaßen für natürliche wie synthetische Bestandteile. Die beiden für Kosmetik gut anwendbaren Datenbankanbieter www.ewg.org und www.codecheck.info brachten bisher für uns zu Waschmitteln keine überzeugenden Ergebnisse, haben aber sicher Potenzial für die Zukunft. Beruhigend ist, dass die Vertreiber von Wasch- und Reinigungsmitteln in

Europa den Vergiftungsberatungseinrichtungen die detaillierten Rezepturen offenlegen müssen. Daher muss bei vermuteten Vergiftungen immer das Etikett am Telefon bereitgehalten werden. Oft unterscheiden sich sogar unter dem gleichen Namen verkaufte Produkte! Für alle Haushaltschemikalien sind vor allem die Etiketten mit ihren Symbolen sowie Warn- und Sicherheitshinweisen die wichtige Information.

Es hat wenig Sinn, bestimmten, gerade in den Medien thematisierten Chemikalien entfliehen zu wollen. Sehr groß ist dabei die Wahrscheinlichkeit, sich einer alternativen, zum gleichen Zweck eingesetzten Chemikalie auszusetzen, die gerade aktuell nicht durch die Presse geht, da sie noch nicht untersucht wurde. Für Kosmetik werden über 10.000 meist nicht vollständig auf die Gefahren für die Schwangerschaft und das Baby untersuchte natürliche und synthetische Stoffe eingesetzt, allein rund 2.500 Duftstoffe. Bei der Vielzahl der Produkte des alltäglichen Bedarfs und der Wohnungseinrichtung als auch in der Außenluft sind solche persönlichen Ausweichstrategien wenig erfolgreich. Hier ist primär eine konsequentere Politik zur Chemikaliensicherheit zu fordern, die gefährliche Chemikalien so weit wie möglich fernhält und damit das Risiko für gesundheitliche Schäden minimiert.

Kapitel 7

Unfallgefahren eindämmen

Alle Eltern wünschen sich, dass ihre Kinder in Sicherheit groß werden. Und die gute Nachricht für diesen Teil der Welt ist: Es war nie so sicher für unsere Kleinen wie heute! So geht es zum Glück hauptsächlich nur noch um die Optimierung von Sicherheit.

Befragt zu der Einschätzung, wo die größten Unfallgefahren für ihre Familie liegen, glauben viele werdende Eltern, dass sie auf der Straße, im Verkehr lauern. Als Lösung gegen dieses vermeintlich größte Risiko wurde ich in Vorgesprächen in der Schwangerschaft oft Zeugin von Diskussionen zu sicheren Familienkutschen mit den allerbesten Kindersitzen – das zumindest in Familien, die sich ein teures Auto leisten konnten. Daten und Fakten sprechen aber eine andere Sprache.

Da sich in unser aller Alltag auch bei der allergrößten Sorgfalt nicht alles verhüten lässt, empfehlen wir werdenden Eltern einen Erste-Hilfe-Kurs für Babys und Kleinkinder, der für Sofortmaßnahmen fit macht. Bringen Sie alle Notrufnummern und die Nummer des regional zuständigen Giftnotrufs gut sichtbar an einer Pinnwand oder dem Kühlschrank an.

Wo ereignen sich die meisten Unfälle mit Verletzungen schwangerer Frauen und Kinder?

Die Angaben und Zahlen zu Unfällen von schwangeren Frauen in Deutschland werden leider nicht erfasst und veröffentlicht. Eine Übersicht aus den USA[419] legt nahe, dass Hinfallen im Haus mit

56 Prozent eine der häufigsten und kritischsten Unfallgefahren darstellt. Von diesen Unfällen in den eigenen vier Wänden sind 39 Prozent Stürze auf Treppen. Stürze können zu vorzeitigen Wehen, schlechterer Sauerstoffversorgung des Babys und im späteren Verlauf der Schwangerschaft zu einer Ablösung der Plazenta führen.[420] Aber neun von zehn schwangeren Frauen haben zum Glück keine Komplikationen mit dem Baby nach einem Sturz.[421] Es gilt daher als Empfehlung, sich in der Schwangerschaft konzentriert zu bewegen und nach starken Druckstößen zu einer medizinischen Untersuchung zu gehen.

Die meisten Eltern[422] vermuten, dass über die Hälfte aller Unfälle von Kindern im Straßenverkehr stattfindet. In Wirklichkeit geschieht aber »nur« jeder zehnte Unfall mit bis zu fünfjährigen Kindern auf der Straße.[423] Die Zahlen für Kinder unter einem Jahr sehen ähnlich aus. Im Vergleich kamen auf zwei tödliche Unfälle im Verkehr (»Transportmittelunfall«) fünf tödliche Unfälle im Haus und 14 in der Freizeit.[424] Auch für Familien gilt: Ein Drittel aller Unfälle mit Verletzungen ereignen sich im Haus und ein weiteres Drittel in der Freizeit – nur 15 Prozent auf der Straße.[425]

Dass Unfälle vor allem durch junges oder höheres Alter bedingt sind, gehört zu den Legenden unserer Zeit. Die Gruppen mit der niedrigsten Unfallwahrscheinlichkeit sind Kinder unter 15 – das ist die wirklich gute Nachricht – und ältere Menschen über 65.[426] Trotz dessen mussten 2011 noch 22.000 Babys (unter einem Jahr) wegen einer schweren Verletzung im Krankenhaus behandelt werden. Sie haben die höchste Krankenhausbehandlungsrate bezogen auf alle Kinder (unter 15 Jahren). Leider nahmen die Verletzungen kleiner Kinder vor dem ersten Geburtstag bei Unfällen, die zu einem Krankenhausaufenthalt führten, meist wegen einer Kopfverletzung zwischen 2002 und 2012 um fast 40 Prozent zu.[427]

Welche Unfälle im Haushalt sind besonders häufig?

Da Eltern gerne bereit sind, ihren Anteil zur Unfallvermeidung bei-
zutragen, empfehlen wir einen kritischen Blick auf die Räume, in
denen sich das Baby und später das kleine Kind aufhalten wird. Der
Bewegungsdrang der Kleinsten wird von jungen Eltern oft unterschätzt. Ist die häufigste Todesursache im Säuglingsalter noch das
Ersticken durch Strangulation oder Aspiration,[428] sind mehr als die
Hälfte aller Unfälle von kleinen Kindern Stürze.[429] Bei Kindern bis
zu zwei Jahren machen sie sogar 85 Prozent aus.[430] In den ersten
sechs Monaten sind es Stürze vom Wickeltisch und Unfälle beim
Transport. So habe ich in meiner Hebammenberufszeit sehr vie-
le Anrufe mit Fragen zur Vorgehensweise nach Stürzen erhalten.
Kurze Momente fehlender Aufmerksamkeit oder Möbel mit un-
zureichender Sicherheit können schnell zu äußerst gefährlichen
Situationen führen.

Dass rund drei Prozent aller Kinder im ersten Lebensjahr,[431] also
jährlich über 20.000 Kinder, nach einem Sturz ins Krankenhaus kamen, stimmt uns nachdenklich. Es spricht für eine gute Rettungs-
medizin und nicht so schwere Stürze, dass diese im Jahr 2015 für
nur 13 Kinder tödlich endeten. Kleine Kinder stürzen vor allem vom
Wickelplatz, mit dem Kinderhochstuhl oder bei der Nutzung von
»Gehfrei-Systemen«, auch »Lauflernhilfen« genannt.[432] Aus diesem
Grund haben wir uns den Erkenntnissen zu Wickelkommoden und
Lauflernhilfen detaillierter zugewandt.

Ich besuche viele Eltern, die ihre Kinder auf dem Bett oder dem
Boden wickeln. Dazu legen sie ihr Baby auf eine Wickelunterlage und
ein Handtuch. Für das Baby ist dies die sicherste Methode. Die Gefahr,
vom Wickeltisch zu kullern, besteht jedenfalls nicht. Klarer Nachteil
dabei ist aber, dass diese Variante bei Rückenbeschwerden belastend
sein kann. Um bei größeren Babys erfolgreiche Greifversuche in Richtung Ölflasche und Nagelschere zu verhindern, ist es empfehlenswert,
diese Utensilien in einem Regal in Reichweite des Wickelplatzes auf-

zubewahren und nicht am Platz selbst. Sollten Sie sich doch für einen Wickeltisch entscheiden, lohnt sich eine breite Ablagefläche, wenn genügend Raum vorhanden ist, auf der die Wickelauflage verschoben werden kann und eine Waschschüssel und Wechselkleidung Platz finden. Auf einer großen Ablagefläche macht es auch Spaß, mit dem Baby zu spielen oder die ersten Dreh- und Krabbelversuche unter Aufsicht zu bewundern. Lassen Sie aber Ihr Baby keine zwei Sekunden unbeaufsichtigt auf einem Wickeltisch liegen!

Im Handel werden für Eltern, die ihre Kinder beschäftigen und fördern wollen, »Babywalker«, Lauflernschulen oder Lauflernhilfen mit vielen bunten Figuren und Rasseln verziert angeboten. Die Babys hängen beziehungsweise sitzen in Plastikgestellen mit vielen kleinen Rädern und können sich darin strampelnd fortbewegen. Nach einer Untersuchung der Stiftung Warentest im Jahr 1997 zeigten aber alle Babywalker gravierende Sicherheitsmängel und wurden zudem als ungeeignet eingestuft, um das Laufen zu erlernen. Die Verbraucherorganisation riet vom Kauf ab.[433] Stürze führen auch deshalb zu Knochenbrüchen und schweren Kopfverletzungen bis hin zum Schädel-Hirn-Trauma, weil die Kleinen altersuntypische Geschwindigkeiten von bis zu vier km/h in ihren Lauflernhilfen erreichen können.[434] Diese Geschwindigkeit macht die Kinder derart mobil, dass sie schneller und leichter als erwartet in gefährliche Situationen kommen und Objekte erreichen können.

In den Vereinigten Staaten ist der Verbraucherschutz in vieler Hinsicht besser organisiert als bei uns. Jährlich werden nach Altersgruppen gegliedert alle Zahlen zu denjenigen Unfällen veröffentlicht, die zu ärztlichen Notfallbehandlungen in den wichtigsten hundert Erste-Hilfe-Stationen des Landes führten. 2017 wurden im Zusammenhang mit den Babywalkern noch rund 6.000 Unfälle registriert,[435] eine abnehmende Zahl, denn 1995 waren es über 20.000.[436] Genauere Untersuchungen für die USA[437] ermittelten, dass die meisten verunglückten Kinder sieben bis zehn Monate alt waren. 25 Prozent erlebten eine Gehirnerschütterung oder Kopfverletzung. In fünf Prozent der Fälle kam es zu Knochenbrüchen. Auch in Deutschland sollen in früheren Jahren rund 6.000 Unfälle von Kindern auf das Konto von Lauflernhilfen gegangen sein.[438] Aktuelle Zahlen liegen nicht vor. Eine positive Seite gibt es nicht, denn Kinder lernen mit diesen Geräten keineswegs schneller laufen, sie lernen sogar erst später, richtig zu laufen. Die Walker führen zu Entwicklungsstörungen, vor allem weil die Kinder ohne Gleichgewichtskontrolle Laufbewegungen vollziehen.[439] Kinder, die lernen durften, alle Bewegungsabläufe von der Rückenlage bis zum Stand und zum Laufen allein und in ihrem eigenen Tempo zu bewältigen, sind später in ihren Bewegungsabläufen deutlich sicherer. Sie haben einfach gelernt, auf sich zu vertrauen. Die amerikanische Vereinigung der Kinderärzte fordert daher seit vielen Jahren ein Verkaufsverbot für Lauflernhilfen.[440] In Kanada ist der Verkauf von Lauflernhilfen aufgrund des Gefährdungspotenzials bereits seit 2004 landesweit verboten. Das wäre sicher auch für Deutschland ein bedenkenswerter Schritt.

Wie können Eltern dazu beitragen, Unfälle im Haushalt zu verhindern?

Wichtig für die Unfallvermeidung sind nicht nur sichere Möbel und der Verzicht auf unfallträchtiges Spielzeug, sondern auch das Sichern von Steckdosen, die Barrieren vor Treppenauf- und -abgängen sowie Herden und Öfen, in denen es kocht und backt. Die kleinen Entdeckerinnen und Entdecker sind sehr kreativ, wenn es darum geht, die Objekte ihrer Begierde zu erreichen. Dazu gehört auch das Erklimmen von Stühlen und Kisten, um an die schönen funkelnden Messer, die bunten Flaschen der Haushaltschemikalien, Arzneimittel oder lecker duftenden Kochtöpfe zu gelangen. Genauso ist es mit dem kleinen Goldfisch im Gartenteich oder dem Deckel auf der Regentonne. So haben Sie in Ihrer Wohnung und dem eventuell vorhandenen Garten den Auftrag, mit kritischem Blick alle potenziellen Unfallquellen zu sichern, denn das ist der erfolgreichste Weg zur Unfallverhütung zu Hause.[441]

In der zweiten Hälfte des ersten Lebensjahres kommt zu den Stürzen eine weitere Unfallkategorie hinzu: Verbrühungen und Ertrinken.[442] Obwohl fast die Hälfte aller Eltern in der Küche mit heißen Flächen, siedendem Wasser, scharfen Gegenständen und gefährlichen Haushaltschemikalien eine große Unfallgefahr für kleine Kinder unter fünf erkennen (laut Versicherern 43 Prozent), lässt ein gleich großer Anteil aller Eltern kleine Kinder unbeaufsichtigt in die Küche (laut Versicherern 41 Prozent).[443]

Kinder von Eltern, die sich mit den Unfallgefahren beschäftigten, mussten, das zeigten viele Studien, deutlich seltener wegen Verletzungen behandelt werden.[444] Unfälle lassen sich durch die kritische Betrachtung der Gefahren für kleine Kinder verhindern. Das kann natürlich nie zu hundert Prozent klappen. Aber die unerreichbar verschlossenen Reinigungschemikalien und Medikamente und der gesicherte Gartenteich sind wichtige Schritte in Richtung Unfallverhinderung. Genauso wichtig ist das Mitnehmen des Babys an die Haustür, wenn es geklingelt hatte, anstatt es auf der Wickelkommode liegen zu lassen. Niemand kann voraussehen, wann es sich zum ersten Mal zu einem kleinen »Rollmops« entwickelt hat. Also bewahren Sie den kritischen Blick für Unfallgefahren in allen Altersstufen Ihres Kindes.

Welche Fremdkörper und großen Nahrungsstücke sind für Kinder beim Verschlucken besonders gefährlich?

Bei der riesigen Entdeckerlust kleiner Kinder – und das auch gerne über orales Kennenlernen von »fremden Dingen« –, ist das Verschlucken von Fremdkörpern und großen Nahrungsstücken gar nicht so selten. 174 Studien und Berichte[445] zum Verschlucken von

Fremdkörpern mit insgesamt über 30.000 jungen Patienten, 4.600 davon unter drei Jahre, zeigten: In den meisten Fällen handelte es sich um Nahrung, insbesondere Nüsse und andere Saatkerne, aber auch Gemüse, Fruchtstücke und Popcorn sowie Knochen. In vielen Fällen waren es auch kleine Gegenstände, insbesondere Plastikteile, Steine und Knöpfe. Bei Nahrungsmitteln wird Atemnot nach dem Verschlucken von Weintrauben, Cherry-Tomaten, Gemüse- und Obststücken und häufiger noch von Nüssen und Saaten beobachtet, die in die Luftröhre gelangt sind. Den größten Anteil dieses Problems haben in allen Untersuchungen Kinder unter drei Jahren. Ihre Schlucksteuerung ist noch nicht voll entwickelt und sie lassen sich beim Essen schnell ablenken. In fast 90 Prozent aller Fälle kam es zu Husten, zu Atemproblemen und Würgen. In jedem zehnten Fall traten ernsthafte Komplikationen auf oder gar selten Todesfälle.[446]

Dem Bundesinstitut für Risikobewertung wurden innerhalb von zehn Jahren 23 Fälle berichtet, bei denen Klebelaschen von Papiertaschentücher-Verpackungen verschluckt wurden.[447] Die Dunkelziffer ist nicht bekannt. In den meisten Fällen kam es zu Atemnot, in einigen Fällen aber auch zu Erstickungsanfällen. Wir beobachteten schon häufiger, dass solche Verpackungen den Kindern zum Spielen in die Hand gegeben werden. Durch die zunehmende Verbreitung batteriebetriebener Geräte, die auch in Spielzeugen und Büchern (die so nette Töne bieten) zu finden sind, können Kinder vermehrt in den Kontakt mit Knopfzellen kommen und diese verschlucken. So wurde mehrere Hundert Mal innerhalb von zehn Jahren das Verschlucken kleiner Knopfzellen gemeldet.[448] Problematisch ist es, wenn eine Knopfzelle in der Speiseröhre stecken bleibt, da es durch den Kontakt mit den feuchten Schleimhäuten zum Stromfluss kommen kann. An der Grenzfläche zwischen Knopfzelle und Schleimhaut können Verätzungen entstehen. Eine besondere Gefahr besteht für Kleinkinder beim Verschlucken großer Knopfzellen (über 20 mm), da ein Steckenbleiben in der engen kindlichen Speiseröhre dann besonders wahrscheinlich ist. In Australien wurden in eineinhalb Jahren über 500-mal kleine Batterien von Kindern verschluckt, die danach behandelt werden mussten. Dabei stammte jede vierte Batterie aus einem Spielzeug.[449] Damit ein kleines Kind erst gar nicht verschluckbare Gegenstände in die Hände bekommt, ist es hilfreich, Münzen, Knöpfe, Klammern, Papiertaschentücher-Verpackungen und anderen Kleinkram in der Wohnung nicht für Babys erreichbar rumliegen zu lassen und auch in Schubladen oder Schränken unter Verschluss zu halten.

Woran können sich Kinder vergiften?

Neugierde der kleinen Kinder führt zum Kontakt mit gefährlichen Produkten, die als Anfragen bei Vergiftungszentren gezählt werden. Für nicht tödliche Unfallverletzungen und Vergiftungen besteht in Deutschland keine systematische Erfassung. Daher sind sichere Aussagen kaum möglich. Dank der KIGGS-Studie (Studie zur Gesundheit von Kindern und Jugendlichen in Deutschland) unter Leitung des Robert Koch-Instituts liegen aber einige Schätzungen vor: Jedes siebte Kind zwischen ein und zwei Jahren wurde innerhalb eines Jahres aufgrund von Unfällen einschließlich Vergiftungen ärztlich behandelt.[450] Es wird geschätzt, dass drei Prozent aller Babys aus diesen Gründen ärztlich behandelt werden mussten.[451]

Vergiftungen im Haushalt werden zu rund 40 Prozent durch Haushaltschemikalien, vor allem Reinigungsmittel, die auch zu Haut- und Augenätzungen führen, und ebenfalls zu rund 40 Prozent durch Arzneimittel verursacht. An dritter Stelle stehen giftige Pflanzen und an vierter Stelle Kosmetika.[452] Bei Vergiftungen handelt es sich nicht immer um klassische Vergiftungen, also das Verschlucken einer Chemikalie, sondern auch um die Reizung der Augen durch einen Spritzer Haushaltsreiniger. Meldungen der Giftberatungszentren geben Aufschluss über solche Fälle. Gerade im Haushalt ist beim Saubermachen und Putzen der Umgang mit schädlichen Stoffen oft selbstverständlich. Kaum eine Haushaltschemikalie ist aber auf ihre Wirkung auf schwangere Frauen und Babys im Bauch untersucht.

Ungefähr 8.600 Kinder unter 15 Jahren wurden im Jahr 2007 aufgrund einer Vergiftung stationär in ein Krankenhaus aufgenommen, 17 von diesen Kindern starben.[453] Genauere Angaben für kleinere Kinder sind nicht veröffentlicht. Im Jahr 2008 wurden Vergiftungszentralen 90.000-mal von Eltern oder medizinischen Fachkräften angerufen. Jedes fünfte Kind zeigte Vergiftungssymptome. Davon waren neun von zehn Kindern unter sechs Jahre alt.[454] Als Vergiftungssymptome gelten bereits gerötete Augen, Husten, Übelkeit oder Erbrechen. Diese absoluten Zahlen erschrecken auf den ersten Blick. Wir müssen aber bedenken, dass in Deutschland ca. elf Millionen Kinder unter 15 Jahren leben. Damit vergiften sich rund drei von hundert Kindern einmal bis zum 15. Geburtstag.

Also ist Vorsicht geboten mit angsteinflößenden Vergiftungsmeldungen in den Medien. In Presseberichten werden oft die Zahlen der »Beratungen« der Giftinformationszentren als »Vergiftungen« dargestellt und gezählt. Das ist natürlich nicht der Fall, denn es rufen sehr oft Eltern aus Ängstlichkeit, Panik oder Vorsorge an. Sie befürchten etwa, dass ihr Kind mit einem gefährlichen Produkt in Verbindung gekommen sein könnte, weil sie es nur einen kleinen Augenblick nicht beobachtet hatten und nicht recht wussten, ob etwas passiert war. Beratungszahlen liegen daher viel höher als Vergiftungszahlen. Und sie steigen dann besonders an, wenn Vergiftungen mit bestimmten Produkten in den Medien erörtert werden.

Entgegen der Befürchtung vieler Eltern sind schwere oder gar zum Tode führende Vergiftungen mit chemischen Stoffen bei Kindern zum Glück sehr selten. Also auch hier Entwarnung! Dennoch ist es natürlich sinnvoll, Vorsicht walten zu lassen. Wichtig für alle Eltern ist es, alle Medikamente und Flüssigkeiten (Waschmittel, Reinigungsmittel, Lampenöle, Alkohol, Haushaltschemikalien, Lacke und Farben) zu verschließen oder in für Kinder unerreichbare Höhen zu stellen.

Wie sind giftige Stoffe im Haushalt erkennbar?

Für Reinigungsmittel und andere Haushaltschemikalien gilt, dass Warnungen mit Warnkennzeichen und Sicherheitsratschlägen auf den Packungen angegeben werden müssen.

Dies sind die wichtigsten fünf Warnkennzeichen zum Gesundheitsschutz für Haushalts- und Handwerkerchemikalien. Kinder müssen von Produkten mit diesen Warnkennzeichen unbedingt ferngehalten werden. Ignorieren Sie diese Hinweise nicht!

	Dieses Zeichen warnt vor der Gefahr einer Zerstörung von Haut (Ätzung) oder Augen (längerfristige Schädigung), aber auch möglicher Verätzung anderer Materialien. Haut und Augen müssen unbedingt vor einem Kontakt (zum Beispiel durch Spritzer) geschützt sein.
	Dieses Zeichen warnt vor einer Vergiftungsgefahr selbst beim Kontakt mit kleinen Stoffmengen. Es kann zu schweren bis zu tödlichen Vergiftungen kommen. In manchen Fällen führt weniger als ein kleiner gefüllter Teelöffel zum sicheren Tod. Solche Produkte sind für Verbraucher nach den Vorschriften daher kaum zugänglich.
	Dieses Symbol warnt vor deutlichen Gefahren. Hierzu zählen krebserzeugende Eigenschaften, erbgutveränderndes Potenzial von Stoffen, Gefahren für die Fortpflanzung und die Schwangerschaft, Erzeugung von Allergie oder Asthma beim Einatmen, schwere Gesundheitsschäden an Organen und mögliche tödliche Gefahren beim Eindringen in die Atemwege (Aspiration).

	So gekennzeichnete Flüssigkeiten oder Feststoffe entzünden sich schnell. Funken und Flammen können zu einer Entzündung führen, die fast explosiv sein kann. Sprays mit solcher Kennzeichnung dürfen nicht in der Nähe heißer Oberflächen verwendet werden.
	Achtung! Dieses Warnkennzeichen wird gleichermaßen verwendet für Warnungen vor Hautreizungen, Augenreizungen und sensibilisierenden Eigenschaften auf der Haut (Erzeugung einer Allergie) sowie für Stoffe, die in kleinen Mengen nicht zum Tode, aber zu längerfristigen Gesundheitsschäden führen, und für andere Gefahren wie Entzündbarkeit. Es ist also ein vorsichtiger Umgang mit so gekennzeichneten Produkten angemessen.

In allen Fällen sind diese Warnkennzeichen, soweit es der Platz erlaubt, mit Gefahrenhinweisen und Sicherheitsratschlägen ergänzt. Sie sind nach europäischem Recht standardisiert und leiten sich direkt aus den Ergebnissen der Sicherheitsprüfungen ab. Eine europäische Verordnung regelt die Vergabe von Warnkennzeichen und die Ergänzung durch Texte ohne großen Spielraum für die Hersteller.

Untersuchungen im Auftrag der Europäischen Kommission zeigten, dass Eltern die Kennzeichnungen der Gefahren, die Warnhinweise und die Sicherheitsratschläge auf den Verpackungen zu wenig beachten oder gar ignorieren. Einige vermuten fälschlicherweise, dass nur sichere, also eigentlich ungefährliche Chemikalien in Drogerien verkauft werden dürfen. Andere verstehen die Warnhinweise als rechtliche Vorsorgehinweise, die Verkäufer von der Haftung befreien sollen, also übertrieben seien.[455] Im Fall der Flüssigwaschmitteltabs, deren Gefahren wir in der nächsten Frage näher betrachten, konnte nachgewiesen werden, dass Vergiftungen von Kindern hätten verhindert werden können. Die Eltern waren jedoch selbst im Nachhinein nicht bereit, dies einzugestehen.[456] Bei einer aktuellen Studie an 1.000 Studierenden sowie Akademikerinnen und Akademikern, die der Chemie nahestanden, war jede zehnte Person der Auffassung, dass fehlende Warnkennzeichen Produkte ohne gefährliche Eigenschaften identifizieren.[457] Diese Annahme ist falsch. Mit Gefahrensymbolen und Warnhinweisen müssen nur die Gefahren angegeben werden, die nachweislich bestehen, also auch untersucht wurden. Noch nicht identifizierte Gefahren werden nicht dargestellt.

Die Warnkennzeichen und Warnhinweise auf Haushaltschemikalien sind keine zufälligen oder freiwilligen Angaben der Hersteller, sondern wichtiger Bestandteil der Chemikaliensicherheit im Verbraucherschutz. Böse gesagt: Wer sie nicht beachtet, ist selbst schuld, wenn es zu Schäden kommt. Chemikalien mit bestimmten, besonders kritischen Gefahreneinstufungen sind für Verbraucherprodukte in der breiten Öffentlichkeit verboten oder extrem beschränkt – auch das macht die wichtige Rolle dieser Warnungen deutlich. Für alle als gefährlich eingestuften Produkte liegen den Giftinformationszentren in Europa die genauen Zusammensetzungen vor, sodass bei Kontakt oder Vergiftung fachlicher Rat geholt werden kann. Für den Fall, dass Kinder dennoch Chemikalien in die Augen oder den Mund bekommen, ist es wichtig, die Nummer der regional zuständigen Vergiftungszentrale greifbar zu haben. Zusammen mit dem Etikett des Produktes kann dann eine rasche telefonische Beratung erfolgen.

Warum sind Waschmitteltabs so gefährlich?

Seit 2001 bieten Waschmittelhersteller eine vermeintlich einfachere Methode an, Wäsche zu waschen. Weder muss Waschmittel mit einem Messbecher in die Maschine eingefüllt noch erst ein Waschmitteltab ausgepackt werden. Flüssigwaschmitteltabs kommen einfach mit der Wäsche in die Waschtrommel. Die kleinen Beutel aus Plastik lösen sich auf und das Waschmittelgel befindet sich in der Wäsche. Hier stellt sich die Frage, auf wessen Kosten diese Erleichterung geht. Denn die konzentrierte und sehr wirksame Form des Waschmittelgels enthält Bestandteile, die reizend oder gar ätzend auf Haut und Augen wirken. Glaubte man den Herstellern, waren die Kapseln sehr sicher in der Handhabung. Vergiftungen vor allem bei Kindern wurden aber seit 2005 berichtet. Einen genaueren Blick auf die Situation warfen Vergiftungszentren. Dort wurde vermutet, dass die Form und Farbe der Tabs das Interesse der Kinder wecken würden und die Tabs bei den Vergiftungsfällen nicht sicher vor Kinderhänden aufbewahrt worden seien. 2013 erkannte der internationale Verband der Waschmittelhersteller die Lage und vereinbarte spezielle Hinweise, diese Kapseln entfernt von Kindern zu lagern. Die Europäische Kommission verlangte genau diese und zusätzliche Maßnahmen, die aber erst 2016 in Kraft traten. In der Diskussion über zusätzliche Sicherheitsmaßnahmen und ein Verbot wurden wegen der Vergiftungsgefahr erhebliche Bedenken geäußert. Die Reaktionen der Hersteller entsprachen in großen Teilen leider einem Image einer nur auf Umsatz und Gewinn ausgerichteten Industrie, einem Bild, dem bekannte deutsche Firmen sicher nicht entsprechen (möchten). Ein Produzent ging sogar so weit zu argumentieren, dass Einschränkungen unangemessen wären, da ja das Vergiftungsrisiko nur bei Familien mit kleinen Kindern unter fünf Jahren vorläge.[458]

Mit einer Studie unter Beteiligung der europäischen Giftberatungen und den Herstellern der Tabs sollte die Wirksamkeit der Schutzregelungen geprüft werden. Dieser Bericht über sieben Mitgliedsländer der Europäischen Union erschien 2017.[459] Die Ergebnisse waren ernüchternd. Die klinischen Behandlungen der schweren Augenschäden bei Kindern dauerten zwei bis acht Tage, Hautreizungen heilten oft erst nach Monaten ab. Das Aufbeißen der Tabs führte zur Aufnahme über den Mund und Rachen. Klinikaufenthalte von einem Tag bis zu mehr als einer Woche mit in einigen Fällen nur schleichender späterer Heilung wurden nötig. Aus den USA wurden sogar vier Todesfälle berichtet. Die Gelkapseln führten bei einem Kontakt in 58 bis 96 Prozent der Fälle in den Berichten zu klinischen Symptomen. Für herkömmliche Waschmittel lag diese Quote bei 19 bis 58 Prozent. Über 1.000 Vergiftungsfälle mit Waschmitteln in Europa zwischen August 2015 und Mai 2016 wurden in der Studie ausgewertet. Drei Viertel aller Fälle betrafen die Flüssigwaschmitteltabs (754 Fälle) und rund die Hälfte aller Fälle bezogen sich auf Kinder im Alter von ein bis zwei Jahren.

Ein großes Problem ist, dass aufgedruckte Warnungen von vielen Eltern nicht wahrgenommen werden. Über 500 Interviews zu den Vergiftungen mit Tabs ergaben, dass die Warnkennzeichen und Warnhinweise sehr oft nicht beachtet worden und die Kapseln nicht sicher vor kleinen Kindern gelagert worden waren.[460] Die Hälfte aller betroffenen Eltern gaben sogar an, dass ihnen die Kennzeichnung nicht aufgefallen war, und 80 Prozent erklärten, dass selbst eine klare Warnkennzeichnung die Vergiftung des Kindes nicht verhindert hätte. Die Risikowahrnehmung durch Eltern mit Kleinkindern in Deutschland ist also noch unzureichend.[461]

Warum dürfen Lampenöle und flüssige Grillanzünder für Kinder nie in Reichweite sein?

Noch vor zwei Jahrzehnten standen Lampenöle für viele Jahre im Mittelpunkt der Vergiftungen bei Kindern. Trotz Warnungen in der Öffentlichkeit und sicheren Verschlüssen traten 1989 bis 1993 immer mehr Lampenöl-Aspirationen (Aspiration heißt hier: Eindringen in die Atemwege) auf. Mitte der 1990er-Jahre mussten deutsche Vergiftungszentren jährlich fast 1.000 Mal hierzu beraten. 2010 war das nach Schätzungen noch rund 400-mal der Fall.[462] Es kam zu vielen Notfallbehandlungen und auch einigen Todesfällen. Weder kindersichere Verschlüsse seit 1992 noch bessere Warnhinweise seit 1996 verhinderten die Situation. Erst nach einem Verbot farbiger Öle 1999/2000 und einem Umstieg der meisten Hersteller von Mineralölprodukten hin zu Pflanzenölen wurden die Vergiftungen seltener.[463] Seit 2010 wurden weitere Einschränkungen verlangt.[464] Nun sind neben einem Warnsymbol klare deutliche Warnungen für gefährliche Produkte auf Mineralölbasis zwingend: »Bereits ein kleiner Schluck Lampenöl – oder auch nur das Saugen an einem Lampendocht – kann zu einer lebensbedrohlichen Schädigung der Lunge führen« bzw. »Bereits ein kleiner Schluck Grillanzünder kann zu einer lebensbedrohenden Schädigung der Lunge führen«. Also gilt es, bei der Nutzung von so als gefährlich gekennzeichneten Lampenölen und Grillanzündern größte Vorsicht walten zu lassen. Sie dürfen für kleine Kinder nicht erreichbar sein!

Welche Pflanzen sind besonders giftig?

Eltern haben oft große Angst, dass ihre Kinder giftige Pflanzenteile gegessen haben könnten, während sie unzureichend beaufsichtigt im Grünen spielten. Das zuständige Bundesumweltministerium veröffentlichte eine Liste von 200 giftigen Pflanzen, die zu mittelschweren bis schweren Vergiftungen bereits nach der Aufnahme geringer Mengen führen können und warnte davor, diese Pflanzen an Aufenthaltsorten von Kindern anzupflanzen.[465] Aber wie gefährlich ist die Situation, und welches Risiko haben kleine Kinder?

Im Januar 2019 veröffentlichten Mitarbeiterinnen und Mitarbeiter von Giftinformationszentralen, rechtsmedizinischen Universitätseinrichtungen und des Bundesinstituts für Risikobewertung, an dem eine Kommission zur »Bewertung von Vergiftungen« angesiedelt ist, eine Auswertung aller Fälle, die von 1997 bis 2013 in Berlin und Freiburg erfasst wurden.[466] Kontakt mit Pflanzen ist damit für ungefähr zehn Prozent aller Anfragen von Laien und medizinischem Personal bei den deutschen Giftinformationszentren verantwortlich. Obwohl nicht sicher ist, ob alle anderen Giftinformationszentren eine ähnliche Situation erleben, rechnen wir die angegebenen Zahlen doch einmal hoch und erhalten so ein ungefähres Bild der Situation. Demnach können wir annehmen, dass es jährlich rund 7.500 Anfragen zu möglichen Pflanzenvergiftungen bei Kindern bis zum Alter von fünf Jahren gibt. Jedoch zeigen sich bei ca. 6.900 Kindern keinerlei Symptome. Von den restlichen Kindern, die Symptome zeigten, kommt es jährlich bei rund hundert Kindern zu mittleren bis schweren Vergiftungen.

Vier Pflanzen dominierten die Vergiftungen: Aronstab (Beeren und Blätter), Bohne (unreife Früchte), Goldregen (Blüte, Früchte, Samen) und der nicht in der offiziellen Liste verzeichnete Holunder (rohe Beeren). Nur weitere zehn Pflanzenarten führen zu schweren Symptomen und werden als besonders giftig erachtet: Tollkirsche, Stechapfel, Schwarzes Bilsenkraut, Eisenhut, Engelstrompete, Prachtlilie, Weißer Germer (Weißer Nieswurz), Wunderbaum, Schierling, Herbstzeitlose.[467] Diptam, Riesenbärenklau und Giftsumach führten bei Hautkontakt oft verzögert zu verbrennungsähnlichen Hautsymptomen, wenn sie nicht schnell mit Wasser und Seife nach dem Kontakt abgespült werden. Rechnet man die veröffentlichten Zahlen hoch, stirbt jährlich zum Glück weniger als eins von zehn Millionen Kindern in Deutschland am Verzehr einer giftigen Pflanze.

Wie lässt sich die Unfallgefahr im Straßenverkehr reduzieren?

Schwangere Frauen verursachten als Fahrerinnen zum Beginn des zweiten Schwangerschaftsdrittels – und nur dann – erheblich mehr Verkehrsunfälle. Eine 2014 veröffentlichte statistische Untersuchung von über einer halben Million schwangerer Frauen für die kanadische Provinz Ontario brachte dieses erstaunliche Ergebnis. Kein ähnlicher Anstieg war für sie in sonstigen Lebenssituationen erkennbar.[468] Nach der Geburt mit dem kleinen Baby verursachten die Mütter unterdurchschnittlich, also sehr selten, Verkehrsunfälle – entgegen der langläufigen Einschätzung, dass Babys vom Verkehrsgeschehen ablenken: »Achtung, Baby an Bord«.

Vor zehn Jahren legten Zahlen aus den USA nahe, dass siebenmal mehr ungeborene Kinder als Passagiere bei Autounfällen umkamen als kleine Kinder.[469] Autounfälle, die zum Verlust des ungeborenen Kindes einer Mitfahrerin führten, werden seit 1924 beschrieben. Es gilt für die USA: Eine von zwölf Schwangerschaften wird durch eine Stoßverletzung belastet und Autounfälle stellen dabei rund die Hälfte.[470] Bei neun von zehn Fällen sind die Folgen gering. Bei jeder zehnten schwangeren Frau, die in einen Unfall verwickelt war, kam es aber zu schweren Folgen bis zur frühzeitigen Geburt.[471] Der erlebte Druckstoß (Trauma) führt meist zur Schädigung der Plazenta, aber auch zu Schock, Flüssigkeitsverlust oder Blutungen. Er kann zum Tod des Ungeborenen führen – aber auch Gehirnschäden des später geborenen Kindes wurden beschrieben. Insgesamt kam es zu 207 Unfällen mit Trauma auf 100.000 Geburten.[472] Daten aus Schweden zeigten eine ähnliche Situation. Autounfälle waren für ein Drittel aller Todesfälle von schwangeren Frauen und eine dreimal höhere Zahl von Todesfällen beim Baby im Bauch verantwortlich.[473] Für Deutschland sind keine Statistiken erstellt.

Es gibt sehr gute Gründe, sich in der Schwangerschaft sachgerecht anzuschnallen. Der regulär in Fahrzeugen in Deutschland eingebaute Dreipunktsicherheitsgurt bietet ausreichenden Schutz für Mutter und Kind. Wichtig ist jedoch, dass der Gurt straff anliegt und so weit wie möglich unterhalb des Bauches entlanggeführt wird, selbstverständlich nicht über den Bauch. Vorteilhaft ist es für schwangere Frauen, wenn sie so weit wie möglich, mindestens aber 30 Zentimeter vom Airbag entfernt sitzen, da ein aufspringender Airbag einen enormen Druckimpuls auf den Körper gibt.

Wie kann man Kinder vor Verkehrsunfällen schützen?

Für Kinder ist der sichere Schulweg heute ein wichtiges Lernthema. Richtiges und vorsichtiges Verhalten der Kinder zusammen mit heller, reflektierender Kleidung und sogenannten Verkehrslenkungsmaßnahmen führten zu einer deutlichen Senkung der Zahl der Unfallopfer seit 1980. 1972 starben 2.114 Kinder im Straßenverkehr, im Jahr 2017 waren es noch 61 – davon 23 als Passagier im Auto.[474] 2017 verletzten sich 4.607 Kinder im Alter unter fünf Jahren, von denen 3.064 in einem Pkw saßen.[475] Leider sind keine Angaben vorhanden, die sicher belegen könnten, ob und wie viele der Kinder, die bei Autounfällen verletzt wurden, durch bessere Kindersitze unversehrt geblieben wären. Die Statistiken besagen bisher nur, dass in fast allen Fällen der Anschnallpflicht in Deutschland nachgekommen wird.

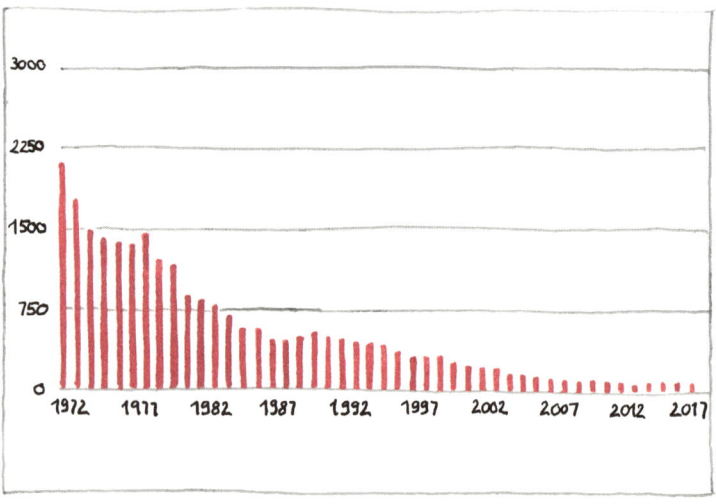

Anzahl getöteter Kinder (unter 15 Jahren) im Straßenverkehr in Deutschland[476]

Es ist wichtig, dass Kinder dann, im Buggy und wenn sie das Laufen beginnen, beim Überqueren von Straßen und Einmündungen lernen können, wie diese Wege und Verkehrssituationen sicher zu bewältigen sind. Zu dieser Verkehrserziehung gehört vor allem das genaue Beobachten. Die größte Unfallgefahr ist und bleibt die Mitnahme von Babys im Auto.

Was ist bei Kindersitzen zu beachten?

Es gibt viele gute Gründe, Kinder richtig anzuschnallen. Für kleine Kinder bis zu vier Jahren werden vielfach Reboarder empfohlen. Das sind Kindersitze, die Kinder rückwärts zur Fahrtrichtung sitzen lassen. Warum ist das so? Die Wahrscheinlichkeit eines Aufpralls können wir uns theoretisch ableiten und die Unfallstatistik belegt unsere Einschätzung. Bei fast 60 Prozent der Unfälle kommt es zu einem Frontalaufprall. Das eigene Fahrzeug fährt gegen den davorstehenden Wagen, einen seitlich in den Fahrweg kommenden Wagen oder ein festes Hindernis. Nur in knapp einem Drittel aller Unfälle kommt es zu einem Seitenaufprall und in weniger als zehn Prozent zu einem Heckaufprall.[477] Damit ist klar, dass ein Kind in einem nach vorn gerichteten Kindersitz meist nach vorn geschleudert wird, bei einem nach hinten gerichteten meist in den Sitz gedrückt wird. Der Kopf ist bei kleinen Kindern im Verhältnis zu Erwachsenen deutlich schwerer und die Muskulatur im Nackenbereich ist weniger ausgebildet. Damit ist die größte Gefahr für kleine Kinder, dass der Kopf beim Aufprall auf die Brust geworfen wird.

Das international abgestimmte Prüfverfahren (Europäische Union und Vereinte Nationen) sieht dabei einen Frontalaufprall mit 50 km/h und einen Heckaufprall mit 30 km/h vor. Damit zeigen Crashtests mit Dummys auf den Kindersitzen bessere Ergebnisse mit Reboardern. Rückwärts montierte Kindersitze nehmen mehr Platz ein und sind für größere Kinder daher räumlich weniger geeignet. So ist die Empfehlung für rückwärtsmontierte Kindersitze bis zu einer gewissen Größe der Kleinen nachzuvollziehen. Zudem entwickelt sich bei einigen Kindern ab vier bis fünf Jahren das ungute Gefühl beim Rückwärtsfahren, das auch viele Erwachsene plagt. Untersuchungen zeigen, dass vor allem die richtige Montage für jeden Kindersitz entscheidend ist. Eltern, die den Kindersitz oft ausbauen müssen, brauchen möglicherweise einen anderen Sitz als diejenigen, die ihn langfristig montiert lassen können. Das gilt insbesondere für die Familien, die umweltbewusst Carsharing nutzen. Für kleine Kinder unter ca. 15 kg Körpergewicht fehlt ein Kindersitz der Anbieter allgemein.

Die Tests des ADAC in Deutschland sind umfangreicher als die europäische Zulassungsprüfung (ECE R44/04) und betrachten mehr Aspekte, stellen derzeit einen »Goldstandard« dar. Wenn es um Kindersitze geht, dann bemühen sich viele Eltern um alle Informationen und suchen nach dem besten Kindersitz, dem in Tests am besten abschneidenden Produkt. Aber grundsätzlich sind alle nach der gültigen Norm, also während der letzten Jahre geprüften Kindersitze sicher und damit ausreichend. Und denken Sie daran: Gebrauchte Kindersitze entspannen die Haushaltskasse. Eine weitere Nutzung des Sitzes dient dem Umweltschutz und viele Schadstoffe im Material sind ausgedampft. Familienstress um Kleckereien auf den schönen neuen Sitz während der Fahrt können entfallen.

Aber auch im Kindersitz müssen Kinder beobachtet werden (können). Zwischen 2004 und 2008 starben in den USA 31 Kinder in Autokindersitzen. Erschreckend lange hatten die Eltern die Kinder nicht mehr genau angeschaut. Die Hälfte der Todesfälle waren durch einen zu fest angezogenen Gurt zu erklären, die anderen Kinder starben durch Sauerstoffmangel aufgrund ihrer Hängeposition im Sitz.[478] Sicherheitsempfehlungen zu Kindersitzen sind in den USA nachvollziehbar und einfach einzuhalten. Kindersitze dürfen nur an dafür zugelassenen Stellen im Fahrzeug montiert werden. Das betrifft auch die Gefahr für kleine Kinder, die von Airbags ausgeht.

Oft warnt bereits ein Zeichen vor dieser Gefahr. Kindersitze nur wenn überhaupt nicht anders möglich auf Frontsitzen montieren, da Airbags oder Glassplitter eine besondere Gefahr für kleine Kinder darstellen. Reboarder dürfen keinesfalls auf Frontsitzen oder vor Airbags montiert werden. Nur geprüfte, zugelassene Kindersitze für den richtigen Gewichts- und Größenbereich des Kindes dürfen benutzt werden. Kinder müssen in diesen Kindersitzen immer richtig angeschnallt sein. Richtig angeschnallt sein bedeutet aber nicht, mit Kraft festgezurrt sein, da dann Druck auf die Atmung ausgeübt werden kann. Kindersitze sollten nicht als Schlafgelegenheiten genutzt werden, wenn die Eltern nur akustisch in der Nähe sind, das heißt, ihre Kinder nicht sehen können. Mit all diesen Hinweisen dürfte die höchste Sicherheit erreicht werden.

Wie kann man Unfälle mit Kinderwagen und Buggys minimieren?

Es ereignen sich immer wieder auch Unfälle auf der Straße, bei denen Babys in Kinderwagen verunglücken und verletzt werden. Meist sind wie bei allen Fußgängern Kraftfahrzeuge die Stärkeren, oft aber auch Fahrräder oder Straßenbahnen. Für Deutschland liegen dazu jedoch keine Zahlen vor. Mit dem Kinderwagen unterwegs zu sein ist keinesfalls sicherer, als ohne Kind zu Fuß zu sein.

In den USA werden durch die Consumer Product Safety Commission bundesweit in 100 Erste-Hilfe-Stationen von Krankenhäusern Unfalldetails erfasst, so auch zu Kinderwagen und Buggys. Eine Auswertung des Zeitraums 1990 bis 2010 wurde vor einigen Jahren veröffentlicht.[479] Hochgerechnet auf die gesamte USA werden jährlich durchschnittlich rund 17.000 Kinder unter fünf Jahren in die Notaufnahme gebracht, weil sie mit dem Kinderwagen verunglückten (ausgenommen: der Kinderwagen wurde angefahren). Das ist keine große Zahl im Vergleich zu allen Unfällen, aber dennoch beachtenswert. Rund zwei Drittel aller Verletzungen kamen dadurch zustande, dass Kinder aus dem Wagen fielen. Bei jedem dritten Fall kippte ein Kinderwagen, bei jedem fünften Fall ein Buggy. Meist kam es zu leichteren Verletzungen wie Kopfplatzwunden. Ein Drittel aller Unfälle mit Kinderwagen und ein Viertel aller Unfälle mit Buggys führten zu Kopfverletzungen mit Bewusstlosigkeit oder einem Schädel-Hirn-Trauma. Die wirklich gute Nachricht ist: Nur wenige Prozent der Unfälle machten es notwendig, Kinder in Krankenhäusern stationär aufzunehmen.

Kinderwagen und Buggys sind also nicht immer ein sehr sicherer Aufbewahrungsort für kleine Kinder. Die Sicherheitshinweise in den Vereinigten Staaten sind klar und einfach: Kinder nie ohne direkte Aufsicht von Erwachsenen in Kinderwagen oder Buggys allein lassen, keine Taschen an Griffen von Buggys hängen lassen, die einen leeren Wagen umfallen lassen würden, und die Bremse des Wagens bei fehlendem Griffkontakt feststellen.

Kapitel 8

Umweltgefahren kennen

Die Weltgesundheitsorganisation schätzt, dass 12,6 Millionen Menschen jährlich aufgrund von schlechter Umweltqualität frühzeitig sterben.[480] Hauptursache der umweltbedingten Krankheiten und Todesfälle ist belastete Luft.[481] Schätzungen besagen, dass Umweltbelastung jährlich weltweit 268 Millionen beeinträchtigte Lebensjahre (DALY: Disability-adjusted Life Years) verursacht. Krankheiten, die von der Umweltverschmutzung verursacht werden, sind laut einer internationalen Expertengruppe für neun Millionen vorzeitige Todesfälle verantwortlich. Das sind 16 Prozent aller jährlich weltweit Verstorbenen und wahrlich erschütternde Zahlen einer von Menschen selbst verursachten Katastrophe. Umweltverschmutzung fordert damit 15-mal mehr Opfer als Krieg und Gewalt.[482] Neun von zehn dieser durch Umweltverschmutzung bedingten Todesfälle treten in den Ländern mit niedrigem oder mittlerem Wohlstand auf. Die globalen Auswirkungen der Umweltverschmutzung werden in der deutschen Öffentlichkeit unterschätzt. Besonders gefährdet sind Kinder in der Schwangerschaft und in ihren ersten Lebensjahren. Nach Angaben der Weltgesundheitsorganisation sterben jährlich 300.000 Babys und Kinder unter fünf Jahren vorzeitig an der Verschmutzung der Außenluft.[483] Armut, so erklärte der frühere Generalsekretär der Vereinten Nationen, Kofi Annan, im Jahr 2001 – und das gilt noch heute –, sei der größte Feind der Gesundheit in den sich entwickelnden Ländern.[484] Auch wenn Deutschland nicht zu diesen Ländern gehört – Klimawandel, Luftverschmutzung und andere Umweltbelastungen sind auch hier ein ernstes Problem.

Was bedeutet der Klimawandel für die Zukunft unserer Kinder?

Der Klimawandel wird praktische Auswirkungen auf das Leben unserer Kinder und Enkelkinder haben. Eine internationale Forschungsgruppe um den Kognitionspsychologen John Cook aus Australien wertete 2013 rund 12.000 wissenschaftliche Artikel aus dem Forschungsbereich zur globalen Erwärmung aus und befragte die Autorinnen und Autoren. 97,2 Prozent stimmten der Aussage zu, dass der Klimawandel stattfinde und menschengemacht sei.[485] Der wichtigste Treiber der Erwärmung ist Kohlendioxid, das bei der Verbrennung fossiler Brennstoffe freigesetzt wird. Das sich umstellende Klima mit der Erwärmung der Atmosphäre und den Veränderungen in den Ozeanen hat erhebliche Auswirkungen auf alles Leben auf der Erde. Das hat auch Folgen für die menschliche Gesundheit.[486] Im Vordergrund stehen regionale Hitzewellen, die vor allem in unseren Regionen die sozial Schwächsten in Europa und im Mittelmeerraum treffen werden. Extrem hohe Temperaturen stehen in klarer Beziehung zu erhöhten Krankheitsraten und zusätzlichen Sterbefällen. Die schon jetzt vorauszusehende regionale Ausbreitung feuchterer und wärmerer Bereiche lässt erwarten, dass übertragbare Krankheiten bisher nicht betroffene Gebiete erreichen. Mehr Waldbrände führen dazu, dass zusätzliche Stickoxide und Feinstäube in bereits durch vor allem den Verkehr belastete Gebiete eingetragen werden. Die Folgen werden vor allem unsere Kinder tragen müssen. Maßnahmen zur Bekämpfung des Klimawandels, die Verringerung der Luftverschmutzung durch Verbrennungsprodukte aus Kraftwerken, Industrieanlagen und vor allem dem Verkehr werden gleichzeitig auch die bestehenden aktuellen Gesundheitsgefahren der Luftverschmutzung abbauen. Die Gefahren des Klimawandels verlangen, dass Nachhaltigkeit ein zunehmend wichtiger Wert bei den Entscheidungen junger Familien werden muss, wenn es um ihre Lebensgestaltung und die Frage des »Gut Essens« geht.

Wie schädlich ist Luftverschmutzung durch den Verkehr?

Der Fahrzeugverkehr belastet die Luft in Deutschland heute vor allem mit Stickstoffoxiden (»Stickoxiden«) und Stäuben. Stickstoffoxide (NO_x) entstehen bei Verbrennungsprozessen im Motor, wenn bei hohen Temperaturen die beiden Luftgase Stickstoff und Sauerstoff chemisch reagieren. Es entsteht letztendlich vor allem Stickstoffdioxid (NO_2). Beim Abrieb von Reifen, Straßenbelag, Bremsen und vor allem auch bei der Verbrennung im Motor werden Stäube freigesetzt, insbesondere Feinstaub, der eine gewisse Zeit in der Luft verweilt. Entsprechend besteht Feinstaub aus unterschiedlichsten chemischen Stoffen. Technisch unterscheidet man zwischen einer Grobfraktion mit Teilchen unter einem hundertstel Millimeter und einer Feinfraktion, die noch kleinere Staubkörner und Mikroplastik von einem Viertel dieser Größe enthält. Feinstäube sind für das Auge nicht erkennbar. Sichtbar ist nur der klassische Dieselruß, der aus einer unvollständigen Verbrennung im Motor entsteht. Rußteilchen sind nicht wirklich gesetzlich reguliert, sondern werden lediglich über die Feinstaubmessung miterfasst. Bessere Motoreinstellungen führten dazu, dass die früher üblichen Rußschwaden hinter Dieselfahrzeugen in Deutschland inzwischen selten sind.

Während Stickoxid in erster Linie als reizendes Gas wirkt, kommen Feinstaubteilchen über die Atemwege weit in die Lunge hinein. Wenn sie klein genug sind, gelangen sie auch in das Blut und direkt über den Riechbereich der Nase oder indirekt über die Blut-Hirnschranke in das Gehirn. Daraus erklären sich auch die wichtigsten gesundheitsschädlichen Wirkungen des Abgases aus Motoren. Säuglinge und Kleinkinder stellen hier die empfindlichste Bevölkerungsgruppe dar, weil ihre Lungen noch nicht ausgereift sind und dadurch besonders empfindlich auf Schadstoffe reagieren. Außerdem ist ihr Immunsystem noch nicht voll entwickelt und die Atemfrequenzen von Kindern sind deutlich höher als die von Erwachsenen, sodass Kinder im Verhältnis zu ihrem Körpergewicht mehr verunreinigte Luft aufnehmen als Erwachsene.[487] Die Grenzwerte der Weltgesundheitsorganisation von 2000 versuchen, die Empfindlichkeit der Kinder zu berücksichtigen, obwohl keine Schwelle bestimmt werden konnte, unter der keine Wirkungen bei Säuglingen und Kleinkindern zu erwarten sind, wie auch die deutschen Lungenärztinnen und -ärzte 2018 bestätigten.[488]

Im Bericht der Europäischen Umweltagentur zur Luftqualität im Jahr 2018 ist Luftverschmutzung als Hauptgrund für vorzeitige Todesfälle in Europa genannt.[489] Danach waren 13 von hundert Stadtbewohnerinnen und -bewohnern in den 28 Ländern Europas so hoch mit Feinstaub belastet, dass der europäische Grenzwert überschritten ist. Für 74 von 100 Menschen in europäischen Städten überschreitet der Gehalt an kleinerem Feinstaub den wissenschaftlich gesetzten Grenzwert der Weltgesundheitsorganisation, den Expertinnen und Experten aus Toxikologie und Epidemiologie ermitteln.[490] Dieser Wert stellt eine Empfehlung dar, während die in Europa festgelegten Grenzwerte ein politischer Kompromiss zwischen den Folgen der Schadstoffbelastung und den wirtschaftlich vertretbaren Maßnahmen sind.[491] Daher gibt es für Feinstäube unterschiedliche Grenzwerte. Für Stickoxide hingegen sind beide Werte gleich und werden für sieben bis acht von 100 Stadtbewohnern überschritten. Die gute Nachricht: Die Belastung ist in den letzten Jahren zurückgegangen. Die Luft wird aufgrund der Umweltvorschriften in Europa kontinuierlich besser.

Für 2015 schätzte die Europäische Umweltagentur für die 28 Mitgliedsstaaten jährlich 391.000 vorzeitige Todesfälle durch Luftverschmutzung.[492] Vorzeitige Todesfälle stellen aber nur die Spitze des Eisbergs. Der Berechnungen zufolge wurden im Jahr 2015 in einer Stadt mit 3,5 Millionen Einwohnerinnen und Einwohnern, also ungefähr der Bevölkerung von Berlin, viele Lebensjahre durch Krankheit beeinträchtigt: 27.000 durch Feinstaub und 6.000 Lebensjahre durch Stickoxide. Schwangere Frauen und Kinder sind von dieser Situation neben alten Menschen und solchen mit Atemwegs-erkrankungen die hauptsächlich betroffene Gruppe innerhalb der belasteten Bevölkerung.

Ob es die Einschätzung des Schweizerischen Tropen- und Public Health-Instituts oder die der Deutschen Gesellschaft für Pneumologie und Beatmungsmedizin ist, alle Übersichten beschreiben einige Unsicherheiten in der wissenschaftlichen Bewertung der Luftschadstoffe.[493] Sie kommen aber zu übereinstimmenden Beurteilungen des aktuellen Wissensstandes: Bei hoher Belastung mit Stickoxid treten bei Kindern häufiger Mittelohrentzündungen, Bronchitis und Lungenentzündungen auf und nach belasteten Schwangerschaften kamen statistisch betrachtet die Kinder mit verringertem Geburtsgewicht zur Welt. Obwohl sich in Studien Hinweise ergaben, dass erhöhte Stickoxid- und Feinstaubkonzentrationen in der Luft auch schädliche Wirkungen auf die Schwangerschaft allgemein (Schwangerschafts-Bluthochdruck, Funktion der Plazenta), die Fruchtbarkeit von Männern (Spermienqualität) und bei Babys intrauterin (Beeinträchtigungen des Nervensystems) haben könnten, fehlen sichere wissenschaftliche Belege. Im April 2020 wurde eine Auswertung aller bisher weltweit durchgeführten 26 epidemiologischen Studien zu Herzfehlbildungen und Blutgefäßveränderungen bei Kindern von Müttern, die erhöhter Luftverschmutzung ausgesetzt waren, veröffentlicht. Die Schädigungen bei den Kindern stehen in direkter Beziehung zu der Stärke der Belastung, der die Mütter durch schlechte Luft ausgesetzt waren.[494] Kurze Perioden mit starker Stickstoffoxid- oder Feinstaubbelastung führen bei Kindern mit Atemwegserkrankungen, vor allem bei Kindern mit Asthma, zu deutlich mehr Notfallkonsultationen und Krankenhausaufnahmen.[495] Kinder unter vier Jahren sind dabei besonders anfällig. Feinstaub und Stickoxide in der Luft führen auch zu größerer Häufigkeit verschiedener Herz-Kreislauf-Erkrankungen, die vor allem schwangere Frauen belasten können. Die erhöhte Rate von Schwangerschafts-Bluthochdruck und Präeklampsie bei starker

Belastung stehen hierbei in engem Zusammenhang. Da Feinstäube auch ins Gehirn gelangen können, überraschen Hinweise vor allem bei Kindern in China, Spanien und Japan auf verringerte oder verzögerte Gehirnfunktionen (neurokognitive Effekte) nicht. [496] Auch wenn alle diese Zusammenhänge unbestritten sind, diskutiert die Wissenschaft noch über die zugrunde liegenden toxischen Abläufe im Körper, die zu diesen Schäden führen.

Können Verkehrsabgase Asthma bei Kindern auslösen?

Belastungen mit Feinstaub und Stickoxid stehen mit einer erhöhten Zahl an asthmakranken Kindern in Beziehung. [497] Fast alle neuen Studien zeigen, dass an Asthma erkrankte Kinder nicht nur empfindlicher auf Luftverschmutzung mit Feinstaub und Stickoxid reagieren, sondern dass ein deutlicher Teil der Asthma-Erkrankungen von Kindern ursächlich durch die Verkehrsabgase hervorgerufen wird. [498] Studien schätzten, dass Asthma bei Kindern in den USA 18 bis 19 Prozent und in Europa sechs bis 24 Prozent allein auf die Stickstoffoxide des Verkehrs zurückgeführt werden konnten – für die gesamte Luftbelastung durch den Verkehr lagen die Anteile deutlich höher bei 18 bis 38 Prozent. [499]

Eine der wenigen genauen Beobachtungen erfolgte in Bradford, einer Industriestadt bei Leeds in Großbritannien, die über eine halbe Million Einwohnerinnen und Einwohner hat. [500] Sie entspricht überhaupt nicht den romantischen Vorstellungen einer hübschen englischen Stadt, in der Inspektor Barnaby ermitteln könnte. In Bradford wurden die Verkehrsdaten erhoben, die Verkehrsströme erfasst und die Luftqualität vermessen. Die Gesundheitsdaten konnten relativ sicher erhoben werden. Die durchschnittliche Belastung der Außenluft entsprach einer verkehrsdurchfluteten Industriestadt und lag deutlich unter den Grenzwerten der Europäischen Union für Stickoxid mit Überschreitungen an den Hauptverkehrsadern im zentralen Bereich. Alles in allem eine durchschnittliche Situation einer westeuropäischen Stadt mit einer halben Million Einwohnerinnen und Einwohnern. Sechs bis zwölf Prozent aller Fälle von kindlichem Asthma konnten ausschließlich den Verkehrsabgasen zugerechnet werden. Übertragen auf Deutschland mit einer geschätzten Erkrankungsrate von Asthma bei Kindern von acht bis zehn Prozent könnten damit Verkehrsabgase bei fünf bis zwölf von tausend Neugeborenen in städtischen Gebieten der Auslöser von Asthma in den ersten Lebensjahren werden.

Gibt es Hoffnung, dass die Belastung durch Abgase bald sinkt?

Die Erkenntnisse aus den genannten Studien machen klar, dass für schwangere Frauen und Babys gesundheitliche Risiken entstehen, wenn die verkehrsbedingten Belastungen die wissenschaftlich begründeten Grenzwerte der Weltgesundheitsorganisation überschreiten. Die Menschen in den Städten können dieser Belastung jedoch schwer ausweichen. Hier helfen nur politische Maßnahmen. Aber können sie in absehbarer Zeit zu Erfolgen führen?

Die Luftqualitätsstandards beim Verkehr in Kalifornien gelten als besonders streng, nachdem in den 1970er-Jahren noch ein »Los Angeles Type of Smog« aus Feinstaub und einem Chemikaliengemisch der Autoabgase unter Sonneneinstrahlung eine reizende Gasatmosphäre schaffte und Opfer forderte. Die Senkung des Feinstaubgehalts und der Stickoxide in der südkalifornischen Luft führte dazu, dass sich die Zahl neuer Asthmaerkrankungen verringerte.[501] Die Situation für Kinder ist also durch schärfere Umweltstandards und ihre strenge Durchsetzung in wenigen Jahren deutlich zu verbessern. Allerdings werden einmal durch Luftverschmutzung an Asthma erkrankte Kinder natürlich nicht wieder gesund.

Nicht nur Los Angeles, sondern auch deutsche Städte, Paris und London bemühen sich um die Verbesserung der Lebensbedingungen für ihre Bevölkerung. In Deutschland versucht man dies mit absoluten Fahrverboten für Fahrzeuge bestimmter Abgasstandards zu erreichen, vor allem durch Umweltzonen und Durchfahrverbote. Während sich die Belastungen in Paris und London zwischen 2005 und 2009 noch verstärkten, kam es seither zu einer leichten Senkung der Stickoxid-Werte um rund fünf Prozent jährlich – nicht genug, um innerhalb der nächsten Jahrzehnte sicherzustellen, dass die europäischen Grenzwerte zu keiner Zeit mehr überschritten werden. In Paris verbesserte sich die Luftqualität nicht wie angestrebt, da die Bevölkerung dort zunehmend Motorräder nutzte, weil diese bei hoher Verkehrsdichte schnellere Fortbewegung versprachen. In London war das Problem, dass die neu in den Verkehr gebrachten Dieselfahrzeuge die zugelassenen Abgaswerte überschritten und der Verkehr insgesamt zunahm.[502] Die deutliche Überschreitung der Grenzwerte in Hauptverkehrsachsen in London, insbesondere vor mehr als 800 Schulen und Kindergärten, brachte hier das Fass zum Überlaufen und den neu angetretenen Bürgermeister zum Handeln. Die Messungen waren lange Zeit vor der Öffentlichkeit versteckt worden. Es waren vor allem die Gesundheit der Kinder und die Asthma-Erkrankungen, aber auch die Schätzung von jährlich möglichen 9.000 vorzeitigen Todesfällen in der Stadt,[503] die dazu führten, in der Innenstadt von London eine besondere Umweltzone einzurichten (ULEZ: Ultra Low Emission Zone). Einfahrtsgebühren von rund 13 Euro oder mehr werden täglich für viele Fahrzeuge fällig. Die Gebühr ist abhängig vom Fahrzeugtyp und den Abgaswerten. Diese Zone soll ausgeweitet werden und 2025 zu akzeptabler Luftqualität führen. Bereits heute besteht für die gleiche Zone eine Zahlpflicht in ähnlicher Höhe, um die Verkehrsdichte zu verringern. Taxis sollen nach diesem Plan abgasfrei werden. Zukünftig dürfen in die ULEZ und besonders belastete Straßen (Low Emission Bus Zone) nur noch Busse nach strengster EURO-VI-Norm mit Hybridantrieb, längerfristig vor allem abgasfreie Busse, einfahren. Die roten Busse von London, die Ikonen der Stadt, sollen die saubersten Stadtbusse der Welt werden, so der Entschluss.

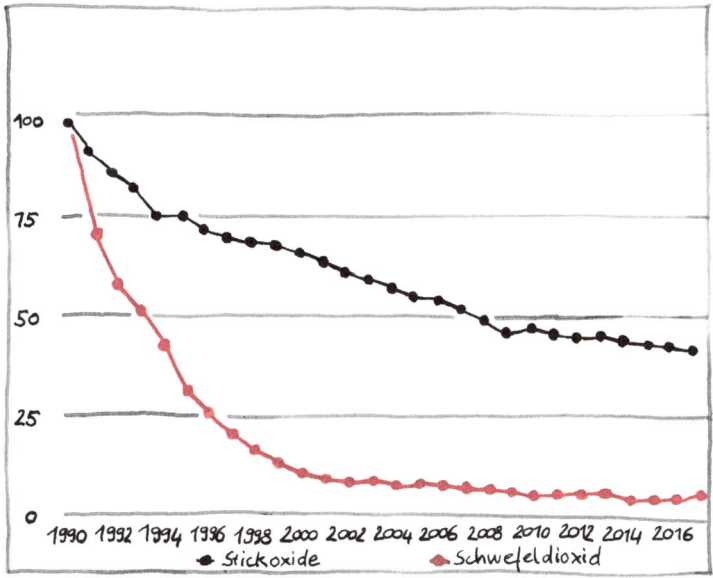

Entwicklung des Ausstoßes (Emission) von Stickoxiden (NO$_x$) als dunkle Linie und Schwefeldioxid (SO$_2$) als farbige Linie in Deutschland. Die Emissionen im Jahr 1990 wurden als 100-Prozent-Bezugspunkt gesetzt, sodass die prozentuale Senkung verständlich dargestellt werden kann.[504]

Wie wirkt sich Verkehrslärm auf die Entwicklung des Babys aus?

Motorisierter Verkehr ist eine wichtige Ursache für die gesundheitsschädliche Luftverschmutzung und den erhöhten Geräuschpegel an Straßen und in Städten. Lärm ist grundsätzlich mitverantwortlich für unruhigen Schlaf, allgemeine Stresserkrankungen und Herz-Kreislauf-Erkrankungen.[505] Es wird angenommen, dass Verkehrslärm außerdem erhöhten Blutdruck fördert.[506] Die europäische Umweltagentur schätzt dies als Ursache von mindestens 48.000 jährlichen Erkrankungen der Herzkranzgefäße in der Europäischen Union.[507]

Es gibt nur wenige Studien zu Verkehrslärm und dessen Auswirkungen auf schwangere Frauen. Einige epidemiologische Untersuchungen deuten darauf hin, dass er für verringertes Geburtsgewicht ursächlich ist.[508] Forschungsergebnisse zeigen, dass Lärm über die Stresswirkung auf das hormonelle System, eine Erhöhung des Blutdrucks und über Schlafstörungen Schwangerschaften beeinträchtigt. Epidemiologische Untersuchungen in Kanada legen nahe, dass dadurch die Häufigkeit von Präeklampsie zunimmt.[509] Alle Daten zeigen deutlich, dass Lärm schädlich für die Schwangerschaft und damit für die Entwicklung des Babys ist. Zur Frage, wie der Geräuschpegel die Veränderungen im Körper entstehen lässt, bestehen noch viele offene wissenschaftliche Fragen und Themen für die Forschung.

Raucht das Ungeborene die Zigaretten mit?

Jahrelang tobte ein erbitterter Kampf um wissenschaftliche Studien zu den Auswirkungen des Rauchens, deren Aussagekraft und Manipulation. Dies ist eines der großen Beispiele, wie interessengebundene Wissenschaft zusammen mit hochfinanzierten Medienkampagnen und einer starken Lobby in der Politik gesundheitliche Risiken einer Produktgruppe lange im Nebel halten konnte.[510] Nur wenigen ist heute diese Geschichte noch klar in Erinnerung. »Rauchen ist schon auch Kulturgut«, ließ sich die Europaabgeordnete Renate Sommer von der CDU zitieren.[511] Noch heute sterben mehr Menschen vorzeitig an Folgen des Rauchens als an Verkehrsunfällen. Erste wissenschaftliche Untersuchungen zu Gesundheitsgefahren durch Rauchen erschienen 1950/1951. Die amerikanische Gesundheitsbehörde stellte 1964 fest, dass Rauchen Lungenkrebs verursacht. Aber erst seit 1999 gibt die Tabakindustrie zu, dass Rauchen gesundheitsgefährdend ist. Die Konzerne wurden zu Zahlungen in Milliardenhöhe (US-Dollar) verurteilt.[512] Inzwischen gehört es zum Allgemeinwissen, dass Rauchen die Gesundheit schädigt.

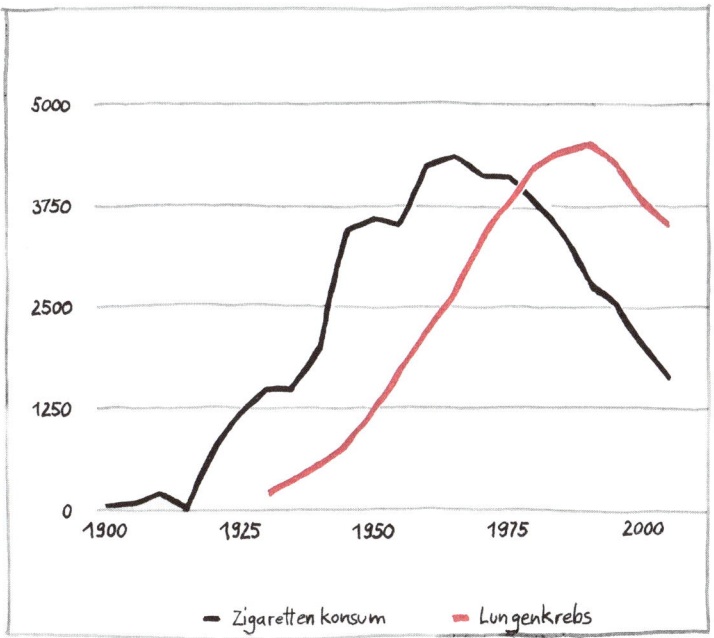

Jährlicher Zigarettenkonsum pro Kopf der Bevölkerung (dunkle Linie) und Häufigkeit von Tod durch Lungenkrebs unter der männlichen Bevölkerung (farbige Linie) in den USA (Skalierung: Darstellung 1.000 Zigaretten/Person/Jahr entsprechen Krebsrate von ca. 20/100.000 Personen/Jahr, altersnormiert). Krebsraten vor 1930 sind unsicher und daher hier nicht dargestellt.[513]

Das mütterliche Rauchen während der Schwangerschaft stellt auch für die Entwicklung des Kindes ein erhebliches Risiko dar. Der größten deutschen Studie zur Kindergesundheit zufolge haben noch elf von hundert Müttern der kleinen Kinder heute während ihrer Schwangerschaft geraucht.[514] Jüngere Mütter rauchen öfter als ältere Mütter. Kinder mit Migrationshintergrund waren seltener vom Tabakkonsum der Mütter belastet.

Die im Tabakrauch enthaltenen Stoffe erreichen über das Blut durch die Plazenta das Kind. Sie beeinträchtigen die Sauerstoffversorgung, hemmen damit wichtige Wachstumsprozesse und schädigen die Gesundheit in ähnlicher Weise wie bei den Raucherinnen selbst, wenn man einmal von der Lunge absieht. Kinder von Raucherinnen sind statistisch betrachtet kleiner und leichter und haben einen geringeren Kopfumfang. Langfristig entwickeln Kinder von Raucherinnen deutlich häufiger sowohl Asthma als auch Mittelohrentzündungen. Rauchende schwangere Frauen haben ein erhöhtes Risiko, ein Kind mit Fehlbildungen zur Welt zu bringen und eine vorzeitige Ablösung der Plazenta zu erleben, die für Mutter und Kind lebensbedrohlich ist.[515] Obgleich sich fast 1.000 Stoffe im Tabakrauch finden, ist doch das Nikotin die wichtigste auf die Entwicklung des Kindes in der Schwangerschaft einwirkende Chemikalie. Versuche an Nagetieren zeigen auf den Menschen übertragbare Ergebnisse.[516] Die Nervenzellen in den Steuerungsbereichen, die für die Atmungskontrolle wichtig sind, werden in ihrer Entwicklung gestört und Atmungsprobleme treten bei Jungtieren auf. Dies erklärt möglicherweise, dass Kinder von Raucherinnen mehr vom plötzlichen Kindstod betroffen sind als die von Nichtraucherinnen.[517] Wenn man die psychoaktive Wirkung des Nikotins im Auge hat, ist es nicht so sehr überraschend, dass bei Tierversuchen Nikotin während der Schwangerschaft mehr hyperaktive Jungtiere aufwachsen lässt. Ob diese Beobachtung in den Zusammenhang mit ADHS (Aufmerksamkeitsdefizit-/Hyperaktivitätsstörung) oder anderen mit rauchenden Müttern in Verbindung gebrachten Verhaltensstörungen steht, bleibt aber bisher unzureichend belegt. Fest steht: Tabakprodukte machen abhängig. Die Abhängigkeit ist psychisch und körperlich und geht auf das Nikotin zurück. Entzugserscheinungen wie Reizbarkeit, Antriebslosigkeit, innere Unruhe und Angst können inzwischen durch Erkenntnisse der Biochemie und Gehirnforschung klar nachvollzogen werden. Sie treten durch die vorgeburtliche Übertragung des Nikotins auf das Baby auch bei den Neugeborenen in den ersten Wochen auf. Angeborene Herzfehler bei Kindern kommen bereits dann vor, wenn die Väter rauchen, so eine umfangreiche chinesische Studie, die Daten zu fast 140.000 Kleinkindern auswertete.[518] Dieser Effekt machte sich bemerkbar, wenn die werdenden Väter rauchten, und war noch stärker, wenn die Mütter in der Schwangerschaft dem Rauch passiv ausgesetzt waren. Solche epidemiologischen Studien können nur einen möglichen Zusammenhang erkennen lassen, aber nicht sicher belegen, dass Nikotin oder andere Stoffe im Tabakrauch zu diesen Fehlbildungen führten.

Was sagen uns alle diese wissenschaftlichen Erkenntnisse? Rauchen ist nicht nur für Raucherinnen und Raucher gesundheitsschädlich, sondern genauso für Babys. Auch das Rauchen in der Umgebung von schwangeren Frauen und Babys stellt eine Gesundheitsgefahr dar.

Kann Innenraumluft gesundheitsschädlich sein?

Als werdende Eltern können Sie lesen, dass zur Renovierung nur umweltfreundliche Lacke genutzt werden sollten. Die meisten Ratgeber empfehlen, keine gefährlichen Reinigungsmittel einzusetzen. Aber gibt es dazu Untersuchungen, die deutlich machen, worin die relevanten Gefahren liegen?

Aus globaler Sicht leben die meisten durch schlechte Innenraumluft gesundheitlich gefährdeten Menschen in den ärmeren Ländern dieser Welt, vor allem in Asien und Afrika. Sie sind weiblich oder jung. Mütter und Kinder kochen das Essen an offenen Feuerstellen. Sie leben damit in einer Luft, die mit Rauchgasen vergiftet ist. Der Leiter des Umweltprogramms der Vereinten Nationen Erik Solheim erklärte 2016, wie auch ein Jahr später Philip Landrigan, der Leiter der größten Studienauswertung zum Thema, diese Luftverschmutzung zu einem der größten Mörder unserer Zeit (»one of the great killers of our age«).[519] Geschätzte 2,8 Millionen Menschen sterben vorzeitig an der schmutzigen Luft im Innenbereich ihrer Wohnbereiche, 4,2 Millionen an verschmutzter Außenluft, 99 Prozent davon in Ländern mit einem geringen oder mittleren Einkommen.[520]

Das trifft auf Mitteleuropa nicht zu. Hier beschäftigte sich das Helmholtz-Zentrum in München besonders mit dem Risiko für Kinder, bei schlechter Innenraumluft Asthma zu entwickeln. Es wurde deutlich, dass Rauchen in der Wohnung, Wohnen an hoch belasteten Verkehrswegen und Schimmelbefall im Zusammenhang mit mehr kindlichem Asthma stehen[521]. Eine große europäische Studie, an der neben dem Helmholtz-Zentrum auch die Berliner Charité teilnahm, bestätigte den Zusammenhang zwischen der Luftbelastung mit Staubmilben zu Beginn des Lebens und der Auslösung von Allergien im späteren Leben.[522] Eine australische Studie suchte nach Zusammenhängen zwischen chemischen Stoffen in der Innenraumluft während der Schwangerschaft und der Gesundheit der Babys nach der Geburt. Sie konnte nur für Formaldehyd einen Zusammenhang mit verringertem Geburtsgewicht erkennen.[523] In Changsha in China zeigten Beobachtungen an über 1.600 Kindern, dass es nicht nur bei erhöhter vorgeburtlicher industrieller Luftbelastung, sondern auch mit Wohnungsrenovierungen und neuen Möbeln nach der Geburt zu mehr Ohrinfektionen bei den Kindern kam.[524] Diese Ergebnisse sind aber nicht direkt von China auf Deutschland übertragbar. Die Untersuchungen machen dennoch die grundsätzlichen Gefahren klar. Dass die Freisetzung Flüchtiger Organischer Stoffe (VOC) bei Renovierungen in der frühen Kindheit die Krebsentstehung bei Kindern fördern könnte, bestätigte die California Childhood Leukemia Study. Kinder entwickelten nach Renovierungen in größerer Zahl lymphoblastische Leukämie.[525]

Chemikalien können aus Baustoffen bei der Verarbeitung, ihrer Abtrocknung oder auch bei Zersetzung entstehen. Anzeichen von Chemikalien in der Luft im Wohnraum sind meist Gerüche oder Reizungen an Augen und der Nase.[526] Bei der Verarbeitung von Lacken können Lösungsmittel frei werden, wenn es sich nicht um lösungsmittelreduzierte Produkte handelt. Inzwischen gibt es für gefährliche Chemikalien umfangreiche Bauproduktvorschriften, sodass in Neubauten bei fachgerechter Arbeit kein Gesundheitsrisiko zu erwarten ist. Wenn Sie selbst mit wasserlöslichen Farben arbeiten, gilt: Diese Farben sind nicht vollkommen unproblematisch, denn sie müssen Konservierungsmittel enthalten, damit sie nicht bereits zu Beginn Schimmel eintragen. Ein einfacher Arbeitsschutz ist daher sehr wohl angemessen. Zudem sollten Kinder nicht mit Farben und Lacken spielen und sie etwa als Handmalfarben nutzen!

Anders sieht die Situation mit Baumaterialien bei älteren Häusern aus. Wer Gefahren in seiner Wohnung vermutet, der kann eine Messung in Auftrag geben. Anerkannte Messinstitute sollten dann eine Einschätzung abgeben können. Wenn Sie selber renovieren, greifen Sie auf Produkte zurück, die mit dem »Blauen Engel« ausgezeichnet sind. Ihn vergibt das Umweltbundesamt nur für Produkte, deren vollständige Zusammensetzung dem Amt bereitgestellt wurde, dort gesundheitlich bewertet wurden und weniger Risiken erwarten lassen. Chemikalien dampfen aber nicht nur aus Baumaterialien aus. Zehn bis 20 Prozent aller sogenannten Flüchtigen Organischen Verbindungen in der Wohnungsluft stammen aus Haushaltschemikalien (Reinigern, Lufterfrischern, Bodenpflegemitteln etc.) und Geräten aller Art, wozu auch Computer und Drucker gehören.[527] Für den Innenraum gelten – wie im Außenraum – außerdem feine Stäube als Gesundheitsgefahr. Feinstaub kommt aber nicht unbedingt über die durch den Verkehr belastete Umwelt in die Wohnung.

Hauptverursacher ist Tabakrauch, der die Innenraumluft nachhaltig verunreinigt.

Daneben gelten in Deutschland Schimmelpilze als Ursache gesundheitsschädlicher Innenraumluft. Sie entstehen dort, wo feuchte Luft nicht gut entweichen kann und an kühlen Oberflächen kondensiert. Auch in Räumen wie Bädern und Küchen, in denen viel Wasserdampf entsteht, tritt häufiger Schimmel auf. Dort können sich Pilze ansiedeln und gut entwickeln. Das ist nicht nur bei feuchten Altbauwohnungen möglich, sondern auch in hochisolierten, energiesparenden Neubauten, wenn dicht schließende Fenster ohne ausreichende, direkt anschließende Wärmedämmung eingebaut sind.[528] Zusätzlich lüften viele Menschen aus Energiesparüberlegungen zu wenig. In 15 Prozent aller Haushalte, die an der großen deutschen Untersuchung zur Kindergesundheit KUS teilnahmen, war sichtbarer Schimmelbefall zu erkennen.[529] Aber einige Formen des Schimmelbewuchses wie farblose Zellfäden sind mit bloßem Auge kaum zu sehen. Unter dem Begriff Schimmelbefall werden nicht nur Schimmelpilze und Pilzsporen, sondern auch Bakterien, diverse biologische Schwebeteilchen (Bioaerosole) und oft sogar Hausstaubmilben zusammengefasst. Das ist zwar biologisch nicht korrekt, umschreibt aber den Problembereich sinnvoll. Schimmelpilze sind sehr anspruchslos, was ihre Ernährung betrifft. Auf fast allen Materialien können sie in der Wohnung wachsen, sie brauchen vor allem Feuchtigkeit. Welche Pilze und wie viele davon jeweils welche gesundheitlichen Wirkungen haben, ist überraschenderweise gar nicht so klar.[530] Grenzwerte im engeren Sinn gibt es daher auch nicht. Sicher ist, dass Personen, die Hausschimmel ausgesetzt sind, ein erhöhtes Risiko für verschiedenste Atemwegserkrankungen und auch Asthma tragen.[531] Das gilt insbesondere für Kinder! In Deutschland erhobene Daten zeigen, dass Kinder, die in mit Schimmelpilzen belasteten Wohnungen wohnten, doppelt so häufig, wie der Bevölkerungsdurchschnitt für Kinder es erwarten lässt, an Erkrankungen der Atemwege litten.[532]

Stärkere Raumluftkonzentrationen waren auch verbunden mit einer erhöhten Zahl von Kindern, die an Asthma erkrankten. Noch deutlicher sind die Beobachtungen, wenn Säuglinge eine familiär bedingte Anfälligkeit für Allergien besitzen. Im Alter von drei Jahren traten im Vergleich zu den erwarteten Fällen siebenmal mehr Atemwegsprobleme auf. Gegen Schimmelbefall hilft nur Lüften oder systematisches Sanieren. Das Umweltbundesamt erklärte dazu:[533] »Kalte Außenluft, die beim Lüften in die Wohnung gelangt, nimmt beim Erwärmen Feuchtigkeit auf, die mit der erwärmten Luft wieder nach außen geführt wird. Bei kalter Außenluft kann im Innenraum selbst bei Regenwetter eine Trocknung erreicht werden. Je kälter die Luft ist, desto mehr Wasser kann sie beim Erwärmen aufnehmen.«

Was sagen uns alle diese Studien und wissenschaftlichen Ergebnisse? Solange nicht in der Wohnung geraucht wird, kein Schimmelbefall besteht, Haushaltschemikalien nicht extensiv genutzt werden und keine Renovierungen in der Schwangerschaft oder dem ersten Babyjahr stattfinden, sind in Deutschland gesundheitliche Schäden durch verunreinigte Innenraumluft für die Schwangerschaft und das Baby kaum zu erwarten.

Ab wann wird Sonnenstrahlung zum Problem?

Ohne die Strahlung der Sonne gäbe es kein Leben auf unserer Erde. Sie liefert Wärme und stellt Energie für die Photosynthese der Pflanzen bereit, damit für unsere Atmung Sauerstoff erzeugt werden kann. Sie steuert den Biorhythmus und sichert eine Reihe von Stoffwechselvorgängen im menschlichen Körper. Zu viel Strahlung aber schädigt unsere Haut. Um die Gefahren des Sonnenlichts zu verstehen und angemessene Schutzmaßnahmen für das kleine Kind zu treffen, hilft ein Grundverständnis zur Strahlung, ihren Eigenschaften und Wirkungen.

Wichtige Anteile der Sonnenstrahlung sind für uns das wärmende Infrarot-Licht, das vom roten ins blaue übergehende, sichtbare Licht und die sich darauf anschließende, unsichtbare ultraviolette Strahlung. Diese geht vom Bereich A (UVA) über B (UVB) in den hoch energetischen Bereich C (UVC) über. Das wärmende Licht lässt uns bereits die schwache Frühlingssonne am Himmel als angenehm empfinden. Wolken schieben sich davor und es kühlt sofort ab. Das sichtbare Licht kann auch durch dichte Wolken gedämpft werden. UVA-Strahlung erreicht die Erde fast vollständig, wird durch Wolken nur leicht abgeschirmt. Aber nur rund zehn Prozent der UVB-Strahlung kommen bei uns an. Der UVC-Anteil der Sonnenstrahlung wiederum wird fast vollständig durch Ozon in der Atmosphäre absorbiert. Ultraviolette Strahlung (UVA, UVB) wird ähnlich dem sichtbaren Licht durch Schnee, trockenen Sandstrand und vor allem das in Wellen schäumende Meerwasser reflektiert. Dies führt dazu, dass uns beim Sommerurlaub am Strand mehr Strahlung erreicht und auch Schattenplätze noch Strahlung bekommen. Dichte und dunkle Kleidung lassen weniger Strahlung an den Körper. Spezielle Kunstfasern mit UV-Schutz können Strahlung weitgehend abschirmen. Baumwolle und Leinen schützen hingegen kaum gegen UV-Strahlung. Obwohl die meisten Frontscheiben neuer Autos UV-Strahlung stark abschirmen, wirken Seitenfenster meist nicht schützend. Zwar wird UVB von Glas weitgehend abgehalten, aber nur rund ein Fünftel der UVA-Strahlung.[534]

Die ultraviolette Strahlung vor allem im UVB-Bereich ist wichtig für den Körper, sorgt für die Bildung von Vitamin D und heilt eine Reihe von Erkrankungen (zu Vitamin D s. Kapitel 5, Seite 131).[535] Es bestehen aber keine Zweifel, dass zu viel UV-Strahlung längerfristig verschiedene Arten von Hautkrebs auslösen kann. Schon im 19. Jahrhundert galt Sonnenstrahlung als Ursache des Hautkrebses bei Seeleuten.[536] Starke UV-Strahlung erzeugt einen Sonnenbrand und lässt auf Dauer die Haut schneller altern. Als Schutz gegen die Strahlung dient die Pigmentierung in der Haut. Helle Haut ist gefährdeter, dunkle Haut besser geschützt. Je dunkler die Haut, desto länger dauert aber die Bildung von Vitamin D.[537] Ein Teil der UV-Strahlung wird vom Hautpigment Melanin abgefangen und zerstört das Melanin dabei. Als Reaktion bildet der Körper neues, zusätzliches Melanin und wir erhalten unsere Sonnenbräune, die als Vorsorgeschutz gegen neuerliche Strahlung wirkt.

Bei kleinen Babys ist das noch anders. Sie haben eine dünnere und empfindlichere Haut mit wenig Hautpigmenten.[538] Aus dieser Säuglingshaut entsteht in den ersten zwei Lebensjahren die noch immer empfindliche Kinderhaut, die aber bereits der Erwachsenenhaut sehr ähnelt. Die dünne Haut kleiner Kinder ist daher in den ersten Wochen und Monaten besonders gefährdet durch UV-Strahlung.[539] Diese Haut, die gerade erst bei der Geburt aus dem Fruchtwasser geschlüpft ist, ist zudem auch durchlässiger. So verbleiben in den ersten sechs Lebensmonaten große Anteile einer Sonnencreme nicht in der Haut, sondern werden in den Körper aufgenommen. Hinzu kommt, dass die Körperoberfläche kleiner Kinder im Verhältnis zur Körpermasse viel größer ist als bei Erwachsenen – die Aufnahme über die Haut so zu höherer Konzentration im Körper führen kann. Erst langsam verdichtet sich die Hautstruktur im ersten Lebensjahr und bildet eine Funktion als Barriere gegen Fremdstoffe.

Noch gibt es zwar Forschungsbedarf, um alle Details der gesundheitsfördernden Wirkungen der Sonnenstrahlung insbesondere bei kleinen Kindern zu verstehen. Sicher ist aber, dass die UV-Strahlung der Sonne Hautkrebs entstehen lässt. Eine übermäßige UV-Belastung in der Kindheit ist ein wichtiger Risikofaktor für späteren Hautkrebs.[540] Die Herausforderung im Umgang mit der Sonneneinstrahlung ist es, die Balance zu halten zwischen ihren gesundheitsfördernden Auswirkungen, vor allem der Produktion von Vitamin D, und den schädigenden, besonders den krebsfördernden Eigenschaften.[541]

Für Babys kann Licht wichtig werden, wenn sie unter Neugeborenen-Gelbsucht leiden. Die heilende Wirkung des Sonnenlichts wurde hier Ende der 1950er-Jahre entdeckt. Erkrankte Neugeborene wurden zweimal am Tag hinter einen durch Fenster sonnenbestrahlten Raum gelegt. Heute wird in Deutschland bei einer verstärkten Neugeborenen-Gelbsucht eine spezielle Phototherapie eingesetzt. In Nigeria zum Beispiel ist Gelbsucht aber noch Ursache für zehn bis 20 Prozent aller Todesfälle bei Säuglingen.[542] Das macht deutlich, warum immer noch, selbst bei Hebammen und Entbindungspflegern sowie Ärztinnen und Ärzten, die Empfehlung weitverbreitet ist, Babys direkter Sonnenstrahlung auszusetzen.[543] Viel hilft viel, wird fälschlicherweise überliefert.

Alle Empfehlungen sind sich einig, dass Kinder mindestens im ersten Lebensjahr aus der direkten Sonne gehalten werden sollten. Im Weiteren folgen wir der australischen Empfehlung:[544] Dichte Kleidung ist für Babys in den ersten beiden Lebensjahren wichtig, um Streustrahlung abzuhalten. Sinnvoll sind Mützen, die auch den Nacken abdecken, wenn das kleine Kind sein Köpfchen absenkt. In den ersten sechs Lebensmonaten wird von der Anwendung von Sonnencreme strikt abgeraten. Erst im zweiten Halbjahr kann Sonnenschutz aufgetragen werden, wenn die Sonnenstrahlung praktisch nicht zu verhindern ist. Im zweiten Lebensjahr ist Sonnencreme sinnvoll, solange die Anwendung nicht dazu führt, dass Kinder aus einem falschen Sicherheitsgefühl heraus der Sonne dann stärker oder länger ausgesetzt werden. Schatten und Schutz durch Kleidung sind zu bevorzugen. Da Sonnenkosmetik an Kindern nicht ausreichend geprüft ist, können Eltern Creme im Vorfeld einige Male auf den inneren Unterarm des Kindes auftragen und über ein bis zwei Tage beobachten, ob eine Hautreaktion auftritt.[545] Danach ist eine Anwendung dieses Produkts möglich. Bei starker Sonne ist der Schutz kindlicher Augen durch eine Baby-Sonnenbrille mit UV-Schutz angemessen.[546]

Eltern, die diese Gefahr verstehen, schützen ihr Kind nicht nur sinnvoller,[547] sondern sind auch später besser in der Lage, ihr Kind von einem angemessenen Sonnenschutz zu überzeugen.[548]

Ich empfand bei der Beratung junger Eltern ab dem zweiten Lebensjahr ihres Kindes den in den USA entwickelten elfstufigen UV-Index des Online-Wetterberichts, zum Beispiel beim Deutschen Wetterdienst,[549] als gute praktische Leitlinie zum Sonnenschutz, entsprechend den offiziellen Empfehlungen in den USA[550] und Australien[551], etwas abweichend von den deutschen Empfehlungen.[552] Leichte Sonnenschutzkleidung ist schon bei den Stufen 1 bis 2 bei längerem Aufenthalt in der Sonne sinnvoll. Ab Stufe 3 ist es wichtig, während der Mittagszeit für das kleine Kind Schatten zu suchen und chemischen Sonnenschutz aufzutragen. Ab Stufe 8 müssen selbst Erwachsene sich gut schützen und die direkte Mittagssonne von der Haut fernhalten. Alle diese Empfehlungen gelten für kleine Kinder und Erwachsene mit einem hellen Hauttyp, wie er mehrheitlich in Zentraleuropa vorherrscht. Für einen Hauttyp, der mehr dem in Zentralafrika vorherrschenden entspricht, gelten für Erwachsene andere Bedingungen.[553]

Wie viel Vorsicht ist bei der Strahlung von Smartphones geboten?

Immer mehr nutzen wir unsere Smartphones, Laptops und Tablets. Aber können wir diese Errungenschaften ganz ohne Risiken erhalten? Die elektromagnetische Strahlung der Sender ist nicht hochenergetisch und kann daher weder Zellinformation noch biologische Zellstrukturen direkt beschädigen. Sie wärmt aber ähnlich einer schwachen Mikrowelle, mit der wir Mahlzeiten erhitzen. Die so in unserem Körper durch die Geräte erzeugte Wärmeenergie wurde als die Gefahr bestimmt, an der sich Sicherheitsregeln orientieren sollten. Die Sicherheitsstandards für die Strahlung unserer Geräte stammen aus den späten 1990er-Jahren und beruhen auf Forschungsergebnissen vor allem aus den 1980er-Jahren. Seit 1998/1999 gilt daraus abgeleitet eine maximale Sendestärke für Geräte. Einige Jahre nach der Festsetzung eines internationalen Standards nahm sich die Weltgesundheitsorganisation des Themas an. Im Mai 2011 erörterten Wissenschaftlerinnen und Wissenschaftler aus 14 Ländern bei der Internationalen Agentur für Krebsforschung (IARC) den aktuellen Forschungsstand. Hunderte wissenschaftliche Untersuchungen wurden ausgewertet. Zwei Jahre später erschien ihr 420 Seiten starker Bericht.[554] Die Schlussfolgerung der spezialisierten Fachgruppe der Weltgesundheitsorganisation: Es gebe einige Hinweise (»limited evidence«), die auf einen Zusammenhang zwischen der Strahlung aus Mobiltelefonen und speziellen Gehirntumoren hinwiesen. Damit stuften die Krebsforscherinnen und -forscher die Strahlung des Mobilfunks als »möglicherweise krebserzeugend« ein. Die Veröffentlichung[555] erzeugte ein erhebliches Medienecho mit Kritik an der Arbeit der Internationalen Agentur für Krebsforschung. Eine Bewertung durch die Gesundheitsexpertinnen und -experten der Europäischen Kommission widersprach im Januar 2015: Weder gebe es Hinweise zur Entstehung von Tumoren im Gehirn oder im Herz, noch Krebsgefahren für Kinder.[556]

Eine Forschungsgruppe aus Bologna und das amerikanische nationale Toxikologie-Programm (NTP) führten aufgrund der kontroversen Bewertungen Langzeituntersuchungen an Ratten und Mäusen durch. Die Studien wurden 2017/2018 fertiggestellt.[557] Bei der europäischen Studie kam es nur bei der höchsten Belastung zu Geschwüren im Herzen der Ratten. Die Versuche an Mäusen in den USA zeigten eine etwas erhöhte Zahl verschiedener, bei Mäusen aber üblichen Krebsarten. An Ratten bildeten sich Tumore des Gehirns und des Herzens. Das waren Ergebnisse, die so nicht erwartet worden waren. Noch überraschender waren die Beobachtungen bei Schwangerschaften und den überlebenden Tierbabys. Die Strahlung zeigte schädliche Wirkungen. Es entzündete sich wieder heftige Kritik – nun an diesen Untersuchungen.[558] Vor allem war die bei den Tests eingesetzte Strahlung stärker als die übliche Belastung von Menschen. Die Tierversuche deuten auf eine eher nur sehr schwache

Wirkung der Strahlung hin. Die Erkenntnisse dieser neuen Tierstudien, dass möglicherweise die starke Nutzung von Mobiltelefonen in der Schwangerschaft gesundheitliche Risiken mit sich bringen könnte, waren Motivation für weitere wissenschaftliche Arbeiten. Forscherinnen und Forscher aus den Niederlanden, Spanien, Dänemark, Süd-Korea und den USA werteten die ihnen vorliegenden Daten zu rund 55.000 schwangeren Frauen und Kindern der Jahre 1996 bis 2011 aus.[559] Ihre Ergebnisse legen nahe, dass keine starken Auswirkungen wahrscheinlich sind, wenn schwangere Frauen Mobiltelefone nutzen, obwohl stärkere Nutzung mit kürzerer Schwangerschaftsdauer und vorzeitigen Geburten statistisch verbunden war. Ob Telefonieren und Surfen hier die wirkliche Ursache waren, blieb offen, da auch andere Gründe wie Nervosität und Stress, die zu stärkerer Nutzung führten, ursächlich gewesen sein könnten. Das deutsche Krebsforschungszentrum entwarnt:[560] »Heute gehen viele Wissenschaftler nicht mehr von einem messbaren Krebsrisiko aus.«

Babys und Kleinkinder sind aber nicht einfach kleine Erwachsene. Die geringere Knochenstärke im Schädel und die laufende Entwicklung machen das kindliche Gehirn nach allgemeiner Einschätzung der Wissenschaft empfindlicher für Strahlenwirkungen. Es muss heute angenommen werden, dass das kindliche Gehirn zehnmal mehr Energie aufnimmt als das eines Erwachsenen.[561] Zwischen der Zeit, in der ein Krebstumor ausgelöst wird, und der Diagnose können viele Jahre bis Jahrzehnte liegen und eine breite Nutzung dieser Technik in der Nähe kleiner Kinder ist noch nicht so alt.[562] Die amerikanische Vereinigung der Kinderärztinnen und -ärzte sieht zwar derzeit noch keinen sicheren Nachweis, dass die Strahlung der Mobiltelefone ein Risiko für Kinder darstelle, warnt aber seit 2016 Eltern, dass solche Geräte keine Spielsachen seien und die Nutzung bei Kindern beschränkt werden sollte.[563] Mobiltelefone sollten grundsätzlich nicht lange direkt am Kinderkörper getragen werden und seien keineswegs zum Halten oder gar Knabbern für Kinder geeignet. Filme sollten von kleinen Kindern nicht im Sendemodus angeschaut werden, sondern vorher heruntergeladen werden.[564] Weil die Forschung vermuten lässt, dass eine intensive Nutzung über lange Zeit gesundheitliche Auswirkungen haben könnte, Kinder bereits früh Mobiltelefone nutzen und sogar über Nacht nahe bei sich halten, veröffentlichte das kalifornische Gesundheitsministerium im Dezember 2017 Empfehlungen zur Reduzierung der Strahlenbelastung. Sie machten auf die besonderen Risiken für Kinder aufmerksam:[565]

Wer seine Kinder vor möglichen Gefahren schützen möchte, sollte sein Gerät mindestens rund 20 cm vom Körper entfernt halten, so die Gesundheitsbehörde in Kalifornien. Abstand ist entscheidend. Jede Verdopplung des Abstands reduziert die verbleibende Strahlung auf ein Viertel. Beim Neukauf von Smartphones oder Tablets kann auf die Strahlungsstärke (SAR: Specific Absorption Rate, spezifische Absorptionsrate) geachtet werden. Das Bundesamt für Strahlenschutz veröffentlicht regelmäßig die SAR-Werte der aktuellen Mobiltelefone und hält sie online abrufbereit unter www.bfs.de/sar-werte-handy. Noch ist demnach eine Gesundheitsgefahr der Strahlung von Mobiltelefonen und Tablets nicht nachgewiesen – aber ein Verdacht besteht.

Wie sind Meldungen über Studien zu möglicherweise krebserregenden Stoffen zu verstehen?

Wenn eine fachliche Entscheidung ansteht, ob die Wirkung eines Stoffs oder einer Umweltbelastung möglicherweise krebserregend ist, wird sowohl auf Tierversuche, auf Betrachtungen zum Stoffwechsel im Körper als auch auf epidemiologische Untersuchungen zurückgegriffen. Scheinbar widersprüchliche Ergebnisse von Tierversuchen bieten unterschiedliche Interpretationen in Verbindung mit statistisch unsicheren Daten zur Krebshäufigkeit besonders belasteter Menschen. Die Feststellung einer Krebsgefahr erfolgte unseres Wissens nach nie aufgrund einer einzigen Studie – weder am Menschen noch am Tier und schon gar nicht nach einer Laboruntersuchung an Zellen. Im Gegensatz zu einer weitverbreiteten Meinung in der Öffentlichkeit, dass »krebserzeugend« eine Ja-/ Nein-Eigenschaft sei und daher sozusagen absolut gelte, entstehen bei der Beobachtung der Bildung bösartiger Tumore viele Fragen. Inzwischen wird zunehmend bekannt, dass es eine persönliche, durch genetische Information festgeschriebene höhere und wahrscheinlich auch niedrige Empfindlichkeit gibt, was die Bereitschaft zur Bildung von Geschwülsten angeht. Auch bei Mäuse- und Rattenstämmen, die zur Krebsforschung genutzt werden, bestehen unterschiedliche Tumorraten ohne Schadstoffbelastung. Es gibt also eine quasi natürliche Häufigkeit von Krebserkrankungen. Auch können chemische Stoffe in hoher Konzentration, die über längere Zeit einwirken, Reizungen des Gewebes auslösen. Das kann die Reparaturfähigkeit des betroffenen Gewebes überfordern und Wucherungen erzeugen. Solche erst gutartigen Tumore können sich zu bösartigen entwickeln. Bei unklaren Ergebnissen kommt es daher zu einer toxikologischen Diskussion, in deren Rahmen die Relevanz der Befunde gewertet werden muss. Infolge dessen können unterschiedliche Fachgruppen in manchen Fällen zu verschiedenen Schlussfolgerungen kommen. Das gilt insbesondere dann, wenn sie auf unterschiedliche Versuche und Daten zurückgreifen. Und als ob das nicht schon reichen würde: Verschiedene Einstufungskategorien bieten zusätzlich Stoff für unterschiedliche Aussagen. Schon die Sprache macht selbst Laien schnell klar, dass keine einfache Entscheidung aufgrund einer Messgröße zur Gefahreneinstufung »krebserzeugend« führt. Das Recht der Europäischen Union sieht für krebserzeugende Stoffe mehrere Stufen vor.[566] Es gibt zunächst überwiegend durch Nachweise bei Menschen als krebserzeugend erkannte Stoffe (englisch: known). Davon unterscheidet man überwiegend durch Nachweise bei Tieren »wahrscheinlich krebserzeugende Stoffe« (englisch: presumed). Es kann ein Verdacht auf krebserzeugende Wirkung beim Menschen gelten, der durch epidemiologische Studien, die einen Verdacht nahelegen, oder Tierstudien, die nicht hinreichend sicher ein krebserzeugendes Potenzial belegen können, begründet ist (englisch: suspected). Entsprechend müssen Gefahrenhinweise auf Warnlabel gedruckt werden: »Kann Krebs erzeugen« oder »Kann vermutlich Krebs erzeugen«. Die Internationale Krebsforschungsagentur (IARC) der Weltgesundheitsorganisation stuft gefährliche Belastungen abweichend ein:[567]

- »krebserzeugend« mit ausreichenden Nachweisen beim Menschen (englisch: sufficient)
- »vermutlich krebserzeugend« aufgrund von Nachweisen aus einem Tierversuch, unzureichenden Nachweisen beim Menschen, aber typischer Eigenschaften krebserzeugender Chemikalien (englisch: probably)
- »möglicherweise krebserzeugend« aufgrund von Nachweisen aus einem Tierversuch, Hinweisen beim Menschen, ohne typische Eigenschaften krebserzeugender Chemikalien (englisch: possibly).

Aufgrund dieser unterschiedlichen Definitionen und Bewertungen der Befunde aus Tierversuchen und epidemiologischen Erkenntnissen kam es zu den bekannten Kontroversen zur Strahlung von Smartphones, dem Einsatz des Pestizids Glyphosat und den Risiken des Verzehrs von rotem Fleisch. Schon etwas verwirrend – oder? Die Mitglieder der Fachgruppen schauen eben aus verschiedenen Blickwinkeln auf das Problem und schaffen ihre eigenen Bewertungskriterien in ihrer jeweiligen Aussage. Die gute Nachricht dabei ist, dass diese verschiedenen Blickwinkel dazu führen, die Wirkungen eines potenziell krebserregenden Stoffes zu durchleuchten und an die Öffentlichkeit zu bringen. Es geht in allen Fällen immer um Ihre Gesundheit!

Was ist Strahlenbelastung und wie hoch ist sie in Deutschland?

Hochenergetische Strahlung ist die Strahlung, die physikalische Wirkungen auf Atome und Moleküle haben kann. Diese Strahlung kann aus kleinen atomaren Teilchen bestehen, dann wird sie als Alpha- oder Beta-Strahlung bezeichnet. Oder sie wird als Energiewelle beschrieben, dann heißt sie Gamma- bzw. Röntgenstrahlung. Bei dem Auftreffen dieser Strahlung können sowohl der Kern als auch die Hülle eines Atoms beschädigt werden. Dadurch kann sich das chemische Verhalten des Atoms verändern (»Ionisierung«) oder das Atom kann sogar zerfallen (»Kernspaltung«). Beim Auftreffen kann Bremsstrahlung neu freigesetzt werden – im Prinzip eine Art Röntgenstrahlung.

Strahlung entsteht auch aus radioaktiven Stoffen, die zerfallen und dabei Strahlung freisetzen. Je nach Energiestärke (Dosis) treten mehr biologische Effekte auf, Erkrankungen oder Veränderungen werden zahlreicher. Es ist zufällig, welcher biologische Effekt ausgelöst wird und somit auch, welche Erkrankung entsteht. Hochenergetische Strahlenbelastung wird in Maßeinheiten angegeben und damit vergleichbar gemacht. Die in einem Körper absorbierte Energiedosis wird in »Gy« (Gray) angegeben. Für den Strahlenschutz wird eine sogenannte äquivalente Dosis angegeben, die die biologische Wirksamkeit verschiedener Strahlungsarten berücksichtigt – »Sv« (Sievert). Wir nutzen in den weiteren Abschnitten die Angabe von Millisievert (mSv), einem tausendstel Sievert, um einfache Vergleichbarkeiten zu ermöglichen.

Schätzungen besagen, dass die gesamte Strahlenbelastung in der Regel von bis zu 2 bis 5 mSv in Deutschland betragen kann.[568] Diese Belastung entsteht durch das natürliche radioaktive Edelgas Radon aus dem Boden, natürliche radioaktive Stoffe in unserem Körper, kosmische Strahlung (»Höhenstrahlung«) etwa in Flugzeugen und zu einem Drittel durch medizinische Untersuchungen, vor allem Röntgen.

Gibt es eine ungefährliche Strahlenmenge?

Mit der Nutzung von Röntgenstrahlung im 20. Jahrhundert und den Erkenntnissen zu radioaktiven Stoffen, die »atomare Strahlung« freisetzten, wurde schnell klar, dass hohe Dosen zu Verbrennungen und zum Tod führen können. Zur Zeit der ersten Atombombenexplosionen herrschte in der Wissenschaft aber noch die Annahme, dass eine untere Schwelle der biologischen Wirksamkeit bestehe – also eine Dosis ermittelt werden könne, die für den Menschen unbedenklich sei. Forschungen der 1940er-Jahre an Fliegen hatten aber bereits gezeigt, dass bei relativ niedrigen Dosen Beschädigungen und Veränderungen an der Erbsubstanz, der genetischen Information (Mutationen), auftreten.[569] Daraus entstand die Vorstellung, dass es möglicherweise keine Schwellendosis für gesundheitliche Effekte hochenergetischer Strahlung gebe und eine direkte Abschätzung (Extrapolation) von hohen Dosen zu niedrigen Dosen berechenbar sei (Linear No-Threshold Model).[570] Die Grunderkenntnis dabei war: Eine Halbierung der Strahlendosis halbiert das Gesundheitsrisiko. Eine Verdopplung verdoppelt das Erkrankungsrisiko. Selbst geringste Strahlenbelastung verursacht Effekte und ist damit ein Gesundheitsrisiko für Menschen. Einer der wichtigsten Forscher auf diesem Gebiet war der Kernphysiker John Gofman, der vor allem auch Zugriff auf geheime Daten hatte, weil er für den Gesundheitsschutz in einem der zwei Atomwaffenlabors der USA zuständig war. Zusammen mit seinem Kollegen Arthur Tamplin arbeitete er an Abschätzungsmodellen, um aus Informationen zu den Wirkungen starker radioaktiver Strahlung abzuschätzen, welche Effekte geringe Belastung für die Bevölkerung haben könnte. Aus epidemiologischen Untersuchungen zu den Überlebenden in Hiroshima und Nagasaki und vor allem den Menschen, die in den 1940er- und 1950er-Jahren von der Entwicklung, der Produktion und dem Test von Atomwaffen betroffen waren, wurde klar, dass auch niedrige Strahlenbelastung zu chronischen

Erkrankungen wie Leukämie und Krebs führt. Diese wissenschaftlichen Arbeiten von Gofman machten ihn zu einem ausdrücklichen Kritiker des damals noch bestehenden Strahlenschutzstandards.[571] Er forderte wie viele andere niedrigere Grenzwerte, die später auch weitgehend eingeführt wurden. Die Vollversammlung der Vereinten Nationen setzte 1955 einen wissenschaftlichen Ausschuss zur Untersuchung der Auswirkungen atomarer Strahlung[572] ein, der die lineare Beziehung zwischen Strahlenbelastung und Strahlenschäden zugrunde legte, also keine Schwellendosis für gesundheitliche Effekte hochenergetischer Strahlung mehr annahm. Diese wissenschaftliche Einschätzung gilt bis heute. Auch die letzte Veröffentlichung des Komitees des Nationalen Forschungsrates der USA zur Bewertung der Gesundheitsrisiken im Jahr 2005[573] bestätigte die alte wissenschaftliche Position,[574] obwohl auch Argumente dagegensprechen.[575] Da ein Leben ohne Strahlenbelastung nicht möglich ist, kommt für den praktischen Strahlenschutz wie zum Beispiel bei Röntgenuntersuchungen oder bei Atomkraftwerken daher das Konzept »so niedrig wie vernünftigerweise erreichbar«[576] zum Tragen. Demnach ist die Strahlenbelastung zu minimieren. Grenzwerte bestimmen dabei nur ein gesellschaftlich weitgehend akzeptiertes Erkrankungsrisiko.

Sind radioaktive und Röntgenstrahlen in der Schwangerschaft besonders gefährlich?

Im Gegensatz zur Erwartung vieler Eltern liegen nur wenige gute wissenschaftliche Untersuchungen zu den Wirkungen radioaktiver Strahlung auf die Entwicklung von Babys in der Schwangerschaft und dem Leben von Kindern vor. Wenig belastbar sind leider die wissenschaftlichen Fakten, die für niedrige Strahlenbelastungen Entwarnung geben könnten. Die besten Informationen wurden zu japanischen Kindern erhoben, die die Atomexplosionen von

Hiroshima und Nagasaki noch im Bauch ihrer Mütter überlebten. In vielen Fällen konnte aber nachträglich die Strahlendosis nicht sicher bestimmt werden und manche Untersuchungsergebnisse, wie die zu Einschränkungen ihrer Intelligenz oder ihrer Entwicklung, sind durch kulturelle und emotionale Schranken unsicher. Andere Studienversuche, wie die in baltischen Ländern, der Ukraine und Russland nach der Havarie des Atomkraftwerks in Tschernobyl, litten unter Finanzierungsproblemen, unklaren medizinischen Dokumentationen und politischem Einfluss. In der Folge wird oft aufgrund fehlender wissenschaftlicher Daten argumentiert, dass keine Folgen messbar gewesen seien. Versuchen wir also, die vorliegenden Informationen zu sortieren.

Während der Schwangerschaft ist das heranwachsende Kind sehr unterschiedlich empfindlich gegenüber radioaktiver Strahlung. Die empfindlichste Periode stellen die ersten Tage nach der Befruchtung dar, während der sich die Einnistung der befruchteten Eizelle vollzieht. Schätzungen zufolge enden hier 50 bis 75 Prozent aller Schwangerschaften. Untersuchungen an Säugetieren legen nahe, dass bereits eine Strahlenbelastung von 50 mSv zu solch frühem Ende der Schwangerschaft führen kann.[577] Der Kernphysiker John Gofman hielt jedoch bereits unter anderem eine Störung der Vorgänge bei der Reifeteilung von Eizelle oder Spermium für sehr gut denkbar, die zu Trisomien, also überzähligen Chromosomen, führen könnte. Wissenschaftliche Untersuchungen an Menschen und epidemiologische Daten dazu gab es jedoch zu dieser Zeit für ihn nicht. Sie wurden erst Jahre später aus dem damaligen West-Berlin geliefert, wo seit langer Zeit eine gute und sehr vollständige Erfassung von Trisomien erfolgte. Nur unter den Kindern, die zur Zeit des plötzlichen hohen radioaktiven Niederschlags aus dem havarierten Kraftwerk in Tschernobyl Ende April 1986 gezeugt wurden, war eine Vervielfachung von Trisomien festzustellen; vorher und nachher waren die Zahlen ähnlich niedrig.[578] Ob hier ein ursächlicher Zusammenhang oder ein Zufall zugrunde lag, konnte diese

Untersuchung nicht entscheiden. Beachtenswert ist aber in diesem Zusammenhang, dass in Gebieten mit natürlich hoher Bodenradioaktivität in Indien und China mehr Trisomien zu beobachten sind.

In den ersten drei Wochen der Schwangerschaft führen Strahlenschäden wohl meist zum Tod des Embryos, nur in seltenen Fällen zu Fehlentwicklungen. Die wenigen ersten Zellen müssen sich noch so stark in ihrer Funktion differenzieren und schnell vermehren, dass Schäden hier zu einer Frage des »Alles oder Nichts« werden. Die vorliegenden Studien deuten auf eine tödliche Wirkung von 100 bis 200 mSv,[579] Fehlbildungen ab 50 bis 100 mSv[580].

In der folgenden Zeit der Schwangerschaft ist zwar eine größere Energie für tödliche Wirkungen notwendig, dafür steigt aber die Empfindlichkeit für Fehlentwicklungen und spätere Erkrankungen des Kindes. Die Phase der Organbildung nach dem Ende der zweiten Woche bis zur achten Woche nach der Befruchtung scheint empfindlicher gegenüber Strahlung zu sein als die hauptsächliche Phase des Organaufbaus zwischen der achten und 15. Woche.[581] Von der 16. Woche an fällt dann die Strahlenempfindlichkeit des Kindes langsam, aber Beeinträchtigungen in der Entwicklung des zentralen Nervensystems sind leicht möglich. Babys, die im Uterus bei den Atombombenexplosionen mit zwischen 100 und 1.500 mSv belastet wurden, zeigten zu 87 Prozent verzögerte oder geschädigte mentale Entwicklungen. Untersuchungen beobachten generell ab 100 mSv eine statistisch deutliche Zunahme diverser Fehlentwicklungen[582] – vor allem im zentralen Nervensystem. Eine Strahlenbelastung von 10 mSv während der Schwangerschaft erhöht offensichtlich bereits die Wahrscheinlichkeit, dass Kinder später häufiger an Leukämie erkranken. Statistiken aus Röntgenuntersuchungen in Großbritannien zeigten auf einer leider etwas unsicheren Datengrundlage, dass drei bis acht von 10.000 während der Schwangerschaft geröntgten Kindern zusätzlich an Leukämie erkrankten, was in der Studie einer Erhöhung um rund 50 Prozent im Vergleich zu nicht belasteten Kindern entsprach.[583] Zum Vergleich: Durchschnittlich erkrankten 2017 in Deutschland ungefähr 25 von 10.000 Kindern an Krebs, und davon rund 30 Prozent an Leukämie.[584] Ärztliche Empfehlungen halten zwar eine Grenze von 50 mSv als Orientierung für die ärztliche individuelle Risikobewertung bei medizinisch angesagten Röntgenuntersuchungen für angemessen, wissen aber um eine leichte Erhöhung des Risikos des Kindes, später an Leukämie zu erkranken.[585] Zum Vergleich: Ein Transkontinentalflug von Europa in die USA und zurück bringt es auf 0,02 bis 0,1 mSv und gängige Röntgenuntersuchungen für Frauen, wie Brustkorb (0,1–0,4 mSv), Mammographie (bis 1 mSv) und eine durchschnittliche Computertomographie (4,5 mSv) liegen deutlich unter dieser Schwelle, nur Computertomographien des ganzen Körpers können mit 10–20 mSv dem Wert nahekommen.[586] Aber es bleibt festzuhalten: Für die Krebsentstehung durch hochenergetische Strahlung ist derzeit keine untere Schwellendosis bekannt, unter der keine bösartige Tumorbildung möglich scheint. Die vielen Zahlen mögen etwas verwirren. Sie sollten aber klarmachen, dass bei zusätzlicher niedriger Strahlenbelastung über die natürliche Strahlenbelastung von bis zu 3 mSv hinaus zwar rechnerisch zusätzliche Erkrankungen des Kindes möglich sind, dieses Risiko jedoch im Vergleich zu den üblichen und natürlich auftretenden Erkrankungen und Veränderungen bei Kindern in der Schwangerschaft und danach äußerst klein ist. Bei stärkeren Belastungen, insbesondere bei radioaktivem Niederschlag aus Havarien, fällt die Risikobewertung jedoch sehr anders aus.

Wie verhält sich das individuelle Erkrankungsrisiko zur Gesamtstatistik?

Jede Fehlbildung eines Babys und jede Krebserkrankung eines kleinen Kindes oder einer Mutter sind persönliche Tragödien. Es ist daher für uns alle wichtig, solche Schicksale zu verhindern, wenn das in

8 Umweltgefahren kennen

unserer Macht steht. Die künstliche Strahlenbelastung erhöht zwar die Wahrscheinlichkeit solcher Erkrankungen, führt aber »nur« zu zusätzlichen Einzelfällen, die in der Statistik der Gesamtbevölkerung kaum auffallen. Zählt man sie aber alle zusammen, kann die Zahl der Erkrankten sehr hoch sein. Der Kernphysiker John Gofman beschäftigte sich auch mit diesem Thema. So machte er an praktischen Beispielen klar, dass es einen Unterschied zwischen dem Umgang mit dem individuellen Risiko bei einer Strahlenbelastung und dem des Risikos für die öffentliche Gesundheit geben sollte. Eines seiner Beispiele betraf das relativ hoch in den Rocky Mountains liegende Denver. Der Anteil durch das zusätzliche Krebsrisiko in dieser Stadt mit höhenbedingt starker kosmischer Strahlung, so seine Berechnungen, liege bei 3,3 Prozent der dort damals üblichen Krebsrate. Für den einzelnen Menschen in Denver bestehe daher grundsätzlich ein zusätzliches Risiko, an Krebs zu erkranken – nur drei von hundert Krebsfällen in Denver entstanden durch natürliche Strahlung. Mit 97-prozentiger Wahrscheinlichkeit stelle die schöne Höhenlage damit keine auslösende Ursache einer Krebserkrankung dar. Aus Sicht des öffentlichen Gesundheitsschutzes sei jedoch die Gesamtzahl von über 81 an Krebs erkrankten Personen pro Jahr zu beachten. Obwohl das individuelle Risiko eines einzelnen Betroffenen, an den Belastungen einzelner Strahlenbelastungen aus Medizin und Atomenergie zu erkranken, meist sehr gering sei, müsste doch die Gesamtzahl der Erkrankten für politische Entscheidungen zur öffentlichen Gesundheit eine Rolle spielen. John Gofman kam auf solche Abwägungen in Bezug auf die Folgen des Reaktorunfalls von Tschernobyl[587] zurück, für die er 1992 den alternativen Nobelpreis erhielt. Er bezog sich darauf, dass Schätzungen für die in Folge auftretenden Krebserkrankungen zwischen 20.000[588] und 1,7 Millionen lagen[589]. Epidemiologisch betrachtet würden diese Krebserkrankungen bei der hohen üblichen Krebsrate der betroffenen Bevölkerung in Europa in den Jahrzehnten danach nie sicher erkennbar werden – trotz der hohen Zahl von Erkrankungen, Fehlbildungen und Todesfällen durch diesen

Atomunfall. Sarkastisch stellte er fest: »Sherlock Holmes wäre beeindruckt über die Möglichkeit, eine halbe Million Menschen umzubringen und ungestraft davonzukommen.«[590]

Ist Atom-Angst typisch deutsch?

Atomkraftwerk, Atombombe, atomare Strahlung: Welche Schrecken und Ängste bestanden bei diesen Worten noch im späten letzten Jahrhundert – nicht nur bei Eltern! Viele Mädchen der Generation, die zum Reaktorunglück in Tschernobyl 1986 Kinder waren, sind heute Mütter. Diese Generation lebt nach dem offiziellen Ausstieg Deutschlands aus der Stromerzeugung durch Atomkraft nach eigenem Empfinden weit entfernt von radioaktiven Risiken. Die Angst vor der Strahlung aber bleibt in allen Generationen. Dabei entspricht die ablehnende Haltung gegenüber der Atomenergie in Deutschland überhaupt nicht der oft beanspruchten These einer typischen »German Angst«, sondern spiegelt fast exakt den Durchschnitt der Haltung zur Atomenergie in europäischen Ländern wider[591]: Die Frage, ob die Risiken die Vorteile der Kernkraft überwiegen, beantworteten 52 Prozent der Deutschen 2009 mit einem klaren Ja. Der europäische Durchschnitt lag bei 51 Prozent, zwischen Griechenland (83 Prozent) und Schweden (40 Prozent). Auch zur Frage, ob die Folgen atomarer Unfälle im Verhältnis zu anderen Risiken des Lebens überschätzt oder unterschätzt würden, entspricht Deutschland (39 Prozent sehen eine Überbewertung der Gefahren) dem EU-Durchschnitt zwischen Schweden (66 Prozent) und Griechenland (19 Prozent). Wichtig ist zu begreifen, dass in Deutschland damit kein besonderes nationales Klima einer Radiophobie oder Atom-Angst besteht. Unsere deutschen Sorgen stellen keine nationale Besonderheit dar!

Wegen der großen Risiken von Radioaktivität konnte der Anschub zum Bau großer Kernkraftwerke, die auf Grundlage amerikanischer Entwürfe errichtet wurden, in Deutschland nur mit staatlichen Subventionen erreicht werden. Der Weg wurde erst durch die überwiegende Freistellung der Betreiber von einer Versicherung für Folgen der radioaktiven Verseuchung der Menschen und des Landes durch spezielle staatliche Haftungsregelungen frei gemacht. Aus wirtschaftlichen Gründen waren weder Stromindustrie noch Versicherungswirtschaft in Deutschland bereit, die möglichen gigantischen Auswirkungen auf das Leben bei schweren Havarien von Atomkraftwerken vollständig über Versicherungsverträge zu tragen. Eine Wirtschaftsstudie versuchte diese nur schwer abschätzbaren wirtschaftlichen Vorteile für die Kraftwerksbetreiber abzuschätzen.[592] Welche Annahmen auch immer zugrunde gelegt werden: Die nicht notwendigen Haftpflichtkosten als »geldwerter Vorteil« betragen ein Mehrfaches aller bisherigen staatlichen Subventionen. Die katastrophalen Auswirkungen eines havarierten Atomkraftwerks, die beim sogenannten Restrisiko liegen, bestimmten auch die existenziellen Ängste vor allem bei jungen Eltern. Die öffentlichen Proteste gegen die Strahlengefahr führten zwar letztendlich dazu, dass diese Technik der Stromerzeugung die Unterstützung bei der Bevölkerung vollkommen verlor. Aber die Entscheidung gegen Atomstrom in Deutschland ist wahrscheinlich weniger emotional als oft behauptet und letztlich stärker getragen von rationalen Argumenten der Wirtschaftlichkeit (Welche Art der Stromerzeugung verlangt die geringsten Kosten für die Bereitstellung von Kraftwerken?), der Risikoabwägung (Sollte die Erzeugung von elektrischem Strom mit großen Risiken verbunden sein?) und der Nachhaltigkeit (Welche gute Lösung gibt es für den Abfall?).

Kapitel 9

Schutz vor Infektions- krankheiten

Wir hätten am liebsten alle Krankheiten unserer Kinder selber auf uns genommen. Es fällt wohl allen Eltern schwer zuzuschauen, wie sich ihre kleinen Schätze mit Erregern auseinandersetzen und mehr oder weniger darunter leiden. An Ansteckungskrankheiten bei Kindern führt allerdings oft kein Weg vorbei. Und entgegen mancher Volksweisheit lassen nicht alle Infektionserkrankungen die Kinder gestärkt zurück. Einige können zu lebenslangen Gesundheitseinschränkungen führen. Tatsächlich lassen sich aber viele verhindern.

Wie lange hält der Nestschutz?

Nach der Geburt sind Neugeborene erst einmal mit einem Nestschutz versehen. Dabei handelt es sich um einen zeitlich begrenzten und nicht hundertprozentigen Schutz des Neugeborenen vor Infektionskrankheiten. Der Nestschutz kommt durch eine teilweise Übertragung mütterlicher Erregerabwehr zustande. Diese sogenannte »Leihimmunität« entsteht noch vor der Geburt durch die in engem stofflichen Austausch stehenden Blutkreisläufe von Mutter und Ungeborenem. Hat die Mutter gegen bestimmte Krankheitserreger ausreichend Antikörper gebildet, passieren einige von ihnen von Beginn der zwölften Schwangerschaftswoche an bis in die letzten Wochen vor der Geburt die Plazenta und werden in das Kind übertragen. Reife Neugeborene haben daher gegen einige Erreger bei der Geburt einen gewissen Schutz; bei Frühgeborenen ist er dagegen nur schwach ausgebildet. Im Verlauf der nächsten zwei bis vier Monate kommt es zum Abbau der mütterlichen Antikörper im Baby. Das Kind ist deshalb zunehmend auf die Eigenproduktion solcher Antikörper angewiesen, die durch Immunabwehr nach Impfungen oder durch eine Infektion ausgelöst wird. Bei einigen bakteriellen Infektionen wie Diphtherie oder Tetanus wirkt nicht die überstandene Infektion der Mutter als Nestschutz, sondern nur die entsprechende Impfung der Mutter. Dagegen können Mütter, die eine virale Infektionskrankheit wie Masern, Mumps, Poliomyelitis oder Röteln überstanden haben, ihren neugeborenen Kindern einen längeren Nestschutz mitgeben als geimpfte Mütter. Bei Keuchhusten gingen Ärztinnen und Ärzte lange davon aus, dass es keinen Nestschutz gibt. Allerdings zeigen Untersuchungen aus den USA und England, dass eine Impfung während der Schwangerschaft die Kinder in den ersten zwei bis drei Lebensmonaten vor einer Erkrankung schützen kann.[593] Auch wenn der Nestschutz besteht, ist eine zusätzliche Impfung nicht ausgeschlossen. Im Fall vom Grippevirus können sich Nestschutz und Impfung gegenseitig verstärken.

Der Nestschutz kann durch Stillen unterstützt werden, da das Baby über die Muttermilch weitere Abwehrstoffe erhält – in den ersten Lebenstagen vor allem durch das Kolostrum, also die erste Muttermilch, die neben abwehrunterstützenden Enzymen auch viele Antikörper enthält. Die überwiegend beim Stillen übertragenen Antikörper senken das Risiko für Magen-Darm-Infektionen, aber nicht die allgemeine Ansteckungsgefahr etwa gegenüber Masern.

Wie viele Infekte sind bei kleinen Kindern »normal«?

Viele Eltern haben das Gefühl, dass ihre Kinder ständig krank sind. Acht bis zwölf Infektionen pro Jahr sind jedoch bei Babys und Kleinkindern noch im üblichen Rahmen. Bei kleinen Kindern ist das Immunsystem noch »unerfahren«. Es muss sich erst mit den verschiedenen Keimen auseinandersetzen. Dr. Meg Fisher, eine Spezialistin für pädiatrische Infektiologie in den USA, erklärte auf der Jahrestagung der American Academy of Pediatrics,[594] dass Kinder unter zwei Jahren in der Regel vier bis zehn Atemwegsinfektionen pro Jahr haben können – und sogar bis zu 13, wenn sie in Gemeinschaftseinrichtungen untergebracht sind. Kinder dieser Altersgruppe entwickeln in der Regel auch ein bis vier Magen-Darm-Infekte pro Jahr, fügte sie hinzu. Oft dauert die Infektabwehr nur ein bis zwei Tage.

Welche Ansteckungskrankheiten können Impfungen verhindern?

Es gibt inzwischen Impfstoffe gegen viele Erkrankungen. Hier eine kurze Einführung in diese Erkrankungen:

- Das **Diphtherie**-Bakterium kann sowohl durch Tröpfchen als auch selten durch Hautkontakt übertragen werden. Nach Schluckbeschwerden, Halsschmerzen und erhöhter Temperatur kommt es zu starkem Husten, einem Anschwellen der Lymphknoten und in der Luftröhre haftenden Belägen. Die Schwellungen und der Husten können so stark werden, dass die Atmung blockiert wird. Das Gift des Bakteriums kann Nervenentzündungen erzeugen. Trotz intensivmedizinischer Behandlung sterben bis zu zehn Prozent der Erkrankten, bei kleinen Kindern bis zu 40 Prozent.[595]
- Übertragen werden die Bakterien des **Keuchhustens** (Pertussis) durch winzige Tröpfchen in der Atemluft. Wer diese einatmet, steckt sich an, solange kein Immunschutz besteht. Während bei Erwachsenen die Erkrankung nur wie eine langwierige Erkältung auftritt, kann sie für Säuglinge eine ernste Gesundheitsgefahr sein. Nach grippeähnlichen Symptomen treten starke Hustenanfälle

auf, die zum Würgen und Erbrechen führen können. Sie halten sich bis zu sechs Wochen. Sauerstoffmangel und entsprechende Folgeschäden im Gehirn sind möglich. Etwa ein Prozent aller bis zu sechs Monaten alten Säuglinge sterben an der Erkrankung.[596]

- Übertragen werden Viren der **Masern** durch winzige Tröpfchen in der Atemluft. Gibt es keine Immunisierung, steckt sich die Person, die sie einatmet, damit an. Nach grippeähnlichen Symptomen und weißen Flecken in der Mundschleimhaut entsteht einige Tage später in fast allen Fällen der typische Masern-Ausschlag. Aufgrund des vorübergehend geschwächten Immunsystems können andere Erreger Bronchitis, Lungenentzündung oder eine Mittelohrentzündung hervorrufen. Zehn von 10.000 Betroffenen erkranken an Gehirnhautentzündung. Ein bis zwei von ihnen sterben, bei vielen anderen bleiben Folgeschäden im Gehirn. Bei zwei bis sechs von 10.000 Erkrankten der unter fünfjährigen Kinder tritt nach bis zu acht Jahren später eine »subakute sklerosierende Panenzephalitis« auf, die oft nach einigen Jahren zum Tod führt.[597] Jährlich starben vor 1963 weltweit noch über 2,6 Millionen Menschen an Masern. Heute sind es noch 140.000 Menschen, vor allem Kinder.[598]

- Übertragen wird das **Mumps**-Virus durch Speichel auf Gegenständen und durch winzige Tröpfchen in der Atemluft. Die meisten Personen, die damit in Kontakt kommen, stecken sich an, solange kein Immunschutz besteht. Einige davon entwickeln zwar keine deutlichen Krankheitszeichen, können aber trotzdem wiederum andere anstecken. Typisch ist, dass 16 bis 18 Tage nach der Ansteckung die Speicheldrüse im Mundraum anschwillt. Einige bekommen eine Hirnhautentzündung (die Ursache der Todesfälle mit Mumps ist) oder eine Entzündung der Bauchspeicheldrüse. Seltener ist eine Entzündung des Hörnervs (einer von 20.000 Erkrankten). Bei älteren Jungen kommt es oft zu einer Hodenentzündung, die zu einer Unfruchtbarkeit führen kann. Schwangere Frauen, die sich im ersten Drittel der

Schwangerschaft anstecken, sind mit einer erhöhten Wahrscheinlichkeit konfrontiert, das Kind zu verlieren.[599]

- Die **Polioviren** (Poliomyelitis) werden meist über Schmierinfektionen übertragen, vor allem über den Stuhlgang, aber wohl auch über die Luft, so beim Niesen. Fast alle Angesteckten merken nicht, dass sie bereits erkrankt sind. Die Erkrankungssymptome treten erst bis zu einem Monat später auf und machen sich durch grippeähnliche Beschwerden bemerkbar. Bei fünf von 1.000 Infizierten treten Lähmungserscheinungen auf, die in fünf bis zehn Prozent aller Fälle zum Tod durch Atemlähmung führen. Diese Lähmungen betreffen bevorzugt die Beine und bleiben dauerhaft (»Kinderlähmung«). Auch Jahrzehnte nach der Infektion können noch Lähmungen und Muskelschmerzen auftreten. Durch Einführung der Impfung konnte die Zahl der Erkrankten innerhalb von 30 Jahren weltweit von 350.000 auf 33 gesenkt werden.[600]

- Die Ansteckung mit **Röteln**-Viren erfolgt durch winzige Tröpfchen in der Atemluft. Wer sie über die Atemluft aufnimmt, ohne immunisiert zu sein, steckt sich an. Bei der Hälfte aller Angesteckten treten nur sehr leichte oder keine Krankheitszeichen auf. Ansonsten kommt es zu dem typischen Ausschlag. Röteln sind besonders gefährlich für schwangere Frauen, da das ungeborene Kind schwerwiegend geschädigt werden kann.[601]

- Die Bakterien des **Tetanus** (Wundstarrkrampf) gelangen über offene Wunden in das Gewebe. Alltägliche Verletzungen von Kindern können hier schon ausreichen, wie Schürf-, Kratz- oder Platzwunden. Erst nach einigen Tagen bis zu mehreren Wochen treten Symptome auf, wie Krämpfe vor allem der Gesichtsmuskulatur, die durch die von den Bakterien ausgeschiedenen Stoffe ausgelöst werden. Zehn bis 20 Prozent der Erkrankten sterben aufgrund einer Atemnot oder eines Herzversagens, meist verursacht durch Krämpfe im Brust- oder Kehlkopfbereich.[602] Weltweit sind vor allem Babys, die in der Schwangerschaft oder während der Geburt infiziert wurden, Opfer unzureichender Impfungen.

Bei meiner Arbeit als Hebamme in Indien betrauerte ich gemeinsam mit den Familien kleine Babys, die durch unzureichend hygienische Versorgung des Nabels an einer Tetanus-Infektion starben. Das geschieht vor allem bei nicht immunisierten Müttern. Seit 1988, als noch 787.000 Babys im ersten Monat an Tetanus starben, konnten Impfungen die Todesrate bis 2017 auf 31.000 senken.[603]

- Die Viren der **Windpocken** (Varizellen) werden durch Tröpfchen übertragen und durch freigesetzte Flüssigkeit aus den Bläschen. Die Übertragung geschieht aber auch über größere Entfernungen durch den Wind. Nach Fieber und Abgeschlagenheit entwickelt sich zehn bis 21 Tage nach Ansteckung ein Hautausschlag mit juckenden Bläschen, die nach ein bis zwei Wochen wieder abheilen. Eine Infektion der Mutter mit Windpocken stellt in der Schwangerschaft für sie selbst als auch das Baby eine gefährliche Situation dar. Als Folge einer Erstinfektion kann sich Jahrzehnte später Gürtelrose (Herpes Zoster) entwickeln, da sich das Virus in Nervenzellen einnistet.[604]

Wie schnell verbreiten sich Infektionskrankheiten wie Masern?

Die Weltgesundheitsorganisation hält für die meisten ansteckenden Krankheiten eine Impfquote, also den Anteil der vollständig geimpften Personen einer Bevölkerung, von 95 Prozent für notwendig, um eine weitere Verbreitung durch »Herdenimmunität« zu verhindern. Denn selbst einzelne ansteckungsfähige Personen können Epidemien auslösen, wie es das folgende Beispiel zeigt: Familien aus sieben Bundesstaaten der USA, aus Kanada und Mexiko mussten diese Erfahrung in Kalifornien machen.[605] Ihr Besuch im Disneyland Mitte Dezember 2014, das jährlich von 24 Millionen Menschen besucht wird, brachte sie nahe an Besucher aus den Philippinen, die nicht immunisiert waren. Da Masern leicht übertragbar sind, steckten sich rund 40 Mitglieder der Familien sofort an und erkrankten bereits vor dem Ende des Jahres. Vorher übertrugen sie die Masern aber noch an weitere 34 Personen, die meisten davon aus dem engen Umfeld. Im Februar waren bereits 125 Personen erkrankt. Mindestens 17 mussten aufgrund der Schwere der Erkrankung stationär in Krankenhäuser aufgenommen werden. Läge die Impfquote in den USA nicht so hoch, dann wären weit über tausend Angesteckte nicht überraschend gewesen.

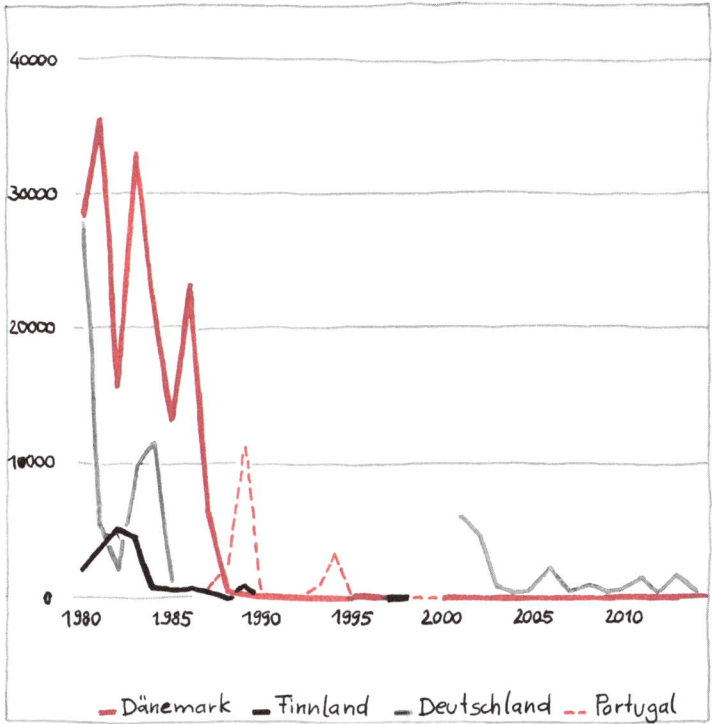

Erkrankungsfälle von Masern in Deutschland und ausgewählten europäischen Staaten im Verlauf der letzten Jahrzehnte in absoluten Zahlen[606]

Wie sicher sind Impfungen?

Die heute eingesetzten Impfungen verhindern die Krankheiten wirksam.[607] Verabreicht werden dabei tote oder inaktivierte Erreger, versetzt mit Stoffen, die die Immunabwehr des Körpers so beeinflussen, dass eine natürliche Abwehrfähigkeit geschaffen wird. Dabei treten zu erwartende Impfreaktionen auf wie leicht erhöhte Körpertemperatur, Abgeschlagenheit, Müdigkeit oder Schmerzen bzw. Rötungen an der Einstichstelle (lokale Reaktionen). Diese Zeichen sind als Folge der Auseinandersetzung des Immunsystems mit dem Impfstoff anzusehen und werden oft auch als »Impfkrankheit« bezeichnet. Diese Impfreaktionen zeigen, dass eine Immunisierung angestoßen wird, der Körper sozusagen eine sehr leichte Form einer Infektion durchlebt. Wissenschaftliche Studien[608] deuten darauf hin, dass in mehr als einer von 10.000 Impfungen bei Kindern unter fünf Jahren Fieberkrämpfe auftreten können, weil die Temperaturregelung des Körpers noch nicht voll ausgereift ist. Etwas häufiger werden Verhärtungen oder Abszesse an der Einstichstelle beobachtet. Einige der Impfungen müssen nach einer gewissen Zeit wiederholt werden, um einen sicheren Impfschutz zu gewährleisten.

Impfkomplikationen über die Impfreaktionen hinaus treten ausgesprochen selten auf. Der aktuellste deutsche Nationale Impfplan[609] von 2012 dokumentiert die Anträge auf Anerkennung von Impfschäden und die anerkannten Fälle der Jahre 2005 bis 2009. Es kann davon ausgegangen werden, dass alle ernsten Impfkomplikationen hier erfasst wurden, da immerhin eine Schadensregulierung des Bundes angeboten wird. Leider wird die Gesamtzahl der Impfungen in Deutschland nicht erfasst. Bekannt sind aber die durch die Krankenkassen laut Impfplan finanzierten 45 Millionen Impfungen jährlich. Bei jährlich rund 200 Anträgen mit 30 bis 40 Anerkennungen treten leichte bis schwere Impfschäden damit in weniger als acht Fällen pro zehn Millionen Impfungen auf. Ein Drittel dieser Schäden betraf Grippeschutzimpfungen und Impfungen gegen die durch Zecken übertragene Frühsommer-Meningoencephalitis (FMSE). Nur weniger als 20 Prozent der dokumentierten Impfschäden betrafen solche Impfungen, die auch im Impfplan für kleine Kinder aufgeführt sind, aber auch von Erwachsenen wahrgenommen werden.

Der in Deutschland zuständigen Behörde, dem Paul-Ehrlich-Institut, wurden in den Jahren 2014 bis 2016 jährlich durchschnittlich rund 3.800 Verdachtsfälle auf Impfschäden gemeldet.[610] Leider werden viele Meldungen so unzureichend kommuniziert, dass die zuständigen Experten keine sichere medizinische Bewertung vornehmen können. Solche Fragwürdigkeit im Meldeverfahren erscheinen uns im Angesicht der umfangreichen kritischen Debatte um Impfungen und die politischen Bemühungen um einen ausreichenden Impfschutz in Deutschland mehr als verwunderlich. So erklärten auch die Verantwortlichen im Robert Koch-Institut:[611] Ohne effektive und vollständige Erfassungssysteme zur Aufdeckung von Impfkomplikationen droht die Diskussion über Nebenwirkungen von Impfungen zu Verwirrung und zur Ablehnung von Impfungen zu führen.

Da in Deutschland kein einheitliches, umfassendes System zur Erhebung von Impfdaten existiert, sind repräsentative Studien oder Umfragen, sogenannte »Querschnittsuntersuchungen«, notwendig. Das zuständige Robert Koch-Institut greift daher zum Beispiel auf Schuleingangsuntersuchungen oder kassenärztliche Abrechnungen zurück.[612] Eine solche Studie ist auch die große Kindergesundheitsstudie KiGGS.[613] Ihre Kernaussage zum Impfstatus: Die Impfquoten bei Kindern und Jugendlichen sind in Deutschland in den letzten Jahren generell gestiegen. Die Abdeckung mit einer Grundimmunisierung liegt demnach bei 97 Prozent für Tetanus/Wundstarrkrampf, bei 96 Prozent für Diphtherie/Krupphusten, bei 95 Prozent für Pertussis/Keuchhusten und bei 94 Prozent für Poliomyelitis/ Kinderlähmung. Selbst für die leider noch als unzureichend zu betrachtende Impfabdeckung gegen Masern, Mumps und Röteln besteht eine Grundimmunisierung von 97 Prozent bei der ersten und von immerhin 93 Prozent bei der zweiten Impfung. Diese Zahlen zu 2014 bis 2017 liegen deutlich über den Impfquoten von 2003 bis 2006. In Bezug auf die Immunisierung der Geburtsjahrgänge von 1985 bis 2013 zeigen sich hohe Steigerungsraten über die Jahrzehnte und eine positive Impfentwicklung.

Wie lauten die Argumente gegen einen umfassenden Impfplan?

Die Impfskepsis nährt sich aus umfangreichen, im Netz vielfach zu findenden Websites, die scheinbar wissenschaftlich Gefahren des Impfens darstellen. Cornelia Betsch, Professorin für Gesundheitskommunikation an der Uni Erfurt, brachte die Situation in einem *Spiegel*-Interview[614] im August 2017 anhand eines fiktiven Beispiels auf den Punkt: »Stellen wir uns zum Beispiel ein Akademikerpaar vor, das mit Ende 30 sein erstes Kind bekommt. Die beiden sind gut situiert, kaufen ökologisch korrekte Zahnpasta und das Müsli mit der besten Zusammensetzung für den persönlichen Energiehaushalt. Sie wollen auch beim Impfen eine bewusste Entscheidung treffen. Deshalb fangen sie an zu googeln und stoßen auf Quellen, die möglicherweise viele Falschinformationen enthalten.« Dazu kommt dann, dass sie sich nicht unbedingt mit medizinischen oder naturwissenschaftlichen Methoden auskennen, ihnen profundes Wissen fehlt. Damit sind sie schnell unfähig, die eigenen Grenzen zu erkennen und die fachlichen Informationen zu interpretieren. Für die, die sich im Internet informieren wollen, gibt Cornelia Betsch Empfehlungen:[615]

- Kritikerinnen und Kritiker der Impfungen erklären gerne, dass natürliche Krankheitsbekämpfung besser sei als künstliche und zudem die natürliche Auseinandersetzung mit der Ansteckung die persönliche Entwicklung fördere. Cornelia Betsch rät, keine falschen Schlüsse zu ziehen wie: »Natürliche Dinge sind besser als künstliche. Impfen ist künstlich.« Viele künstliche Dinge seien manchmal gut, wie künstliche Hüften. Die natürliche Auseinandersetzung mit diesen Erkrankungen ist nicht immer erfolgreich und schließt bekannte erhebliche Gesundheitsrisiken ein.

- Verschiedentlich wird an Impfungen der Anspruch erhoben, sie müssten absolut wirksam und nebenwirkungsfrei sein. Betsch rät, keine unmöglichen Erwartungen zu setzen wie: »Impfen erst bei hundert Prozent Sicherheit.« Diesen Anspruch kann keine medizinische Maßnahme erfüllen, aber die Erkrankungen können tödlich oder mit schweren Folgen verlaufen.

- Es wird gern behauptet: »Die Pharmaindustrie steht hinter den Impfempfehlungen.« Vorsicht vor solchen Verschwörungstheorien, meint Betsch. Die meiste Arbeit hierzu leisten unabhängige Wissenschaftlerinnen und Wissenschaftler und solch ein Argument diskreditiert die Arbeit derjenigen in Gesundheitsorganisationen, die sich weltweit für gesundes Leben einsetzen.

- Rosinenpicken bei Informationen ist eine der Vorgehensweisen, um Argumente für das Impfen zu entkräften: »Da gibt es eine Studie, die beweist, dass …« Es muss aber immer das Gesamtbild der Forschung fachlich bewertet werden. Oft wird noch auf die Studie zum ausgelösten Autismus nach Impfungen verwiesen, die inzwischen widerrufen ist und der Zusammenhang zudem sicher widerlegt ist. Wir stellten im ersten Kapitel unter *Ist nach jeder Studie der Universität XY wieder alles ganz anders?* (s. Seite 26) schon dar, dass die biomedizinische Wissenschaft zudem grundsätzlich mit dem Widerlegen oder Bestätigen einzelner Theorien und Schlussfolgerungen lebt.

- In der Impfdebatte melden sich viele Stimmen, die sich als Expertin oder Experte ausgeben. Hier ist Vorsicht geboten: »Eine

Mutter, die auch Wissenschaftlerin (Heilpraktikerin) ist, hat vom Impfen abgeraten.« Die Tatsache, dass jemand diese Berufe ausübt, macht sie oder ihn noch lange nicht zum Impfexperten bzw. zur Impfexpertin, erklärt Cornelia Betsch.

Wir möchten auf die wichtigsten Argumente und Sorgen der von mir als Hebamme betreuten Eltern, die sie aus Informationen im Netz ableiteten und vortrugen, kurz eingehen.

Die Impfung gegen das Rotavirus wird beim Baby mit sechs Lebenswochen als erste Schluckimpfung empfohlen, die vier Wochen später wiederholt werden sollte. Bei ihr treten zusätzlich zu den auch ohne Impfung vorkommenden 62 Fällen bei 100.000 Kindern ein bis zwei weitere Fälle einer Einstülpung eines Darmabschnitts bei 100.000 Impfungen auf.[616] In weniger als vier Fällen bei zehn Millionen solcher Impfungen gab es Gehirnhautentzündungen.

Sicher wissenschaftlich widerlegt sind Zusammenhänge zwischen Impfungen und plötzlichem Kindstod, Autoimmunerkrankungen und einer Schwächung des Immunsystems sowie neuropsychologischen Entwicklungsstörungen.

Einige Eltern machen sich Sorgen darüber, dass eine Impfung das Immunsystem von kleinen Kindern viel zu stark belasten könne, weil es noch nicht voll ausgereift ist sei. Das ist falsch. »Das Immunsystem von kleinen Kindern ist dafür ausgerüstet, sich mit Krankheitserregern auseinanderzusetzen«, sagt Klaus Cichutek, der Leiter des zuständigen Bundesinstituts für Impfstoffe.[617] Das Immunsystem des Menschen entwickelt sich durch Training. »Dieses Training sollte so früh wie möglich beginnen, und zwar mit einem ungefährlichen Trainingspartner«, ergänzt Cichutek. Impfstoffe zählten dazu. Echte Krankheitserreger seien ohne ein trainiertes Immunsystem sehr gefährlich, zum Teil lebensgefährlich: »Sie können in jedem Alter zuschlagen.«

Impfstoffe enthalten Aluminium zur Sicherstellung einer guten Antwort des Immunsystems. In der Öffentlichkeit wird oft behauptet, dass dadurch ein Risiko auftreten könne. Genaue Analysen der Situation zeigen, dass die Aluminiumbelastung durch Impfungen in den ersten zwei Lebensjahren klar unter der üblichen durch die Nahrung, insbesondere der Säuglingsanfangs- und Folgenahrung liegt.[618]

In unseren Gesprächen mit jungen Eltern taucht weiterhin die Befürchtung auf, dass Autismus durch eine Impfung gegen Masern, Mumps und Röteln ausgelöst werden könne. Dies sei durch eine wissenschaftliche Untersuchung, die im angesehenen Medizinblatt *The Lancet* veröffentlicht worden sei, nachgewiesen.[619] Nicht bekannt ist dann aber, dass diese Veröffentlichung von der Zeitschrift zurückgezogen und die Schlussfolgerungen von zehn der zwölf Autorinnen und Autoren im Jahr 2004 widerrufen wurden.[620] Von den im Internet seitens der Eltern zurate gezogenen Quellen wurde auch nicht berichtet, dass die gesamte Arbeit über nur zwölf Kinder nicht nur fachlich falsch war, sondern der Studienleiter Andrew J. Wakefield rund eine halbe Million britische Pfund zu solcher Argumentation gegen den Dreifachimpfstoff erhalten hatte. Die meisten autistischen Kinder in der Studie waren Klienten einer Anwaltskanzlei, die eine Schadensersatzklage gegen den Hersteller des Impfstoffes plante. Nach einem langen Verfahren entzog die britische Ärztekammer Wakefield inzwischen die ärztliche Zulassung. Eine ganze Reihe wissenschaftlicher Studien mit ausgesprochen hoher Qualität zum Thema wurden als Reaktion auf diesen Skandal durchgeführt und zeigten alle, dass Autismus nicht mit Impfungen in Verbindung stehen kann. Aber die wissenschaftliche Lüge hält sich weiterhin.

Die letzten aktuellen Berichte der zuständigen deutschen Behörde über Verdachtsfälle[621] spiegeln die Gerüchte und die bekannten Nebenwirkungen. Meldungen betrafen so mögliche Zusammenhänge zwischen Impfungen und Erkrankungen, die inzwischen klar widerlegt sind oder die bekannten üblichen, eingangs beschriebenen Impfreaktionen.

Ist Impfskepsis wirklich weitverbreitet?

In den letzten Jahrzehnten traten ansteckende Krankheiten bei Kindern, die durch Impfungen verhindert werden können, immer seltener auf. Die Angst vor diesen Krankheiten, die zur Zeit der Großeltern aufgrund praktischer Erfahrungen noch bestand, scheint zu verschwinden. So tauchten in Deutschland immer mehr Sorgen auf, dass die Impfungen mehr Risiken als Nutzen bringen. Das Bild in den Medien unterstützt gerne diese Befürchtungen. Viele Journalistinnen und Journalisten scheinen kontroverse Diskussionen und angsteinflößende Mitteilungen zu lieben. So entsteht der falsche Eindruck einer zerrissenen Gesellschaft, wenn es um das Impfen geht. Einige wenige Impfgegnerinnen und -gegner bestimmen inzwischen die Schlagzeilen und stärken durch ihre Medienpräsenz ein Bild, dass Impfungen auch in der Fachwelt, bei Ärztinnen und Ärzten, sowie aus Sicht der Forschung umstritten seien und von Industrieinteressen gefördert werden. Früher traten sie sehr professionell auf und suggerierten Wissenschaftlichkeit. Seit der Corona-Pandemie dominieren verschwörungstheoretische Ansätze. Wir beobachten diese Situation mit Unverständnis und Sorge. Der fachliche Disput zum Thema wird in den Medien zu schematisch dargestellt: Pro- und Contra-Argumente erscheinen in einer simplen, gleichwertigen Gegenüberstellung. So wird suggeriert, dass beide Positionen in der Forschung und in der Bevölkerung ausgewogen verteilt seien; das ist nicht der Fall, bewirkt aber eine Verunsicherung.[622] Diese Situation im Netz und den Medien erzeugt Verzerrungen in der Wahrnehmung vieler Eltern, die auftreten, wenn sie eine Nachricht immer wieder lesen. Menschen tendieren dazu, wiederholte Informationen als Wahrheit zu erinnern.

Mit stärkerer Orientierung an esoterischen oder naturheilkundlichen Therapien steigt bei den jungen Eltern die Impfskepsis.[623] Sie werden zudem oft von Hebammen betreut, die in hohem Maße impfkritisch sind, wie eine 2008 veröffentlichte Untersuchung zeigte.[624] Rund 80 Prozent aller gefragten Hebammen meinten, dass Kombinationsimpfstoffe eine zu große Belastung für Säuglinge darstellen, 50 Prozent hielten Krankheiten wie Masern wichtig für die persönliche Entwicklung des Kindes und über zehn Prozent erklärten, dass homöopathische Behandlungen Impfungen überflüssig machen könnten.

Es ist eine Herausforderung, deutlich zu vermitteln, dass Impfungen nicht nur den eigenen Kindern, sondern der gesamten Gesellschaft nutzen. 85 Prozent aller Eltern stehen Impfungen grundsätzlich befürwortend gegenüber. 13 Prozent sprechen sich spezifisch für einzelne Impfungen teils befürwortend, teils ablehnend aus, würden also nicht den Empfehlungen der Ständigen Impfkommission (STIKO) in allen Fällen folgen. Nur knapp zwei Prozent aller Eltern lehnen Impfungen ihrer Kinder grundsätzlich ab. Auf die Frage: »Wie wichtig ist es Ihnen, dass Ihr Kind möglichst gut gegen ansteckende Krankheiten geschützt ist?«, antworten 99 Prozent: »Wichtig oder besonders wichtig«.[625] Von deutlicher Impfablehnung bei Eltern in Deutschland also bisher keine Spur!

Die Hemmschwelle gegen Impfungen sitzt bei 15 Prozent der Eltern tief: Viele empfinden es als schlimmer, durch aktives Handeln statt durch Nichtstun zu schaden. So entscheiden sich unsichere Eltern für die geringere Verantwortung und nicht für den größten Gewinn bei kleinstmöglichem Risiko: Sie lassen die Impfung ausfallen. Die Weltgesundheitsorganisation erklärte *Vaccine Hesitancy*, also Verhaltensweisen, die von der Zurückhaltung gegenüber dem Impfen bis hin zu kompletter Impfverweigerung reichen, in ihrem Arbeitsprogramm für 2019 bis 2023 zu einer der zehn größten Gefahren für die globale Gesundheit.[626] Die von uns erlebte Realität mit werdenden und jungen Eltern wird von Untersuchungen gestützt: Fast alle Eltern in Deutschland lassen heute gut begründet ihre Kinder impfen.

Kapitel 10

Das Leben mit seinen Herausforderungen akzeptieren

Historisch betrachtet ist die Beschäftigung mit Gefahren, die Erkennung neuer Gefahren und die Kommunikation in der Öffentlichkeit der Grund dafür, dass die Häufigkeit von Schäden abgenommen hat. Das steht im Gegensatz zum Gefühl vieler werdender und junger Eltern, die meinen, dass Kinder noch nie so vielen Gefahren ausgesetzt waren wie heute. Die Wahrheit dahinter ist, dass die Zahl der erkannten Gefahren zugenommen hat, die Wahrscheinlichkeit der Schäden und so das Risiko aber stark abgenommen hat. Eine Erfolgsstory, die für uns lediglich in einigen Bereichen schneller zu Verbesserungen führen sollte.

Was wir in unserem Buch dargestellt haben, basiert weder auf unkritischem Fortschrittsglauben noch auf blindem Vertrauen. Die Entwicklung zeigt, dass gut ausgebildete Menschen in offenen demokratischen Gesellschaften die wissenschaftlichen Fakten als valide Beschreibung der Wirklichkeit wahrnehmen und eine Politik verlangen, die Gefahren erkennt und Risiken verringert. Industrie und Märkte folgen diesen Kursänderungen, führen moderne Techniken ein und passen selbst Konsumgüter den strengeren Vorstellungen einer sicheren Umgebung an. Dieser Widerstand gegen eine Lebensumgebung auf dieser Welt, die Schaden für unser aller Leben anrichten kann, ist Teil der Entwicklung und des öffentlichen Diskurses in einer Demokratie. Eine technisch fortschrittliche Gesellschaft ist nicht zur Untätigkeit verdammt.

Risiken in Schwangerschaft und Babyzeit sinken stetig

Die Gesundheitsrisiken für schwangere Frauen, kleine Kinder und junge Eltern waren im deutschsprachigen Raum noch nie so gering wie heute. Noch im 18. Jahrhundert herrschte oft Nahrungsmangel, die Mehrheit der Bevölkerung lebte unter unhygienischen Verhältnissen. Im 19. Jahrhundert wurden die daraus entstehenden Risiken zunehmend erkannt. Bessere Lebensverhältnisse ohne Dreck, Armut und fehlendes Licht waren der Traum derjenigen, die in der Unter- und der Mittelschicht lebten. Diese Probleme herrschen heute noch in vielen Ländern der Welt – aber nicht in der westlichen Europäischen Union. Im 19. und 20. Jahrhundert entwickelten sich in Deutschland Sozialstandards, die die Gesundheit in der Schwangerschaft und die der Kinder als besonders schützenswert betrachten.

Schwangerschaft, Geburt, Kindheit und Elternzeit wurden dabei von den häufigsten Gefahren befreit. Infektionen durch Schmutz und Keime waren bis dahin der gefährlichste Feind bei der Geburt und im Wochenbett gewesen und die häufigste Todesursache junger Frauen und Babys. Es waren aber nun nicht mehr der Glaube an das Schicksal, die Hoffnung auf selbstheilende Kräfte, Gebete oder eine Ideologie, die diese Gefahren abhalten sollten. Stattdessen setzten sich bei der Infektionsbekämpfung Methoden durch, die sich aus naturwissenschaftlicher Betrachtung medizinischer und biologischer Zusammenhänge ergaben. Dabei kam im Rahmen der Pharmazie und Toxikologie Wissen aus der Chemie zum Einsatz. Antibiotika töten die Erreger im Körper, Biozide säubern die Oberflächen von ihnen und Pestizide töten die Überträger dieser Erreger. Impfungen schützen vor vielen gefährlichen Infektionen.

In vielen Ländern der Welt ist Mütter- und Säuglingssterblichkeit aber weiterhin ein wichtiges Thema junger Frauen. Die Vereinten Nationen nahmen die Senkung dieser Todeszahlen daher unter ihre Nachhaltigkeitsziele auf. Bis zum Jahr 2030 soll eine Müttersterblichkeit global unter 70 bei 100.000 Geburten und eine neonatale Kindersterblichkeit von unter zwölf bei 1.000 Geburten erreicht werden. Zum Vergleich: In Deutschland liegen die Zahlen derzeit bei unter zehn Prozent dieser Werte: Sechs Mütter sterben bei 100.000 Geburten und die Säuglingssterblichkeit liegt bei unter einem Kind bei 1.000 Geburten. Auch für diese Entwicklung gilt, dass die Situation erkannt, nicht als schicksalsgegeben akzeptiert wurde und Änderungen basierend auf wissenschaftlichen Erkenntnissen eingeleitet wurden.

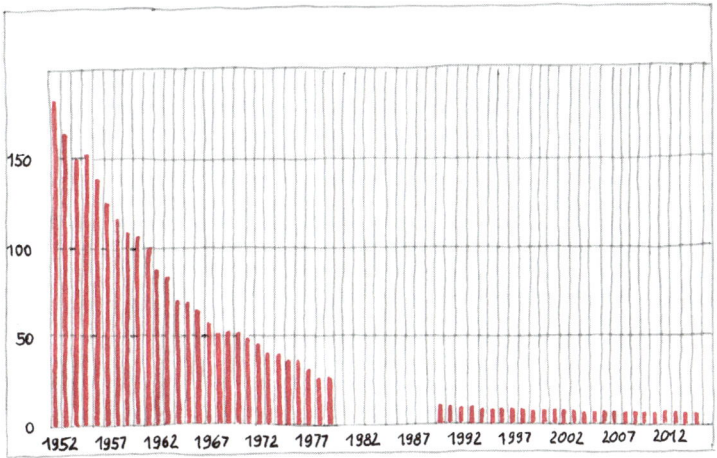

Anzahl der während oder nach der Geburt verstorbenen Frauen (Müttersterblichkeit) in Deutschland bezogen auf 100.000 Lebendgeburten[627]

Auf dem Weg zu verbesserten Lebensbedingungen durch eine globale Umweltpolitik

Nicht nur die gesundheitlichen Risiken mangelnder Hygiene und von Infektionskrankheiten wurden zunehmend besser erkannt, sondern auch die der Industrie. In Westdeutschland verschwanden seit den 1970er-Jahren die schwefelhaltigen und staubigen Schwaden der Industrieschornsteine. Wichtiger Anstoß zum Umdenken waren die wissenschaftlichen Erkenntnisse aus dem Bericht *Grenzen des Wachstums* des Club of Rome 1972, der die negativen Folgen der Konsumgesellschaft öffentlich als Risiko diskutierte. Die gesundheitlichen Folgen der Umweltverschmutzung wurden studiert, wissenschaftlich-politische Einrichtungen wie unter anderem das Umweltbundesamt (UBA) in Deutschland und das Umweltprogramm der Vereinten Nationen (UNEP) gegründet und der politische Diskurs in der Demokratie erhielt einen Namen: Umweltpolitik. Trotz gesellschaftlichen Gegenwinds und Zeiten der Stagnation führte sie letztendlich zu einer immer sauberen Umwelt in Deutschland. Über die letzten Jahrzehnte wurde es ruhiger um dieses Thema. Menschen in Asien, vor allem China und Indien, wollten Wohlstand – und wir in Westeuropa keine Einschränkungen. Die westliche Vorbildrolle, die man früher gerne in der Öffentlichkeit für sich in Anspruch nahm, wurde abgelöst von Forderungen zur Senkung des Schadstoffausstoßes an diejenigen beispielsweise in Asien, die aufholten. Der Fortschrittsglaube an bessere Technik und der Wunsch nach einem angenehmen Leben verdrängte die klare Erkenntnis des Club of Rome für einige Zeit: Heute erfährt diese Grenzen setzende Erkenntnis unter dem mehr positiven Begriff eines »nachhaltigen Wachstums« neue Brisanz. Dass Wachstum und Nachhaltigkeit sich in vielen Aspekten widersprechen, wird mittlerweile wissenschaftlich klar benannt. So starb etwa das Konzept, Mobilität durch nachhaltig erzeugte Energie aus nachwachsenden Rohstoffen aufrechtzuerhalten, unter dem Eindruck der Erzeugung von Palmöl

(»Biodiesel«) auf Plantagen, die als Monokulturen den grünen Misch-
wald Malaysias und Indonesiens ersetzten, oder der Erzeugung von
sogenanntem Bioalkohol (»Biobenzin«) in den unendlichen Weiten
brasilianischer Monokulturen. Der Ausstoß von Kohlendioxid aus
den Verbrennungsprozessen unserer Energiegewinnung steht heute
im Mittelpunkt der Umweltpolitik, da wissenschaftlich klar ist, dass
ein von Menschen gemachter, existenzbedrohender Klimawandel
stattfindet. Wissenschaft und vor allem viele junge Menschen orga-
nisieren sich global und suchen nach Strategien und neuen Wegen,
die Bedrohung für unseren Lebensraum zu bewältigen. Bisher waren
ähnliche gemeinsame Anstrengungen in der Geschichte letztendlich
erfolgreich – auch wenn jetzt das Licht am Horizont weit entfernt ist
und daher energische Schritte der großen Industrieländer dringend
nötig sind.

Entwickeln Sie Ihr persönliches Risikomanagement

Das Wissen um Gefahren selbst erzeugt keine Ängste, sondern Respekt und angepasste Umsicht. Lassen Sie sich nicht von Veröffentlichungen neuer Gefahren zu mehr Sorgen treiben, sondern verstehen Sie diese Informationen als Hilfe. Unerkannte Gefahren können
Sie nicht meiden. Es ist nicht möglich, sich vor etwas zu schützen,
von dem man nichts weiß. Nur zu bekannten Gefahren können Sie
Ihr Verhalten anpassen. Zudem führt die Information zu Gefahren
in demokratischen Gesellschaften dazu, dass diejenigen, die an der
Auslösung der Gefahren beteiligt sind, sie nun meist verantworten
müssen. So haben die an die Öffentlichkeit gelangten Kenntnisse
zu Gefahren fast immer zur Folge, dass sich eine Verbesserung der
Sicherheit anbahnt.
Nicht jede Gefahr ist für uns und unsere Kinder schädlich. Risiko
beschreibt die Wahrscheinlichkeit oder Stärke einer schädlichen
Wirkung auf uns – auch wenn diese Wahrscheinlichkeit ganz klein

ist. Der verengte Blick auf Risiken verhindert schnell die Sicht auf Chancen. So ist das Unfallrisiko beim Sport kaum ein echter Grund, als Familie mit Kind nur noch auf der Couch zu leben! Wenn Sie beispielsweise in Ihrer ersten Untersuchung zu einer »risikoschwangeren« Frau erklärt wurden, heißt es keinesfalls, dass ein Gesundheitsproblem bei Ihnen oder Ihrem Baby zu erwarten ist. Mit den von Ihrer Ärztin, Ihrem Arzt bzw. Ihrer Hebamme oder Ihrem Entbindungspfleger eingetragenen Kreuzchen im Mutterpass wurden nur Gefahren aus Ihrem Leben erkannt und dokumentiert, damit sie von allen, auch den zukünftig Beteiligten, im Auge behalten werden. Ob sie sich bemerkbar machen, bleibt dahingestellt. Falls während Ihrer Schwangerschaft Kreuzchen im Mutterpass dazukommen, gilt das Gleiche: Das System dient nicht dazu, Ihre Schwangerschaft zu einem Risiko zu erklären, sondern das Augenmerk auf potenzielle Gefahren zu lenken.

Bleiben Sie entspannt gegenüber unklarer Risikokommunikation

Die Kommunikation von Risiken ist sehr oft interessengesteuert. Die Aussagen zu Risiken sind leichter manipulierbar als die zu Gefahren. Risiken sind nicht so eindeutig bestimmbar wie Gefahren. Also schätzen Sie ab, ob hinter der Risikokommunikation Eigeninteressen versteckt sein können oder es eine zuverlässige Information für Sie ist.

Wir leben nicht in einer Zeit, in der neue chemische Gefahren plötzlich zusätzlich auftreten, um nur ein Beispiel zu nennen. Die Gefahren und Risiken bestanden in fast allen Fällen schon länger. Erst jetzt wurden sie untersucht und gefunden oder konnten bestätigt werden. Das erzeugt nur den Eindruck, dass alles immer gefährlicher wird. Aber genau das Gegenteil ist der Fall. Risiken und der sichere Umgang damit werden klarer.

Mit vielen gefährlichen Chemikalien können wir sicher umgehen, wenn wir angemessene Sicherheit wahren. Für längerfristig schädliche Chemikalien, wie Stoffe, die Krebs erzeugen oder das Baby in der Schwangerschaft schädigen können, werden Belastungsschwellen bestimmt, ab denen von einem Gesundheitsrisiko gesprochen wird. Diese Schwellen werden zwar mit wissenschaftlichen Methoden ermittelt, beruhen aber darauf, dass eine gewisse Schadenshäufigkeit als akzeptabel erklärt wird. In der Vergangenheit führten diese Unterschiede bei Kriterien und Bewertungsverfahren in einigen Fällen zu unterschiedlichen Aussagen zur Krebsgefahr einzelner Chemikalien, Umweltverschmutzungen oder Ernährungsgewohnheiten. Die Mehrheit der Bewertungen von Chemikalien unterscheiden sich aber nicht!

Bei schwangeren Frauen und jungen Eltern führen Bedeutungsunschärfen in der Risikokommunikation zu Gesundheitsschäden verständlicherweise zu erheblichen Irritationen und Missverständnissen. Die Mitteilungen müssen also jeweils im Problemzusammenhang bewertet werden – nicht einfach für Laien. Nicht Sie sind schuld an der Situation, sondern die, die die Risiken derart kommunizieren. Jeder Mensch darf abschalten, wenn etwas total unverständlich ist. Bei bedeutungsunklaren Informationen geht es nie um Leben und Tod. Es besteht also keine Eile. Sie können ruhig abwarten, bis jemand es besser erklären kann. Ähnliches gilt auch bei Meldungen zu Ergebnissen einzelner Studien. Horchen wir nicht immer besonders auf, sondern beobachten die weitere Entwicklung und sehen, wie diese Studie sich mit anderen, ähnlichen verträgt.

Pflegen Sie einen guten Lebensstil ...

Wenn Sie in der Schwangerschaft die im fünften Kapitel auf wissenschaftlicher Basis empfohlenen Nahrungsergänzungsmittel Jod und Folsäure einnehmen, wenn Sie nicht rauchen und keinen Alkohol trinken, nicht in einer gefährlichen Arbeitsumgebung arbeiten und sich abwechslungsreich mit viel Gemüse, Obst und Vollkornprodukten ernähren und versuchen, ein wenig den Stress aus Ihrem Leben zu verbannen und sich die Zeit nehmen, sich regelmäßig zu bewegen und Sport zu treiben, haben Sie die wichtigsten gesundheitsfördernden Aspekte für Ihr Leben und das Leben Ihres Kindes schon berücksichtigt. Ein so ausgerichteter Lebensstil spielt eine viel größerer Rolle, als Sie denken. Auch für die Gesundheit unserer Kinder sind der Überfluss an Nahrung und der Bewegungsmangel die größten Gefahren. Beides zusammen führt zu Übergewicht, Diabetes und Folgekrankheiten.

... und setzen Sie einfache Maßnahmen um

Wenn Sie so entspannt und unbelastet durch die Schwangerschaft kommen und mit Ihrem kleinen Baby leben, können nur noch Unfälle und Krankheit dazwischenkommen. Hier müssen wir lernen, unser eigenes persönliches Sicherheitssystem zu entwickeln. Dazu gehören die ganz konkreten Verhaltensweisen, wie Sie sie in jedem Kapitel den jeweiligen Themen zugeordnet in großer Zahl finden können. Da sich die allermeisten Unfälle im Haushalt ereignen, ist es für junge Familien sinnvoll, ihr Augenmerk zuallererst auf Gefahrenquellen in der Umgebung des Kindes zu legen, ihre Wohnumgebung kindersicher zu machen und Notrufnummern immer greifbar zu haben.

Bleiben noch die Krankheiten. Die meisten problematischen Infektionen sind aber durch Impfungen zu verhindern. Nicht zu verhindern sind Infektionskrankheiten, die sich kleine Kinder vor allen Dingen in der Kinderkrippe oder von Geschwistern einfangen. Sie gehören zum Aufwachsen eines Kindes mit dem Aufbau des eigenen Immunsystems einfach dazu. Allerdings bedeuten sie auch immer eine Herausforderung für die Eltern, die in diesem Teil der Welt aber von einer sehr gut ausgebauten medizinischen Infrastruktur profitieren.

Gefahren lassen sich nicht verbannen

Krankheiten bleiben nicht die einzigen Erfahrungen, die Sie wie alle Eltern machen. Schon während der Schwangerschaft werden Sie nicht in der Lage sein, alle Gefahren auszuschließen, alle Risiken zu verhindern und alle problematischen Entwicklungen aus Ihrem Leben und dem des Babys zu verbannen. Es kann keinen Anspruch auf absolute Sicherheit geben! Unsere Abbildungen im Buch zeigen Ihnen, dass die Welt der schwangeren Frauen, der jungen Eltern und der kleinen Kinder in Deutschland von Generation zu Generation sicherer wurde. Risiken wurden kleiner, obwohl die Gefahren weiterhin bestehen, wie ein Blick über die Grenzen bereits zeigt. Die Wissenschaft erkennt zwar immer mehr Gefahren, entwickelt aber schnell Möglichkeiten der Abhilfe. Für andere Gesundheitsgefahren gilt Ähnliches. Aber selbst bei der bestmöglichen medizinischen Betreuung in der Schwangerschaft sind Sie vor Überraschungen nicht gefeit. Auch hoch entwickelte Diagnosemethoden wie die in der perinatalen Medizin können nur einen Bruchteil von der Norm abweichender Entwicklungen beim Baby erkennen. Hier hilft Ihnen eine positive Grundhaltung und die Erwartung einer gesunden Entwicklung. Vielleicht unterstützt Sie ein rationaler Blick auf die Fakten zu Risiken. Nur bei einem Bruchteil der Schwangerschaften und Geburten treten schädliche Entwicklungen ein. Selbst bei einem kritischen Blick auf die sicher verbesserungswürdige medizinische Praxis gibt es aber in vielen Fällen Therapiemöglichkeiten und soziale Unterstützung, die helfen.

Risiken sind nicht immer klar zu beziffern

Auch wenn Sie in unserem Buch sehr viele Zahlen finden, hatten wir während unserer Recherchearbeiten große Schwierigkeiten, eindeutige Daten zu vielen unserer Themen zu finden. Die Häufigkeiten für Erkrankungen und Unfälle bei schwangeren Frauen und kleinen Kindern in Deutschland sind nicht sicher zu ermitteln. Wir kennen zwar viele Gefahren, Auslöser von möglichen Schädigungen, können aber ihr Risiko nicht eindeutig einschätzen. Damit sind Risikovergleiche kaum möglich. Wir müssen uns auch klarmachen, dass eine vermeintlich gebannte Gefahr schnell wieder auftreten kann und erneut zu einem Gesundheitsrisiko wird, wenn ihre Bekämpfung nachlässt.

Das Problem, dass abnehmendes gesellschaftliches Interesse oder individuelles Nichtwissen uns auf die falsche Fährte locken kann, gibt es etwa beim Thema Unfälle im Haushalt. Sie werden in der Öffentlichkeit unterschätzt. Die erfassten Fälle legen nahe, dass sie stetig zunehmen. Das zeigt, dass die Gefahr von Stürzen in ihrer Relevanz nicht wahrgenommen wird. Wir wissen, dass sich das bei Verkehrsunfällen mit Kindern anders entwickelte. Hier blickte man der Gefahr ins Auge, beschäftigte sich damit, suchte verbesserte Maßnahmen zum Risikomanagement. Über Jahrzehnte sank die Zahl der im Verkehr tödlich verunglückten Kinder. Es gibt sehr einfache Sicherheitsmaßnahmen im Haushalt, damit weder Sie noch Ihr Kind im Haushalt verunglücken. Andere Gefahren, wie chemische Verunreinigungen in der Nahrung oder in Pflegeprodukten, schädigen nur in seltenen Fällen die Gesundheit der Babys. Es handelt sich zwar um eine deutliche Anzahl erkrankter Kinder, die jedoch bei der großen Zahl der Babys in Deutschland zeigen, dass sie sehr selten auftreten.

Wir kennen meist die Gefahren, das heißt die Auslöser, wissen aber nicht, wie stark sie wirken. Wenn wir uns mit den im Buch aufgezeigten Gefahren beschäftigen, ermöglichen wir Schutzmaß-

nahmen, die das Auftreten von Schädigungen noch unwahrscheinlicher machen. Jedes einzelne Kind mit solchen Schädigungen ist
ein Kind zu viel! Was von der Gesellschaft aus betrachtet selten ist,
ist für die Babys und betroffene Familien in Hunderten Fällen eine
Katastrophe. Die Belastung der Babys mit Verkehrsabgasen und die
daraus entstehenden Tausenden an Asthma erkrankten Kinder stehen beispielhaft für solche Situation.

Was im Leben wirklich wichtig ist

Wenn wir Eltern danach fragen, was sie sich für ihre Kinder wünschen, lautet die häufigste Antwort: »Unser Kind soll in einer freien,
friedlichen Welt groß werden dürfen.« Auch wenn das vielleicht zu
selbstverständlich oder auch banal klingen mag, steht diese Antwort
ja schon einmal im Gegensatz zu der aktuellen Realität auf unserem Planeten. Und selbst für junge Familien ist es eine große Herausforderung, solche Wünsche in ihrem eigenen Zusammenleben
umzusetzen. Sehr häufig erleben wir das Ringen um die Realisierung
dieser Werte, wenn es in der Beziehung eines Elternpaares knirscht,
wenn es in der Familie rundherum Streit gibt oder noch mit einem
traumatischen Geburtserlebnis gerungen wird. Und natürlich gehört Auseinandersetzung, je nach Temperament unterschiedlich
ausgelebt, zum Zusammenwachsen einer Familie. Aber wie so oft im
Leben ist auch hier einmal wieder der Weg zum Ziel entscheidend.
Kinder lernen zuerst von ihren Eltern, wie Konflikte gelöst werden
können. Erst später kommen Kita und Schule als Übungsfelder dazu.
   Nach Freiheit und Frieden kommt an dritter Stelle auf der
Wunschliste der Eltern der Begriff »Glück«. Bei unseren Nachfra-
gen, was dieser Begriff für die Eltern bedeutet, wird Glück oft mit
Gesundheit gleichgesetzt.
   Dass sich alle dieses Gemeinsame – Freiheit, Frieden und Gesund-
heit – für ihre Kinder wünschen und dass alle überhaupt an eine

positive Zukunft glauben, zeigt uns, dass es gemeinsame Visionen gibt. Visionen, die wir vorantreiben können und die wir im Lauf unseres Lebens nicht verloren geben sollten. Die Verbesserung beim Schutz unserer Kinder vor Umwelt- und Gesundheitsgefahren wurde fast ausschließlich durch gesellschaftliche Forderungen über Initiativen, Umweltschutzorganisationen wie den BUND und Greenpeace und besonders motivierte Menschen im Gesundheitsbereich vorangetrieben und durch wissenschaftliche und medizinische Kompetenz erreicht. Diese Entwicklungen wurden nur in geringstem Maß durch individuelle Vermeidungs- und Ausweichstrategien gefördert. Das ist deutlich erkennbar an vier wichtigen Entwicklungen, die für heranwachsende Kinder gesundheitsschädlich sind: der zu süßen und energiereichen Ernährung, dem Bewegungsmangel, dem Klimawandel und der Luftverschmutzung durch den Verkehr. Während Erstere von den Eltern direkt beeinflusst werden können, verlangen Letztere gesellschaftliche und politische Forderungen und Eingriffe. Hier wäre zudem eine konsequentere Politik zur Chemikaliensicherheit zu fordern, die gefährliche Chemikalien von allen so weit wie möglich fernhält und damit das Risiko für gesundheitliche Schäden minimiert. Forderungen an das Regierungshandeln sind hier mehr am Platz als individuelles Vermeidungsverhalten. Das dauert uns persönlich aber oft viel zu lange. Vielleicht machen Sie auch ein wenig mehr politischen Druck bei Ihren regionalen Abgeordneten oder Parteien, über Umweltverbände oder Gesundheitsinitiativen?

Das Nachdenken über die Zukunft beginnt spätestens beim Elternwerden und wiederholt sich mit verschobenen Zeitdimensionen bei den Enkelkindern. Die wirkliche Bedeutung des etwas einfachen Satzes: »Babys zeigen uns nicht wie die Welt ist, sondern wie sie sein sollte«, hat für uns im Lauf unserer Arbeitsjahre immer wieder neue Blickwinkel geöffnet.

Dank

Wir waren mit diesem Buch schon länger als neun Monate schwanger und haben vielen unserer Freunde mit unseren Gedanken und Überlegungen die Ohren abgekaut. Wir danken für die Geduld! Ganz besonderer Dank geht an Nanni und Ki, die uns für die Endphase des Buches ihr Haus am Meer zur Verfügung gestellt haben. Das stürmische Wetter hat unsere Gedanken durchlüftet, und der Regen hat uns vor die Laptops gebannt. Ihr habt einen großen Anteil an der Fertigstellung unseres Buches! Dank auch an unsere Lektorin Dr. Daniela Gasteiger für ihr Vertrauen und die sowohl kritische als auch ermutigende Begleitung. Der Text hat deutlich an Klarheit gewonnen. Unser innigster Dank aber gebührt unserer Familie, die unser eingeschränktes Zeitbudget ertrug. Eure Liebe, eure Hilfe und euer Verständnis bedeuten uns alles.

Die Autoren

Silvia Höfer ist Mutter und Großmutter und arbeitet seit über 40 Jahren als freiberufliche Hebamme in der Schwangerenvorsorge, der Geburtshilfe und der Wochenbettbetreuung in Berlin. Vorher war sie beim WDR Hörfunk tätig und beschäftigte sich mit Frauengesundheit auch in der damals sogenannten »Dritten Welt«. Sie war Gründungsmitglied des ersten Geburtshausvereins in Deutschland. Seit 1983 arbeitete sie als Hebamme, auch in Südindien und im Sudan. Sie war Mitbegründerin eines Geburtshauses auf einem Berliner Klinikgelände als Kooperation von Ärztinnen und Ärzten sowie Hebammen. Für den Hebammenverband erstellte sie qualitätssichernde Empfehlungen für die Arbeit freiberuflicher Hebammen. Silvia Höfer hat viele medizinische Artikel verfasst, Vorträge gehalten und als Autorin zu Fach- und Lehrbüchern beigetragen. Sie schrieb Bestseller zu den Themen Schwangerschaft, Geburt und Elternzeit. Ihre Bücher wurden in viele Sprachen übersetzt. Mehr Infos unter: www.silviahoefer.de

Thomas Höfer ist Vater und Großvater und arbeitet seit über 40 Jahren als Toxikologe. In seiner Doktorarbeit beschäftigte er sich mit Spurenelementen in der Schwangerschaft. In den 1970er- und 1980er-Jahren war er Mitautor von Bestsellern zu Risiken der Atomenergie. Er arbeitete in verschiedenen Bundesbehörden, zuletzt im Bundesinstitut für Risikobewertung in leitender Position. Er wirkte an Hunderten wissenschaftlichen Stellungnahmen mit, ist Autor vieler Artikel in internationalen Zeitschriften zu Risiken von Chemikalien und zum Ersatz von Tierversuchen. Er war nationaler deutscher Koordinator zur Einführung neuer und der Modernisierung bestehender Testmethoden zur gesundheitlichen Bewertung chemischer Stoffe. Bei der Internationalen Seeschifffahrtsorganisation der

Vereinten Nationen entwarf er federführend die Leitlinien zur medizinischen Ersten Hilfe und Unfallbekämpfung bei Chemikalienunfällen. Auf seine Kompetenz griffen die Vereinten Nationen bei der Durchführung von Workshops in Afrika, Asien und Südamerika zurück. Thomas Höfer war bis 2020 einziges deutsches Mitglied der internationalen Expertengruppe der Vereinten Nationen zu wissenschaftlichen Aspekten des Meeresumweltschutzes GESAMP.

Quellennachweis

1   European Transport Safety Council (2003): Transport Safety Performance in the EU. A Statistical Overview. Brüssel.
2   Pinker S (2018). Aufklärung jetzt – für Vernunft, Wissenschaft, Humanismus und Fortschritt. S. Fischer Verlag, Frankfurt (Kapitel 4, Furcht vor dem Fortschritt, S. 59).
3   Smith R (2018): The Business of Academic Publishing: »A catastrophe«. The Lancet 392: 1186–1187; Till BM, Rudolfson N, Saluja L, Ljungman D, Shrime M (2019): Who is Pirating Medical Literature? A Bibliometric Review of 28 Million Sci-Hub Downloads. The Lancet 7: e30–e31.
4   Lesser LI, Ebbeling CB, Goozner M, Wypij D, Ludwig DS (2007): Relationship between Funding Source and Conclusion among Nutrition-Related Scientific Articles. PLOS Medicine 4(1): 41–46.
5   Fewtrell M, Wilson DC, Both I, Lucas A (2011): Six Months Exclusive Breast Feeding: How Good is the Evidence? British Medical Journal 342: c5955.
6   Bundesinstitut für Risikobewertung (BfR) (2015): Krankheitserreger in Lebensmitteln: Verbesserungen zum Schutz vor Campylobacter, EHEC und Listerien notwendig. BfR-Pressemitteilung 10/2015 v. 7.4.2015. Berlin.
7   Weil die wichtigsten Wirtstiere des Erregers Katzen sind, können er oder seine Wachstumsvorstufen auch über den Kontakt mit Katzenkot aufgenommen werden. Wenn Sie keine ausreichende Immunität besitzen, dürfen Sie daher als Katzenbesitzerin das Katzenklo nicht selbst reinigen. Können Sie den Toilettendienst nicht delegieren, benutzen Sie unbedingt Gummihandschuhe. Füttern Sie, wenn Sie eine Katze haben, diese nur mit Trocken- oder Dosenfutter und lassen Sie das Katzenklo von Ihrem Partner säubern.
8   Boutrif, E, Canet, C (1998): Mycotoxin Prevention and Control: FAO programmes. Revue de Médecine Véteterinaire 149(6): 681–694. Zitiert nach: Park DL, Njapau H, Boutrif E: Minimizing Risks Posed by Mycotoxins Utilizing the HACCP Concept. Abgerufen unter: www.fao.org/3/x2100t/x2100t08.htm
9   Kirmse M (2018): Brotschimmel in der Schwangerschaft. Abgerufen im April 2020 unter: www.wiado.de/wie -gefährlich-ist-brotschimmel/
10   Bundesinstitut für Risikobewertung (2019): Immer mehr Menschen sind wegen Schimmelpilzgiften in Lebensmitteln besorgt. Presserklärung 44/2019 v. 18.11.2019, in Verbindung mit: Bundesinstitut für Risikobewertung (2019): BfR-Verbrauchermonitor 08/2019. Berlin.
11   Grünewald M (1515): Isenheimer Altar, Seitenflügel.
12   Blount WP (1961): Turkey »X« Disease. Turkeys 9(7): 52–77.
13   International Agency for Research on Cancer (2002): Some Traditional Herbal Medicines, some Mycotoxins, Naphthalene and Styrene. IARC Monographs on the Evaluation of Carcinogenic Risks to Humans Vol. 82.
14   Khlangwiset P, Shephard GS, Wu F (2011): Aflatoxins and Growth Impairment: A Review. Critical Reviews in Toxicology 41(9): 740–755.
15   Lombard MJ (2014): Mycotoxin Exposure and Infant and Young Child Growth in Africa: What do We Know? Annals of Nutritional Metabolism 64(Suppl. 2): 42–52; Khlangwiset P, Shephard GS, Wu F (2011): Aflatoxins and Growth Impairment: A Review. Critical Reviews in Toxicology 41(9): 740–755.
16   Maleki F, Abdi S, Davodian E, Haghani K, Bakhtiyari S (2015): Exposure to Infants to Aflatoxin M1 from Mother's Breast Milk in Ilam, Western Iran. Osong Public Health Research Perspectives 6(5): 283–287.
17   Ostry V, Malir F, Toman J, Grosse Y (2017): Mycotoxins as Human Carcinogens – The IARC Monographs Classification. Mycotoxin Research 33: 65–73.
18   International Agency for Research on Cancer (1992): Some Naturally Occuring Substances: Food Items and Constituents, Heterocyclic Aromatic Amines and Mycotoxins. IARC Monographs on the Evaluation of Carcinogenic Risks to Humans Vol. 56.
19   Wild CP, Gong YY (2009): Mycotoxins and Human Disease: A Largely Ignored Global Health Issue. Carcinogenesis 31(1): 71–82.
20   Bryden WL (2007): Mycotoxins in the Food Chain: Human Health Implications. Asia Pacific Journal of Clinical Nutrition 16(Suppl. 1): 95–101.

21 Vorschriften, siehe: European Commission (2020): Food Mycotoxins Legislation. Abzurufen unter: https://ec.europa.eu/food/safety/chemical_safety/contaminants/catalogue/mycoto-xins_en; Bundesinstitut für Risikobewertung (2019): Rechtliche Regelungen zu Mykotoxinen in Lebens- und Futtermitteln. Abgerufen unter: www.bfr.bund.de/de/rechtliche_regelungen_zu_mykotoxinen_in_lebens_und_futtermitteln-8873.html

22 Bayerisches Landesamt für Gesundheit und Lebensmittelsicherheit (2019): Mykotoxine in Lebens-mitteln – Untersuchungsergebnisse 2018. Abgerufen unter: www.lgl.bayern.de/lebensmittel/chemie/schimmelpilzgifte/ue_2018_mykotoxine_in_lm.htm

23 Ministerium für Ländliche Entwicklung, Umwelt und Landwirtschaft (2014): Mykotoxine, Vor-kommen und Bekämpfungsstrategien in Brandenburg. Potsdam.

24 Niedersächsisches Landesamt für Verbraucherschutz und Lebensmittelsicherheit (2020): Myko-toxine. Abgerufen (im April 2020) unter: www.laves.niedersachsen.de/lebensmittel/rueckstaen-de_verunreinigungen/mykotoxine

25 Bundesamt für Verbraucherschutz und Lebensmittelsicherheit (2019): Berichte zur Lebensmittel-sicherheit 2018. BVL-Report 14.4. Berlin.

26 Weltgesundheitsorganisation (2018): Mycotoxins. How Can I Minimise the Risk from Mycotoxins? Abgerufen unter: www.who.int/news-room/fact-sheets/detail/mycotoxins

27 Bundesinstitut für Risikobewertung (2000): Belastung von Kleinkindernahrung mit Fusarinen-toxinen zu hoch! Presserklärung 12/2000 v. 6.7.2000. Berlin.

28 Kim Y, Ha EH, Park H, Ha M, Kim Y, Hong YC, Lee EJ, Kim H, Chang N, Kim BN (2018): Prenatal Mercury Exposure, Fish Intake and Neurocognitive Development during First Three Years of Life: Prospective Cohort Mothers and Children's Environmental Health (MOCEH) Study. Science of the Total Environment 615: 1192–1198; Jedrychowski W, Perera F, Jankowski J, Rauh V, Flak E, Caldwell KL, Jones RL, Pac A, Lisowska-Miszczyk I (2007): Fish Consumption in Pregnancy, Cord Blood Mercury Level and Cognitive and Psychomotor Development of Infants Followed over the First Three Years of Life. Krakow Epidemiologic Study. Environment International 33: 1057–1062.

29 Sakamoto M, Kubota M, Matsumoto SI, Nakano A, Akagi H (2002): Declining Risk of Methyl-mercury Exposure to Infants during Lactation. Environmental Research 90: 185–189.

30 Murcia M, Ballester F, Enning AM, Iniguez C, Valvi D, Basterrechea M, Rebagliato M, Vioque J, Maruri M, Tardon A, Riano-Galan I, Vrijheid M, Llop S (2016): Prenatal Mercury Exposure and Birth Outcomes. Environmental Research 151: 11–20; Bjørklund G, Chirumbolo S, Dadar M, Pivina L, Lindh U, Butnariu M, Aaseth J (2019): Mercury Exposure and its Effects on Fertility and Pregnancy Outcome. Basic Clinical Pharmocology and Toxicology 125: 317–327.

31 Sakamoto M, Kubota M, Matsumoto SI, Nakano A, Akagi H (2002): Declining Risk of Methyl-mercury Exposure to Infants During Lactation. Environmental Research 90: 185–189; Oskarson A, Schütz A, Skerfving S, Hallén IP, Ohlin B, Lagerkvist BJ (1996): Total and Inorganic Mercury in Breast Milk and Blood in Relation to Fish Consumption and Amalgam Fillings in Lactating Women. Archives of Environmental Health 51(3): 234–241.

32 Spiller P, Hibbeln JR, Myers G, Vannice G, Golding J, Crawford MA, Strain JJ, Connor SL, Brenna JT, Kris-Etherton P, Holub BJ, Harris WS, Lands B, McNamara RK, Tlusty MF, Salem Jr. N, Carson SE (2019): An Abundance of Seafood Consumption Studies Presents New Opportunities to Evaluate Effects on Neurocognitive Development. Prostaglandins, Leukotrienes and Essential Fatty Acids 151: 8–13.

33 Europäische Behörde für Lebensmittelsicherheit (2004): EFSA legt Risikobewertung von Queck-silber in Fisch vor: Vorsorgliche Empfehlung für besonders gefährdete Bevölkerungsgruppen. Pressemitteilung v. 18.3.2004. Parma; Bundesinstitut für gesundheitlichen Verbraucherschutz und Veterinärmedizin (1999): BgVV empfiehlt während der Schwangerschaft und Stillzeit, den Verzehr bestimmter Fischarten einzuschränken. Presseinformation Nr. 07/1999 v. 6.5.1999, Ber-lin; U.S. Food & Drug Administration, Advice about Eating Fish for Women Who are or Might become Pregnant, Breastfeeding Mothers, and Young Children. Advice July 2019, Washington D.C. Abgerufen unter: www.fda.gov/media/102331/download

34 U.S. Food & Drug Administration (2019): Questions & Answers from FDA/EPA Advice about Eating Fish for Women Who are or Might Become Pregnant, Breastfeeding Mothers, and Young Children. Washington DC. Abgerufen unter: www.fda.gov/food/consumers/questions-answers-fdaepa-advice-about-eating-fish-women-who-are-or-might-become-pregnant; U.S. Food & Drug Administration, Advice about Eating Fish for Women Who Are or Might Become Pregnant, Breastfeeding Mothers, and Young Children. Washington D.C. Abgerufen unter: www.fda.gov/media/102331/download

35 Kruse R, Bartelt E (2008): Exposition mit Quecksilber durch Fischverzehr. Umweltforschungsplan des Bundesministeriums für Umwelt, Naturschutz und Reaktorsicherheit, Forschungskennzahl 705612416.

36 Bundesinstitut für Risikobewertung (2018): Europäische Behörde für Lebensmittelsicherheit (EFSA) schlägt neuen gesundheitlichen Richtwert für Dioxine und dioxinähnliche polychlorierte Biphenyle vor. Mitteilung Nr. 036/2018 v. 20.11.2018, Berlin.

37 Bundesinstitut für Risikobewertung (2006): EU-Höchstgehalte für Dioxine und dioxinähnliche PCB in Fisch schützen Vielverzehrer von fetthaltigem Fisch nicht immer ausreichend. Gesundheitliche Stellungnahme Nr. 041/2006 des BfR v. 1.6.2006, Berlin.

38 Mahaffey KR, Sunderland EM, Chan HM, Choi AL, Grandjean P, Marien K, Oken E, Sakamoto M, Schoeny R, Weihe P, Yan CH, Yasutake A (2011): Balancing the Benefits of n-3 Polyunsaturated Fatty Acids and the Risks of Methylmercury Exposure from Fish Consumption. Nutrition Reviews 69(9): 493–508; Wenstrom KD (2014): The FDA's New Advice on Fish: It's Complicated. American Journal of Obstetrics & Gynecology 211(5): 475–478.

39 Mozaffarian D, Rimm EB (2006): Fish Intake, Contaminants, and Human Health, Evaluating the Risks and the Benefits. Journal of the American Medical Association 296(15): 1885–1899.

40 Thurstan RH, Roberts CM (2014): The Past and Future of Fish Consumption: Can Supplies Meet Healthy Eating Recommendations? Marine Pollution Bulletin 89: 5–11.

41 Bundesinstitut für Risikobewertung (2011): Fragen und Antworten zum Verzehr von Wild, das mit bleihaltiger Munition geschossen wurde. FAQ des BfR v. 19.9.2011. Abgerufen unter: www.bfr.bund.de

42 Bundesinstitut für Risikobewertung (2010): Bleibelastung von Wildbret durch Verwendung von Bleimunition bei der Jagd. Stellungnahme Nr. 040/2011 v. 3.12.2010, Berlin.

43 Mew EJ, Padmanathan P, Konradsen F, Eddleston M, Chang SS, Phillips MR, Gunnell D (2017): The Global Burden of Fatal Self-Poisoning with Pesticides 2006–15. A Systematic Review. Journal of Affective Disorders 219: 93–104; Karunarathne A, Gunnell D, Konradsen F, Eddleston M (2020): How any Premature Deaths from Pesticide Suicide Have Occurred since the Agricultural Green Revolution? Clinical Toxicology 58(4): 227–232.

44 Burke RD, Todd SW, Lumsden E, Mullins RJ, Mamczarz J, Fawcett WP, Gullapalli RP, Randall WR, Pereira EFR, Albuquerque EX (2017): Developmental Neurotoxicity of the Organophosphorus Insecticide Chlorpyrifos: From Clinical Findings to Preclinical Models and Potential Mechanisms. Journal of Neurochemistry 142(Suppl. 2): 162–177.

45 Rauh VA, Perera FP, Horton MK, Whyatt RM, Bansal R, Hao X, Liu J, Barr DB, Slotkin TA, Pereson BS (2012): Brain Anomalies in Children Exposed Prenatally to a Common Organophosphate Pesticide. Proceedings of the National Academy of Sciences of the United States of America 109(20): 7871–7876.

46 European Parliament Research Service (2016): Human Health Implications of Organic Food and Organic Agriculture. Brüssel.

47 European Food Safety Authority (2019): Statement on the Available Outcomes of the Human Health Assessment in the Context of the Pesticides Peer Review of the Active Substance Chorpyrifos. EFSA Journal 17(8): 5809.

48 Mie A, Rudén C, Grandjean P (2018): Safety of Safety Evaluation of Pesticides: Developmental Neurotoxicity of Chlorpyrifos and Chlorpyrifos-Methyl. Environmental Health 17: 22.

49 European Parliament Research Service (2016): Human Health Implications of Organic Food and Organic Agriculture. Brüssel.

50 Ebd.

51 Mie A, Rudén C, Grandjean P (2018): Safety of Safety Evaluation of Pesticides: Developmental Neurotoxicity of Chlorpyrifos and Chlorpyrifos-Methyl. Environmental Health 17: 22.

52 Ebd.

53 Munoz-Quezada MT, Lucero BA, Iglesias VP, Munoz MP, Cornejo CA, Achu E, Baumert B, Hanchey A, Concha C, Brito AM, Villalobos M (2016): Chronic Exposure to Organophosphate (OP) Pesticides and Neuropsychological Functioning in Farm Workers: A Review. International Journal of Occupational and Environmental Health 22(1): 68–79.

54 Idel A, Beste A (2018): Vom Mythos der klimasmarten Landwirtschaft – oder warum weniger vom Schlechten nicht gut ist. Hrsg. Die Grünen / Europäische Freie Allianz im Europäischen Parlament.

55 Reinhardt G (2014): Die Bedeutung von Transporten für die Nachhaltigkeit von Lebensmitteln. 20. Sommerakademie »Nachhaltige Landwirtschaft – vom Leitbild zum konkreten Handeln.« 30. Juni – 3. Juli 2014. IFEU, Heidelberg.

56 Eichler S (2018): Das ist doch noch gut! Forschungsfelder 3: 12–15.

57 Reinhardt G (2014): Die Bedeutung von Transporten für die Nachhaltigkeit von Lebensmitteln. 20. Sommerakademie »Nachhaltige Landwirtschaft – vom Leitbild zum konkreten Handeln.« 30. Juni – 3. Juli 2014. IFEU, Heidelberg.

58 Carvalho NF, Kenney RD, Carrington PH, Hall DE (2001): Severe Nutritional Deficiencies Resulting From Health Food Milk Alternatives. Pediatrics 107: e46.

59 Le Louer B, Lemale J, Garcette K, Orzechowski C, Chalvon A, Girardet JP, Tounian P (2014): Severe Nutritional Deficiencies in Young Infants with Inappropriate Plant Milk Consumption. Archives de Pédiatrie 21: 483–488; Vitoria I (2017): The Nutritional Limitations of Plant-Based Beverages in Infancy and Childhood. Nutrición Hospitalaria 34(5): 1205–1214.

60 Verduci E, D'Elios S, Cerrato L, Comberiati P, Calvani M, Palazzo S, Martelli A, Landi M, Trikamjee T, Peroni DG (2019): Cow's Milk Substitutes for Children: Nutritional Aspects of Milk from Different Mammalian Species, Special Formula and Plant-Based Beverages. Nutrients 11: 1739; Vanga SK, Raghavan V (2018): How Well Do Plant Based Alternatives Fare Nutritionally Compared to Cow's Milk? Journal of Food Science and Technology 55(1): 10–20.

61 Vitoria I (2017): The Nutritional Limitations of Plant-Based Beverages in Infancy and Childhood. Nutrición Hospitalaria 34(5): 1205–1214.

62 Scholz-Ahrens KE, Ahrends, Barth CA (2020): Nutritional and Health Attributes of Milk and Milk Imitations. European Journal of Nutrition 59(1): 19–34.

63 Schröter A (2020): Die Bessermilch. Zeit Online. 10.2.2020. Abgerufen am 10.1.2020 unter: www.zeit.de.

64 Willett WC, Ludwig DS (2020): Milk and Health. New England Journal of Medicine 382: 644–654.

65 Bundesanstalt für Landwirtschaft und Ernährung (2019): Milchviehhaltung in Deutschland. Abgerufen am 10.1.2020 unter: www.praxis-agrar.de

66 Hörz M (2019): Masse statt Klasse in deutschen Ställen. Süddeutsche Zeitung online v. 7.12.2019. Abgerufen am 10.1.2020 unter www.sueddeutsche.de

67 Bundesanstalt für Landwirtschaft und Ernährung (2019): Milchviehhaltung in Deutschland. Abgerufen am 10.1.2020 unter: www.praxis-agrar.de

68 Cameron L, Chagunda mgG, Roberts DJ, Lee MA (2018): A Comparison of Milk Yields and Methane Production from Three Contrasting High-yielding Dairy Cattle Feeding Regimes: Cut-and-carry, Partial Grazing and Total Mixed Ration. Grass Forage Science 73(3): 1–9; Schils R, Philipsen B, Hoekstra N, Holshof G, Zom R, Hoving I, van Reenen K, Stienezen M, Klootwijk C, van der Werf J, Sebek L, van Eekeren N, van Dixhoorn I, van den Pol-van Dasselaar A (2019): Amazing Grazing: A Public and Private Partnership to Stimulate Grazing Practices in Intensive Dairy Systems. Sustainability 11: 5868.

69 Bundesanstalt für Landwirtschaft und Ernährung (2019): Milchviehhaltung in Deutschland. Abgerufen am 10.1.2020 unter: www.praxis-agrar.de; Schils R, Philipsen B, Hoekstra N, Holshof G, Zom R, Hoving I, van Reenen K, Stienezen M, Klootwijk C, van der Werf J, Sebek L, van Eekeren N, van Dixhoorn I, van den Pol-van Dasselaar A (2019): Amazing Grazing: A Public and Private Partnership to Stimulate Grazing Practices in Intensive Dairy Systems. Sustainability 11: 5868.

70 European Parliament Research Service (2016): Human Health Implications of Organic Food and Organic Agriculture. Brüssel.

71 Bundeszentrum für Ernährung (2020): Bio-Lebensmittel. Abgerufen unter: www.bzfe.de/inhalt/bio-lebensmittel-32089.html www.bzfe.de/inhalt/bio-lebensmittel-32089.html

72 Ebd.; Mie A, Andersen HR, Gunnarsson S, Kahl J, Kesse-Guyot E, Rembialkowsa E, Quaglio G, Grandjean P (2017): Human Health Implications of Organic Food and Organic Agriculture: A Comprehensive Review. Environmental Health 16: 111; Smith-Spangler C, Brandeau ML, Hunter GE, Bavinger C, Pearson M, Eschbach PJ, Sundaram V, Liu H, Schirmer P, Stave C, Olkin I, Bravata DM (2012): Are Organic Foods Safer or Healthier Than Conventional Alternatives? A Systematic Review. Annals of Internal Medicine 157: 348–366.

73 Bundeszentrum für Ernährung (2020): Bio-Lebensmittel. Abgerufen unter: www.bzfe.de/inhalt/bio-lebensmittel-32089.html

74 Nach Daten des Bundes Ökologische Lebensmittelwirtschaft (BÖLW), Berlin, www.boelw.de, Copyright © 2004–2018, BÖLW

75 Nelson ME, Hamm MW, Hu FB, Abrams SA, Griffinn TS (2016): Alignment of Healthy Dietary Patterns and Environmental Sustainability: A Systematic Review. Advances in Nutrition 7: 1005–1025; Willett W, Rockström J, Loken B, Springmann M, Lang T, Vermeulen S, Garnett T, Tilman D, DeClerck F, Wood A, Jonell M, Clark M, Gordon LJ, Fanzo J, Hawkes C, Zurayk R, Rivera JA, De Vries W, Sibanda LM, Afshin A, Chaudhary A, Herrero M, Agustina R, Branca F, Lartey A, Fan S, Crona B, Fox E, Bignet V, Troell M, Lindahl T, Singh S, Cornell SE, Reddy KS, Narain S, Nishtar S, Murray CJL (2019): Food in the Anthropocene: The EAT-Lancet Commission on Healthy Diets from Sustainable Food Systems. The Lancet 393: 447–492.

76 Dinu M, Abbate R, Gensini GF, Casini A, Sofi F (2017): Vegetarian, Vegan Diets and Multiple Health Outcomes: A Systematic Review with Meta-analysis of Observational Studies. Critical Reviews in Food Science and Nutrition 57(17): 3640–3649.

77   Proveg (2019): Anzahl der Veganer und Vegetarier in Deutschland. Abgerufen unter: www.vebu.de

78   American Dietetic Association (2009): Vegetarian Diets. Position of the American Dietetic Association. Journal of the American Dietetic Association 109(7): 1266–1282.

79   Proveg (2019): Anzahl der Veganer und Vegetarier in Deutschland. Abgerufen am 10.1.2020 unter: www.vebu.de; Mensing GBM, Lage Barbosa C, Brettschneider AK (2016): Verbreitung der vegetarischen Ernährungsweise in Deutschland. Journal of Health Monitoring 1(2): 2–15.

80   Witham K (2019): Deutschland liegt international auf Platz 1 der veganen Produkteinführungen 2017/2018. Zitiert nach Vegconomist, 30.7.2019. Abgerufen am 10.1.2020 unter: www.vegconomist.de.

81   Bundesinstitut für Risikobewertung (2017): Vegane Ernährung als Lebensstil: Motive und Praktizierung. BfR Wissenschaft 05/2017.

82   Schwan B (2018): Statistik der Woche: Essen ohne Tier. Technology Review. Abgerufen unter: www.heise.de.

83   Bundesinstitut für Risikobewertung (2017): Vegane Ernährung als Lebensstil: Motive und Praktizierung. BfR Wissenschaft 05/2017.

84   Ebd.

85   Dinu M, Abbate R, Gensini GF, Casini A, Sofi F (2017): Vegetarian, Vegan Diets and Multiple Health Outcomes: A Systematic Review with Meta-analysis of Observational Studies. Critical Reviews in Food Science and Nutrition 57(17): 3640–3649; American Dietetic Association (2009): Vegetarian Diets. Position of the American Dietetic Association. Journal of the American Dietetic Association 109(7): 1266–1282.

86   Yokoyama Y, Levin SM, Barnard ND (2017): Association between Plant-based Diets and Plasma Lipids: A Systematic Review and Meta-analysis. Nutrition Review 75(9): 683–698.

87   American Dietetic Association (2009): Vegetarian Diets. Position of the American Dietetic Association. Journal of the American Dietetic Association 109(7): 1266–1282; Benatar JR, Stewart RAH (2018): Cardiometabolic Risk Factors in Vegans: A Meta-analysis of Observational Studies. PLOS One, 20.12.

88   Chiu THT, Pan WH, Lin MN, Lin CL (2018): Vegetarian Diet, Change in Dietary Patterns, and Diabetes Risk: A Prospective Study. Nutrition and Diabetes 8: 12.

89   Sobiecki JG (2017): Vegetarianism and Colorectal Cancer Risk in a Low-selenium Environment: Effect Modification by Selenium Status? A Possible Factor Contributing to the Null Results in British Vegetarians. European Journal of Nutrition 56: 1819–1823.

90   Dinu M, Abbate R, Gensini GF, Casini A, Sofi F (2017): Vegetarian, Vegan Diets and Multiple Health Outcomes: A Systematic Review with Meta-analysis of Observational Studies. Critical Reviews in Food Science and Nutrition 57(17): 3640–3649; American Dietetic Association (2009): Vegetarian Diets. Position of the American Dietetic Association. Journal of the American Dietetic Association 109(7): 1266–1282.

91   Iguacel I, Miguel-Berges ML, Gomez-Bruton A, Moreno LA, Julian C (2019): Veganism, Vegetarianism, Bone Mineral Density, and Fracture Risk: A Systematic Review and Meta-analysis. Nutrition Review 77(1): 1–18.

92   Tan C, Zhao Y, Wang S (2019): Is a Vegetarian Diet Safe to Follow Dduring Pregnancy? A Systematic Review and Meta-analysis of Observational Studies. Critical Reviews in Food Science and Nutrition 59(16): 2586–2596.

93   Elisabetta Andreis (2016): Il bimbo vegano diventa un caso: ha un anno e pesa come un neonato. Corriere delle Serra, 8.7.

94   O.A. (2004): Bewährungsstrafen für Veganer-Eltern. Spiegel Online, 17.11.

95   American Dietetic Association (2009): Vegetarian Diets. Position of the American Dietetic Association. Journal of the American Dietetic Association 109(7): 1266–1282.

96   Phillips F (2005): Vegetarian Nutrition. Nutrition Bulletin 30: 132–167.

97   Richter M, Boeing H, Grünewald-Funk D, Heseker H, Kroke A, Leschik-Bonnet E, Oberritter H, Strohm D, Watzl B for the German Nutrition Society, DGE (2016): Vegan Diet. Position of the German Nutrition Society (DGE). Ernährungsumschau 63(04): 92–102.

98   Koletzko B, Bauer CP, Bung P, Cremer M, Flothkötter M, Hellmers C, Kersting M, Krawinkel M, Przyrembel H, Rasenack R, Schäfer T, Vetter K, Wahn U, Weissenborn A, Wöckel A (2014): German National Consensus Recommendations on Nutrition and Lifestyle in Pregnancy by the »Healthy Start – Young Families Network«. Annals of Nutrition and Metabolism 63: 311–322.

99   Richter M, Boeing H, Grünewald-Funk D, Heseker H, Kroke A, Leschik-Bonnet E, Oberritter H, Strohm D, Watzl B for the German Nutrition Society, DGE (2016): Vegan Diet. Position of the German Nutrition Society (DGE). Ernährungsumschau 63(04): 92–102.

Quellennachweis   **273**

100 Koletzko B, Bauer CP, Bung P, Cremer M, Flothkötter M, Hellmers C, Kersting M, Krawinkel M, Przyrembel H, Rasenack R, Schäfer T, Vetter K, Wahn U, Weissenborn A, Wöckel A (2014): German National Consensus Recommendations on Nutrition and Lifestyle in Pregnancy by the »Healthy Start – Young Families Network«. Annals of Nutrition and Metabolism 63: 311–322; Melina V, Craig W, Levin S (2016): Position of the Academy of Nutrition and Dietetics: Vegetarian Diets. Journal of the Academy of Nutrition and Dietetics 116(12): 1970–1980.

101 Sebastiani G, Barbero AH, Borrás-Novell C, Casanova MA, Aldecoa-Bilbao V, Andreu-Fernández V, Tutasaus MP, Martínez SF, Gómez Roig MD, García-Algar O (2019): The Effects of Vegetarian and Vegan Diet during Pregnancy on the Health of Mothers and Offspring. Nutrients 11: 557.

102 Rudloff S, Bührer C, Jochum F, Kauth T, Kersting M, Körner A, Koletzko B, Mihatsch W, Prell C, Reinehr T, Zimmer KP, Ernährungskommission der deutschen Gesellschaft für Kinder- und Jugendmedizin (2018): Vegetarische Kostformen im Kindes- und Jugendalter. Monatsschrift für Kinderheilkunde 166(11): 999–1005.

103 Melina V, Craig W, Levin S (2016): Position of the Academy of Nutrition and Dietetics: Vegetarian Diets. Journal of the Academy of Nutrition and Dietetics 116(12): 1970–1980.

104 Hercegefi C (2019): Vegane Ernährung bei Kindern. Erfahrungsheilkunde 68(6): 329–336.

105 World Health Organization (2020): Infant and Young Child Feeding – Key Facts. April 2020. Abgerufen unter: www.who.int/news-room/fact-sheets/detail/infant-and-young-child-feeding

106 Victoria CG, Bahl R, Barros AJD, França GVA, Horton S, Krasevec J, Murch S, Sankar MJ, Walker N, Rollins NC for the Lancet Breastfeeding Group (2016): Breastfeeding in the 21st Century: Epidemiology, Mechanisms, and Lifelong effect. The Lancet 387: 475–490.

107 Ip S, Chung M, Raman G, Chew P, Magula N, DeVine D, Trikalinos T, Lau J (2007): Breastfeeding and Maternal and Infant Health Outcomes in Developed Countries. Evidence Report/Technology Assessment Number 153. AHRQ Publication No. 07-E007. Rockville, USA; Victoria CG, Bahl R, Barros AJD, França GVA, Horton S, Krasevec J, Murch S, Sankar MJ, Walker N, Rollins NC for the Lancet Breastfeeding Group (2016): Breastfeeding in the 21st Century: Epidemiology, Mechanisms, and Lifelong Effect. The Lancet 387: 475–490.

108 Max Roser (2019) – »Child Mortality«. Published online at OurWorldInData.org. Abgerufen unter: https://ourworldindata.org/maternal-mortality (Collaborative Effort between Researchers of the Oxford Martin Programme on Global Development and the Non-Profit Organization Global Change Data Lab).

109 World Health Organization (2002): The Optimal Duration of Exclusive Breastfeeding – A Systematic Review. Genf.

110 World Health Organization (2002): The Optimal Duration of Exclusive Breastfeeding – Report of an Expert Consultation 28–30 March 2001. Genf.

111 Ebd.

112 Kramer, MS, Kakuma R (2002): Optimal Duration of Exclusive Breastfeeding. Cochrane Database of Systematic Reviews 2002, Issue 1, Art. No. CD003517.

113 Kramer MS, Kakuma R (2012): Optimal Duration of Exclusive Breastfeeding. Cochrane Database of Systematic Reviews 2012, Issue 8, Art. No. CD003517.

114 Pérez-Escamilla R, Buccini GS, Segura-Pérez S, Piwoz E (2019): Perspective: Should Exclusive Breastfeeding Still Be Recommended for 6 Months? Advances of Nutrition 10(6): 931–943.

115 Koletzko B, Brönstrup A, Cremer M, Flothkötter M, Hellmers C, Kersting M, Krawinkel M, Przyrembel H, Schäfer T, Vetter K, Wahn U, Weißenborn A (2010): Säuglingsernährung und Ernährung der stillenden Mutter. Monatsschrift für Kinderheilkunde 158: 679–689.

116 aid infodienst Ernährung, Landwirtschaft, Verbraucherschutz e.V. (2010): Das beste Essen für Babys. AID Infodienst Ernährung, Landwirtschaft, Verbraucherschutz 329/2010. Bonn (www.aid.de).

117 Prell C, Koletzko B (2016): Stillen und Beikost – Empfehlungen für die Säuglingsernährung. Deutsches Ärzteblatt 113(25): 435–445.

118 Wingender C (2010): Vier Monate ausschließlich Stillen genügt. In: Gesund durch, 20.10.2010, www.gesund-durch.de/gesundhei_a-z/meldungen/15742/vier-monate-ausschliesslich-stillen-genuegt

119 Deutsche Gesellschaft für Gynäkologie und Geburtshilfe (2010): Neue Empfehlungen zum Stillen: Vier Monate sind ausreichend. Frauenärzte im Netz, 4.11.2010, www.frauenaerzte-im-netz.de/de_news_652_1_983.html

120 Fewtrell M, Wilson DC, Both I, Lucas A (2011): Six Months Exclusive Breast Feeding: How Good Is the Evidence? British Medical Journal 342: c5955.

121 Müller-Lissner A (2011): Zu Tisch – Widerspruch gegen WHO: Babys sollen früher Brei bekommen. Der Tagesspiegel Nr. 20860 v. 17.1.2011.

122 Briseno C (2011): Experten streiten über Stillzeit. Spiegel Online v. 14.1.2011, 18:23. Abgerufen unter www.spiegel.de.

274

123   Bostock CV (2011): Media Coverage. Rapid Response. British Medical Journal, 21 January 2011. Abgerufen unter: hwww.bmj.com/rapid-response/2011/11/03/media-coverage

124   British Broadcasting Corporation (2011): Weaning before Six Months »May Help Breastfed Babies«. BBC News Health 14 January, last updated 00:03 GMT. Abgerufen unter: www.bbc.co.uk/news/health-12180052

125   UNICEF (2011): UNICEF UK Response to Media Reports Questioning the Recommendation to Introduce Solid Food to Babies at 6 Months. Statement 14 January 2011. Abgerufen unter: www.babyfriendly.org.uk

126   Ntouva A, Emmett DP, MacAdam A, Rabe H, Ranganathan S, Williams C, Rogers I (2011): Very Low Dietary Iron Intakes but Normal Haemoglobin Levels at 8 Months among Fully Breastfed Infants Starting Solids at around 6 Months. Rapid Response. British Medical Journal, Rapid Response, 31.1.2011. Abgerufen unter: https://www.bmj.com/rapid-response/2011/11/03/very-low-dietary-iron-intakes-normal-haemoglobin-levels-8-months-among-ful; Renfrew MJ (2011): Misleading Opinion. British Medical Journal, Rapid Response,19.1.2011. Abgerufen unter: https://www.bmj.com/rapid-response/2011/11/03/misleading-opinion

127   Burbidge AD (2011): La Leche Lague GB's Response to the Article Reported in the British Medical Journal, January 2011, Questioning the Recommendation to Introduce Solid Food to Babies at 6 Months. British Medical Journal, 27.1.2011. Abgerufen unter: www.bmj.com/content/bmj.c5955.full/reply#bmj_el_249716

128   Williams AF (2011): Seeing the Bigger Picture: Evidence to Policy to Practise. Rapid Response. British Medical Journal, 21.1.2011. Abgerufen unter: www.bmj.com/rapid-response/2011/11/03/seeing-bigger-picture-evidence-policy-practice

129   World Health Organization (WHO) (2011): Exclusive Breastfeeding for Six Months Best for Babies Everywhere. Statement 15.1.2011. Genf. Abgerufen unter: www.who.int/mediacentre/new/statements/2011/breastfeeding_20110115/en/index.html

130   American Academy of Pediatrics, Section on Breastfeeding (AAP) (2012): Breastfeeding and the Use of Human Milk. Pediatrics 129(3): e827–e841.

131   Health Canada (2012): Nutrition for Healthy Term Infants: Recommendations From Birth to Six Months. Canadian Journal Dietetic Practice and Research 73(4): 204; auch unter www.hc-sc.gc.ca/fn-an/nutrition/infant-nourisson/index-eng.php

132   Hörnell A, Lagström H, Lande B, Thorsdottir I (2013): Breastfeeding, Introduction of Other Foods and Effects on Health: A Systematic Literature Review for the Nordic Nutrition Recommendations. Food Nutrition Research 57: 20823.

133   World Health Organization (2013): Infant and Young Child Feeding. Fact Sheet No. 342. Genf.

134   Horta BL, Victoria CG (2013): Long-term Effects of Breastfeeding. A Systematic Review. Hrsg. v. der WHO. Genf.

135   Martyn C (2011): Lactation Wars. British Medical Journal 342: d835.

136   Prescott SL, Smith P, Tang M, Palmer DJ, Sinn J, Huntley SJ, Cormack B, Heine RG, Gibsons RA, Makrides M (2008): The Importance of Early Complementary Feeding in the Development of Oral Intolerance: Concerns and Controversies. Pediatric Allergy and Immunology 19(5): 375–380.

137   Jennings S, Prescott SL (2010): Early Dietary Exposures and Feeding Practices: Role in Pathogenesis and Prevention of Allergic Disease? Postgraduate Medical Journal 86(1012): 94–99.

138   Smith R (2005): Investigating the Previous Studies of a Fraudulent Author. British Medical Journal 331: 288–291.

139   Calderon MA, Demoly P, van Wijk RG, Bousquet J, Sheikh A, Frew A, Scadding G, Bachert C, Malling HJ, Valenta R, Bilo B, Nieto A, Akdis C, Just J, Vidal C, Varga EM, Alvarez-Cuesta E, Bohle B, Bufe A, Canonica WG, Cardona V, Dahl R, Didier A, Durham SR, Eng P, Fernandez-Rivas M, Jacobsen L, Jutel M, Kleine-Tebbe J, Klimek L, Lötvall J, Moreno C, Mosges R, Muraro A, Niggemann B, Pajno G, Passalacqua G, Pfaar O, Senna G, Senti G, Valovirta E, van Hage M, Virchow JC, Wahn U, Papadopoulos N (2012): EAACI: A European Declaration on Immunotherapy. Designing the Future of Allergen Specific Immunotherapy. Clinical and Translational Allergy 2: 20.

140   Greer FR, Sicherer SH, Burks AW, Committee on Nutrition, Section on Allergy and Immunology (2019): The Effects of Early Nutritional Interventions on the Development of Atopic Disease in Infants and Children: The Role of Maternal Dietary Restriction, Breastfeeding, Hydrolyzed Formulas, and Timing of Introduction of Allergenic Complementary Foods. Pediatrics 143(4): e20190281; Güngör D, Nadaud P, LaPergola CC, Dreibelbis C, Wong YP, Terry N, Abrams SA, Beker L, Jacobovits T, Järvinen KM, Nommsen-Rivers LA, O`Brien KO, Oken E, Pérez-Escamilla R, Ziegler EE, Spahn JM (2019): Infant Milk-feeding Practices and Food Allergies, Allergic Rhinitis, Atopic Dermatitis, and Asthma throughout the Life Span: A systematic review. The American Journal of Clinical Nutrition 109(Suppl): 772S–799S.

Quellennachweis

141 Jeurink PV, Knipping K, Wiens F, Baranska, Stahl B, Garssen J, Krolak-Olejnik (2017): Importance of Maternal Diet in the Training of the Infant's Immune System during Gestation and Lactation. Critical Reviews in Food Science 59(8): 1311–1319; Järvinen KM, Martin H, Oyoshi MK (2019): Immunomodulatory Effects of Breast Milk on Food Allergy. Annals of Allergy, Asthma and Immunology 123: 133–142.

142 Jeurink PV, Knipping K, Wiens F, Baranska, Stahl B, Garssen J, Krolak-Olejnik (2017): Importance of Maternal Diet in the Training of the Infant's Immune System during Gestation and Lactation. Critical Reviews in Food Science 59(8): 1311–1319.

143 Järvinen KM, Martin H, Oyoshi MK (2019): Immunomodulatory Effects of Breast Milk on Food Allergy. Annals of Allergy, Asthma and Immunology 123: 133–142.

144 Muche-Borowski C, Kopp M, Reese I, Sitter H, Werfel T, Schäfer T (2009): S3-Leitlinie Allergieprävention – update 2009. Deutsche Gesellschaft für Pädiatrische Allergologie und Umweltmedizin; Deutsche Gesellschaft für Ernährung (2008): Prävention der Zöliakie und frühkindliche Ernährung. DGEinfo 06/2008 – Beratungspraxis. Bonn.

145 Aurichio S, Follo D, de Ritis G, Giunta A, Marzorati D, Prampolini L, Ansaldi N, Levi P, Dall`Olio D, Bossi A, Cortinovis I, Marubini E (1983): Does Breast Feeding Protect Against the Development of Clinical Symptoms of Celiac Disease in Children? Journal of Pediatric Gastroenterology and Nutrition 2: 428–433; Greco L, Auricchio S, Mayer M, Grimaldi M (1988): Case Control Study on Nutritional Risk Factors in Celiac Disease. Journal of Pediatric Gastroenterology and Nutrition 7: 395–399.

146 Akobeng AK, Ramanan AV, Buchan I, Heller RF (2005): Effect of Breast Feeding on Risk of Coeliac Disease: A Systematic Review and Meta-analysis of Observational Studies. Archives of Disease in Childhood 91(1): 39–43.

147 Vriezinga SL, Auricchio R, Bravi E, Castillejo G, Chmielewska A, Crespo Escobar P, Kolacek S, Koletzko S, Korponay-Szabo IR, Mummert E, Polanco I, Putter H, Ribes-Koninckx, Shamir R, Szajewska H, Werkstetter K, Greco L, Gyimesi J, Hartmann C, Hogen Esch C, Hopman, Ivarsson, Koltai T, Koning F, Martinez-Ojinaga, te Marvelde C, Mocic Pavic A, Romanaos J, Stoopman E, Villanacci V, Wijmenga C, Troncone R, Mearin ML (2014): Randomized Feeding Intervention in Infants at High Risk for Celiac Disease. New England Journal of Medicine 371: 1304–1315.

148 Osborn DA, Sinn JKH, Jones LJ (2018): Infant Formulas Containing Hydrolysed Protein for Prevention of Allergic Disease. Cochrane Database of Systematic Review, 19 Oct 2018, CD003664 pub6; Greer FR, Sicherer SH, Burks AW, Committee on Nutrition, Section on Allergy and Immunology (2019): The Effects of Early Nutritional Interventions on the Development of Atopic Disease in Infants and Children: The Role of Maternal Dietary Restriction, Breastfeeding, Hydrolyzed Formulas, and Timing of Introduction of Allergenic Complementary Foods. Pediatrics 143(4): e20190281.

149 Fewtrell M, Wilson DC, Both I, Lucas A (2011): Six Months Exclusive Breast Feeding: How Good Is the Evidence? British Medical Journal 342: c5955.

150 World Health Organization (2011): Exclusive Breastfeeding for Six Months Best for Babies Everywhere. Statement 15 January 2011. Genf. Abgerufen unter: www.who.int/mediacentre/new/statements/2011/breastfeeding_20110115/en/index.html

151 Williams AF (2011): Seeing the Bigger picture: Evidence to Policy to Practise. British Medical Journal, Rapid Response, 21.1.2011. Abgerufen unter: www.bmj.com/rapid-response/2011/11/03/seeing-bigger-picture-evidence-policy-practice

152 Ntouva A, Emmett DP, MacAdam A, Rabe H, Ranganathan S, Williams C, Rogers I (2011): Very Low Dietary Iron Intakes but Normal Haemoglobin Levels at 8 Months among Fully Breastfed Infants Starting Solids at around 6 Months. British Medical Journal, Rapid Response, 31.1.2011. Abgerufen unter: www.bmj.com/rapid-response/2011/11/03/very-low-dietary-iron-intakes-normal-haemoglobin-levels-8-months-among-ful; Williams AF (2011): Seeing the Bigger Picture: Evidence to Policy to Practise. Rapid Response. British Medical Journal, 21.1.2011. Abgerufen unter: www.bmj.com/rapid-response/2011/11/03/seeing-bigger-picture-evidence-policy-practice; Jacobs A (2011): Poor Evidence for Risk of Anaemia. British Medical Journal, Rapid Response, 20.1.2011. Abgerufen unter: https://www.bmj.com/rapid-response/2011/11/03/poor-evidence-risk-anaemia

153 Burbidge AD (2011): La Leche League GB's Response to the Article Reported in the British Medical Journal, January 2011, Questioning the Recommendation to Introduce Solid Food to Babies at 6 Months. British Medical Journal, 27.1.2011. Abgerufen unter: www.bmj.com/rapid-response/2011/11/03/la-leche-league-gbs-response-article-reported-british-medical-journal-janu

154 Minchin MK (2011): Why Revert to 4 Months?. British Medical Journal, Rapid Response, 18.1.2011. Abgerufen unter: www.bmj.com/rapid-response/2011/11/03/why-revert-4-months

155 World Health Organization (2014): Guideline: Delayed umbilical cord clamping for improved maternal and infant health and nutrition outcomes. Genf. 29 Seiten; Pérez-Escamilla R, Buccini GS, Segura-Pérez S, Piwoz E (2019): Perspective: Should Exclusive Breastfeeding Still Be Recommended for 6 Months? Advances of Nutrition 10(6): 931–943.

156 Abraham K (2017): Risks of Dioxins Resulting from High Exposure via Breast-Feeding? Archives of Toxicology 91: 2703–2704.

157 Wilhelm M, Wittsiepe J, Lemm F, Ranft U, Krämer U, Fürst P, Röseler SC, Greshake M, Imöhl M, Eberwein G, Rauchfuss K, Kraft M, Winneke G (2008): The Duisburg Birth Cohort Study: Influence of the Prenatal Exposure to PCDD/Fs and Dioxin-like PCBs on Thyroid Hormone Status in Newborns and Neurodevelopment of Infants until the Age of 24 Months. Mutation Research 659: 83–92; Boersma ER (2001): Environmental Exposure to Polychlorinated Development of the Child. A Review. Acta Pathologica, Microbiologica, et Immunologica Scandinavica 109 (Suppl. 103): S243–S253.

158 Berg van den M, Kypke K, Kotz A., Tritscher A, Lee SY, Magulova K, Fiedler H, Malisch R (2017): WHO/UNEP Global Survey of PCDDs, PCDFs, PCBs and DDTs in Human Milk and Benefit-risk Evaluation of Breastfeeding. Archives of Toxicology 91: 83–96; Bundesinstitut für Risikobewertung (2011): Frauenmilch: Dioxingehalte sinken kontinuierlich. Stellungnahme 011/2011 v. 23.3.2011; Ministerium für Soziales, Gesundheit, Familie und Gleichstellung (2013): 25 Jahre Muttermilch-Untersuchungsprogramm Schleswig-Holstein. Kiel.

159 Zusammenstellung aus: Bundesinstitut für Risikobewertung: Frauenmilch: Dioxingehalte sinken kontinuierlich. Information Nr. 011/2011 vom 23.3.2011, und Vieth B.: Stillen und unerwünschte Fremdstoffe in Frauenmilch, Teil 1: Datenlage und Trends. Umweltmedizinischer Informationsdienst 2002(2): 20–23.

160 Renfrew MJ (2011): Misleading Opinion. Rapid Response. British Medical Journal, Rapid Response, 19.1.2011. Abgerufen unter: www.bmj.com/rapid-response/2011/11/03/misleading-opinion

161 American Academy of Pediatrics (AAP), Section on Breastfeeding (2012): Breastfeeding and the Use of Human Milk. Pediatrics 129(3): e827–e841.

162 VennemannMM, Bajanowski T, Brinkmann B, Jorch G, Yücesan K, Sauerland C, Mitchell EA, and the GeSID Study Group (2009): Does Breastfeeding Reduce the Risk of Sudden Infant death Syndrome? Pediatrics 123(39): e406-e410; Thompson JMD, Tanabe K, Moon RY, Mitchell EA, McGarvey C, Tappin D, Blair PS, Hauck FR (2017): Duration of Breastfeeding and Risk of SIDS: An Individual Participant Data Meta-analysis. Pediatrics 140(5): e20171324.

163 American Academy of Pediatrics (AAP), Section on Breastfeeding (2012): Breastfeeding and the Use of Human Milk. Pediatrics 129(3): e827–e841.

164 Birmann A. (2010): Was so allen in den Babygläschen ist … In: Rund ums Baby. Abgerufen unter: www.rund-ums-baby.de/forenarchiv/hipp-elternservice/Was-so-allen-in-den-Babyglaeschen-ist_1663.htm

165 Bundesinstitut für Risikobewertung (2009): Erste Einschätzung zur Bewertung der in raffinierten pflanzlichen Fetten nachgewiesenen Gehalte von Glycidol-Fettsäureestern. Stellungnahme 007/2009 v. 10.3.2009. Berlin.

166 International Agency for Research on Cancer (2000): Some Industrial Chemicals. IARC Monographs on the Evaluation of Carcinogenic Risks to Humans 77: 469-484.

167 Bundesinstitut für Risikobewertung (2009): Erste Einschätzung zur Bewertung der in raffinierten pflanzlichen Fetten nachgewiesenen Gehalte von Glycidol-Fettsäureestern. Stellungnahme 007/2009 v. 10.3.2009. Berlin.

168 Bundesinstitut für Risikobewertung (2007): Säuglingsanfangs- und Folgenahrung kann gesundheitlich bedenkliche 3-MCPD-Fettsäureester enthalten. Stellungnahme 047/2007 v. 11.12.2007. Berlin.

169 Bundesinstitut für Risikobewertung (2020): Gesundheitliche Risiken durch hohe Gehalte an 3-MCPD- und Glycidyl-Fettsäureestern in bestimmten Lebensmitteln möglich. Stellungnahme Nr. 020/2020 des BfR v. 20.4.2020. Abgerufen unter www.bfr.bund.de

170 Raecker T, Thiele B, Boehme RM, Guenther K (2011): Endocrine Disrupting Nonyl- and Octylphenol in Infant Food in Germany: Considerable Daily Intake of Nonylphenol for Babies. Chemosphere 82: 1533– 540

171 Gärtner S, Balski M, Koch M, Nehls I (2009): Analysis and Migration of Phthalates in Infant Food Packed in Recycled Paperboard. Journal of Agricultural and Food Chemistry 57: 10675–10681.

172 Foodwatch (2020): Staatliche Labore finden Mineralöl in Babymilch. Nachricht v. 28.5.2020 (Chemische Analysenergebnisse in angehängten Dokumenten). Abgerufen unter: www.foodwatch. org; European Commission (2019): Rapid Alert System for Food and Feed (RASFF): Notification Number 408917, Ref. 2019.3734. Abgerufen unter: https://webgate.ec.europa.eu ; Rexroth A

(2017): Kontaminanten in Lebensmitteln: Mineralölbestandteile. Aid Ernährung im Fokus 17-01-2/17.

173 Cattaneo A (2011): Not so Good. British Medical Journal, Rapid Response, 16.1.2011. Abgerufen unter: www.bmj.com/rapid-response/2011/11/03/not-so-good

174 World Health Organization (2020): Breastfeeding. Abgerufen unter: https://www.who.int/health-topics/breastfeeding#tab=tab_2

175 World Health Organization (2017): Nutritional Anaemias: Tools for Effective Prevention and Control. Genf.

176 World Health Organization (2009): Acceptable Medical Reasons for Use of Breast-milk Substitutes. WHO/FCH/CAH/09.01. Genf.

177 Verordnung über natürliches Mineralwasser, Quellwasser und Tafelwasser (Mineral- und Tafelwasser-Verordnung) Anlage 4 (zu §6a Abs.1). Bundesgesetzblatt I: 1033 (2004).

178 Stiftung Warentest (2016): Leitungswasser und Mineralwasser. Der große Wassercheck. Information v. 28.7.2016. Abgerufen am 8.6.2020 unter: www.test.de/Leitungswasser-und-Mineralwasser-Der-grosse-Wassercheck-5049737-0/

179 Stiftung Warentest (2016): Der große Wassercheck. Test 8/2016: 20–33.

180 Stiftung Warentest (2017): Keine klare Sache. Test 7/2017: 12–18.

181 Stiftung Warentest (2018): Das große Prickeln. Test 7/2018: 10–17.

182 Bundesinstitut für Risikobewertung (2015): Ausgewählte Fragen und Antworten zu PET-Flaschen. Aktualisierte FAQ des BfR v. 10.2.2015. Berlin.

183 Stiftung Warentest (2015): Nah an der Quelle. Test 6/2015: 20–27.

184 Stiftung Warentest (2016): Mythos Mineralstoffe. Test 8: 28-33.

185 Umweltbundesamt (2016): Ratgeber rund um das Trinkwasser. 4., aktualisierte Auflage, Dessau.

186 Ebd.

187 Bundesinstitut für Risikobewertung (2005): Uran in Mineralwasser: Bei Erwachsenen geringe Mengen tolerierbar, Wasser für Säuglingsnahrung sollte uranfrei sein. Stellungnahme Nr. 024/2005 vom 13.5.2005. Berlin; Bundesinstitut für Risikobewertung (2005): Mineralwasser für Säuglingsnahrung muss frei von Uran sein! Information Nr. 022/2005 vom 30.6.2005. Berlin; Verordnung über natürliches Mineralwasser, Quellwasser und Tafelwasser (Mineral- und Tafelwasser-Verordnung) Anlage 4 (zu §6a Abs.1). Bundesgesetzblatt I: 1033 (2004); Bundesinstitut für Risikobewertung (2009): Ausgewählte Fragen und Antworten zu Uran in Mineralwasser. Hier: Warum darf Trinkwasser mehr Uran enthalten als Mineralwasser, das für die Säuglingsernährung ausgelobt ist? FAQ des BfR vom 28.1.2009. Berlin.

188 Umweltbundesamt (2018): Qualität des Trinkwassers aus zentralen Versorgungsanlagen. Information v. 11.4.2018. Abgerufen am 8.6.2020 unter: www.umweltbundesamt.de/print/11839

189 Mrasek V (2018): Doch keine Trinkwasser-Verunreinigung durch Mikroplastik. Deutschlandfunk Online v. 4.7.2018. Abgerufen am 8.6.2020 unter: www.deutschlandfunk.de/deutsche-wissenschaftler-tadeln-us-studien-doch-keine.676.de.html?dram:article_id=422039

190 Fraunhofer IGB (2015): Trinkwassercheck Deutschland – jede sechste Probe überschreitet Grenzwert. Presseinformation v. 5.10.2015. Stuttgart.

191 Zhitkovich A (2011): Chromium in Drinking Water: Sources, Metabolism, and Cancer Risks. Chemical Research in Toxicology 24: 1617–1629.

192 Umweltbundesamt (2012/2014): Potentielle Schädlichkeit von Chrom im Trinkwasser, Einordnung der epidemiologischen Befunde zum Krebsrisiko nach Exposition der Populationen gegenüber Chrom(VI) im Trinkwasser und Vorschlag zur Ableitung einer Expositions-Risikobeziehung. Bericht zum Sondervorhaben des Umweltbundesamtes FKZ 36301399-2012. Siehe auch Zusammenfassung und Information: Die Bedeutung von Chrom im Trinkwasser, März 2014. Beide Dokumente zuletzt abgerufen am 8.6.2020 unter: www.uba.de

193 Stiftung Warentest (2016): Der große Wassercheck. Test 8/2016: 20–33.

194 Ebd.

195 Verordnung über natürliches Mineralwasser, Quellwasser und Tafelwasser (Mineral- und Tafelwasser-Verordnung) Anlage 4 (zu §6a Abs.1). Bundesgesetzblatt I: 1033 (2004); Verordnung über die Qualität von Wasser für den menschlichen Gebrauch, (Trinkwasserverordnung, TrinkwV) Anlage 2 (zu §6 Absatz 2) Chemische Parameter. Bundesgesetzblatt I: 477–479 (2016).

196 Stiftung Warentest (2016): Der große Wassercheck. Test 8/2016: 20–33.

197 European Food Safety Authority (2010): Scientific Opinion on Dietary Reference Values for Water. EFSA Journal 8(3): 1459, 1–48.

198 Keating JP, Schears GJ, Dodge PR (1991): Oral Water Intoxication in Infants – An American Epidemic. American Journal of Diseases of Children 145(9): 985–990; Fegeler U (2008): Zu viel Wasser kann bei Säuglingen zu Krampfanfällen führen. 18.6.2008. Pressesprecher des Berufsverbandes der Kinder- und Jugendärzte BVKJ. Abgerufen unter: www.kinderaerzte-im-netz.de

Quellennachweis

199 Bruce RC, Kliegman RM (1997): Hyponatremic Seizures Secondary to Oral Intoxication in Infancy: Association With Commercial Bottled Drinking Water. Pediatrics 100: e4.

200 Houck J, Ganti L, Vera AE (2019): A Case of Hyponatremia-induced Seizures in an Infant Secondary to Water Intoxication from the Use of Almond Milk. Cureus 11(10): e5899.

201 Koletzko B, Bauer CP, Cierpka M, Cremer M, Flothkötter M, Graf C, Heindl I, Hellmers C, Kersting M, Krawinkel M, Przyrembel H, Vetter K, Weißenborn A, Wöckel A (2016): Ernährung und Bewegung von Säuglingen und stillenden Frauen. Aktualisierte Handlungsempfehlungen von »Gesund ins Leben-Netzwerk Junge Familie«, eine Initiative von IN FORM. Monatsschrift zur Kinderheilkunde 164(9): 765–789.

202 European Food Safety Authority (2010): Scientific Opinion on Dietary Reference Values for Water. EFSA Journal 8(3): 1459, 1–48.

203 Armstrong LE, Johnson E (2018): Water Intake, Water Balance, and the Elusive Daily Water Requirement. Nutrients 10: 1928, 1–25.

204 Popkin BM, D'Anci KE, Rosenberg IH (2010): Water, Hydration and Health. Nutrition Reviews 68(8): 439–458.

205 Luger M, Lafontan M, Bes-Rastrollo M, Winzer E. Yumuk V, Farpour-Lambert N (2017): Sugar-sweetened Beverages and Weight Gain in Children and Adults: A Systematic Review from 2013 to 2015 and a Comparison with previous Studies. Obesity Facts 10: 674–693.

206 Kurth BM, Schaffrath Rosario A (2007): Die Verbreitung von Übergewicht und Adipositas bei Kindern und Jugendlichen in Deutschland. Bundesgesundheitsblatt 5/6: 736–743.

207 Moß A, Wabitsch M, Kromeyer-Hauschild, Reinehr T, Kurth BM (2007): Prävalenz von Übergewicht und Adipositas bei deutschen Einschulkindern. Bundesgesundheitsblatt 11: 1424–1431.

208 Olds T, Maher C, Zumin S, Péneau S, Lioret S, Castetbon K, de Wilde J, Hohepa M, Maddison R, Lissner L, Sjöberg A, Zimmermann M, Aeberli I, Ogden C, Flegal K, Summerbell C (2011): Evidence that the Prevalence of Childhood Overweight is Plateauing: Data from Nine Countries. International Journal of Pediatric Obesity 6(5–6): 342–360.

209 Schenkiewitz A, Brettschneider AK, Damerow S, Schaffrath Rosario A (2018): Übergewicht und Adipositas im Kindes- und Jugendalter in Deutschland – Querschnittsergebnisse aus der KiGGS Welle 2 und Trends. Journal of Health Monitoring 38(1): 16–23.

210 ESPGHAN Committee on Nutrition: Mis NF, Braegger C, Bronsky J, Campoy C, Domellöf M, Embleton ND, Hojsak I, Hulst J, Indrio F, Lapillone A, Mihatsch W, Molgaard C, Vora R, Fewtrell M (2017): Sugar in Infants, Children and Adolescents: A Position Paper of the European Society for Paediatric Gastroenterology, Hepatology and Nutrition, Committee on Nutrition, Society Paper. Journal of Pedeatric Gastroenterology and Nutrition 65(6): 681–696.

211 Ebd.

212 Stevens B, Yamada J, Ohlsson A, Haliburton S, Shorkey A (2016): Sucrose for Analgesia in Newborn Infants Undergoing Painful Procedures. Cochrane Database of Systematic Reviews 2016, Issue 7. Art. No.: CD001069.

213 ESPGHAN Committee on Nutrition: Mis NF, Braegger C, Bronsky J, Campoy C, Domellöf M, Embleton ND, Hojsak I, Hulst J, Indrio F, Lapillone A, Mihatsch W, Molgaard C, Vora R, Fewtrell M (2017): Sugar in Infants, Children and Adolescents: A Position Paper of the European Society for Paediatric Gastroenterology, Hepatology and Nutrition, Committee on Nutrition, Society Paper. Journal of Pedeatric Gastroenterology and Nutrition 65(6): 681–696.

214 Institut der Deutschen Zahnärzte (2016): Fünfte Deutsche Mundgesundheitsstudie (DMS V) – Kurzfassung. Berlin/Köln, August 2016.

215 Wright JT, Hanson N, Ristic H, Whall CW, Estrich CG, Zentz RR (2014): Fluoride Toothpaste Efficacy and Safety in Children Younger than 6 Years – A Systematic Review. Journal of the American Dental Association 145(2): 182–189.

216 Daten der deutschen Mundgesundheitsstudien (DMS) in den Jahren 1989/1992 (DMS I/II), 1997 (DMS III), 2005 (DMS IV) sowie 2014 (DMS V). Hrsg. v. Institut der Deutschen Zahnärzte im Auftrag von Bundeszahnärztekammer und Kassenzahnärztlicher Bundesvereinigung, Köln/Berlin

217 Canadian Dental Association (2012): CDA Position on Use of Fluorides in Caries Prevention. Ottawa, Kanada; US Department of Health and Human Services (2012): Considerations for Oral Health Integration in Primary Care Practice for Children. Washington D.C., USA, December 2012; Deutsche Gesellschaft für Zahn-, Mund- und Kieferheilkunde (2016): Kurzfassung der Leitlinie »Fluoridierungsmaßnahmen zur Kariesprophylaxe«. Update der Leitlinie AWMF Register Nr. 083-001. Aktualisierung 2016.

218 Stritholt CA, McMillan DA, Baker RA, Barker ML (2016): A Randomized Clinical Study to Assess Ingestion of Dentifrice by Children. Regulatory Toxicology and Pharmacology 75: 66–71.

219 Scientific Committee on Cosmetic Products and Non-Food Products Intended for Consumers (2003): The Safety of Fluorine Compounds in Oral Hygiene Products for Children Under the Age of 6 Years. SCCNFD/0653/03. Brüssel; Walsh T, Worthington HV, Glenny AM, Appelbe P, Marinho VCC, Shi X (2010): Flouride Toothpastes of Different Concentrations for Preventing Dental Caries in Children and Adolescents. Cochrane Database of Systematic Reviews 2010 Issue 1, Art. No. CD 007868.

220 Bundesinstitut für Risikobewertung (2018): Für gesunde Zähne: Fluorid-Vorbeugung bei Säuglingen und Kleinkindern. Stellungnahme Nr. 015/2018 des BfR vom 31.5.2018. Berlin. Abgerufen unter: www.bfr.bund.de

221 Bundesinstitut für Risikobewertung (2005): Temperierte Teespender für Kräuterteeaufgüsse nicht geeignet. Stellungnahme Nr. 045/2005 vom 13.9.2005. Berlin.

222 Bundesinstitut für Risikobewertung (2013): Pyrrolizidinalkaloide in Kräutertees und Tees. Stellungnahme 018/2013 des BfR vom 5.7.2013. Berlin.

223 Ebd.

224 Bundesinstitut für Risikobewertung (2018): Fragen und Antworten zu Pyrrolizidinalkaloiden in Lebensmitteln. Aktualisierte FAQ des BfR vom 14.6.2018. Berlin.

225 Stiftung Warentest (2017): Pfefferminz, Fenchel, Kamille & Co: Nur jeder zweite Kräutertee überzeugt. Information v. 13.4.2017. Abgerufen unter: www.test.de/Pfefferminz-Fenchel-Kamille-Co-Nur-jeder-zweite-Kraeutertee-ueberzeugt-5156872-0/

226 Das S, de Oliveira LM, da Silva E, Liu Y, Ma LQ (2017): Fluoride Concentrations in Traditional and Herbal Teas: Health Risk Assessment. Environmental Pollution 231: 779–784.

227 Wong WW, Gabriel A, Maxwell P, Gupta SC (2012): Bleeding Risks of Herbal, Homeopathic, and Dietary Supplements: A Hidden Nightmare for Plastic Surgeons. Asthetic Surgery Journal 32(3): 3323–3346.

228 Tiran D. (2012): Ginger to Reduce Nausea and Vomiting during Pregnancy: Evidence of Effectiveness is Not the Same as Proof of Safety. Complementary Therapies in Clinical Practice 18: 22–25.

229 Ernst E (2002): Herbal Medical Products during Pregnancy: Are They Safe? International Journal of Obstetrics and Gynaecology 109: 227–235.

230 Ody P (2000): Complete Guide to Medical Herbs. London.

231 Weng X, Odouli R, Li DK (2008): Maternal Caffeine Consumption during Pregnancy and the Risk of Miscarriage: A Prospective Cohort Study. American Journal of Obstetrics & Gynecology 198: 279 e–e8; Sengpiel V, Elind E, Bacelis J, Nilsson S, Grove J, Myhre R, Haugen M, Meltzer HM, Alexander J, Jacobsson B, Brantsæter AL (2013): Maternal Caffeine Intake during Pregnancy is Associated With Birth Weight but not with Gestational Length: Results from a Large Prospective Observational Cohort Study. BMC Medicine 11: 42, 1–18; Papadopoulou E, Botton J, Brantsæter AL, Haugen M, Alexander J, Meltzer HM, Bacelis J, Elfvin A, Jacobsson B, Sengpiel V (2018): Maternal Caffeine Intake during Pregnancy and Childhood Growth and Overweight: Results from a Large Observational Cohort Study. British Medical Journal Open 8: e018895, 1–11.

232 The American College of Obstetricians and Gynecologists (2010/2016): Moderate Caffeine Consumption During Pregnancy – Committee Opinion no. 462. Obstetrics & Gynecology 116: 467–468 (2010).

233 Wikoff D, Welsh BT, Henderson R, Brorby GP, Britt J, Myers E, Goldberger J, Lieberman HR, O'Brien C, Peck J, Tenenbein M, Weaver C, Harvey S, Urban J, Doepker C (2017): Systematic Review of the Potential Adverse Effects of Caffeine Consumption in Healthy Adults, Pregnant Women, Adolescents, and Children. Food and Chemical Toxicology 109: 585–648.

234 Drogenbeauftragte (2016): Alkoholfrei in der Schwangerschaft: Immer die richtige Entscheidung! Presserklärung v. 9.9.2016; Alkoholkonsum in der Schwangerschaft schädigt das ungeborene Kind. 1.11.2016. abgerufen unter: www.drogenbeauftragte.de

235 Gesund ins Leben – Netzwerk junge Familie (2018): Alkohol vor und in der Schwangerschaft – Handlungsempfehlungen. Abgerufen unter: www.gesund-ins-leben.de sowie: Handlungsempfehlungen: Gesund durch die Schwangerschaft. Abgerufen unter: www.schwangerundkind.de

236 Gesund ins Leben – Netzwerk junge Familie (2018): Alkohol vor und in der Schwangerschaft – Handlungsempfehlungen. Abgerufen unter: www.gesund-ins-leben.de; Handlungsempfehlungen: Gesund durch die Schwangerschaft. Abgerufen unter: www.schwangerundkind.de; Koletzko B, Cremer M, Flothkötter M, Graf C., Hauner H., Hellmers C., Kersting M., Krawinkel M., Przyrembel H., Röbl-Mathieu M., Schiffner U, Vetter K, Weißenborn A, Wöckel A (2018): Diet and Lifestyle Before and during Pregnancy – Practical Recommendations of the Germany-wide Healthy Start – Young Family Network (Ernährung und Lebensstil vor und während der Schwangerschaft – Handlungsempfehlungen des bundesweiten Netzwerks Gesund ins Leben). Geburtshilfe und Frauenheilkunde 78(12): 1262–1282.

237 Deutsche Gesellschaft für Ernährung (2009): Auswirkungen eines moderaten Alkoholkonsums in der Schwangerschaft. Unter Mitarbeit von Brönstrup A, Bode C, Heseker H, Stehle P, Leschik-Bonnet E. Stellungnahme von Januar 2009.

238 Royal College of Obstetrics & Gynecologists (2018): Alcohol and Pregnancy – Information for You. Published February 210, reviewed January 2018.

239 European Board & College of Obstetrics and Gynecology (2015): Position Statement from the European Board & College of Obstetrics and Gynecology (EBCOG) on Alcohol and Pregnancy. 27.11.2015. Abgerufen unter: www.ebcog.org

240 Bayerisches Staatsministerium für Umwelt und Verbraucherschutz (2017): Versteckter Alkohol in Lebensmitteln. Das Bayerische Verbraucherportal. Abgerufen unter: www.vis.bayern.de

241 Popava S, Lange S, Probst C, Rehm J (2017): Estimation of National, Regional, and Global Prevalence of Alcohol Use during Pregnancy and Fetal Alcohol Syndrome: A Systematic Review and Meta-analysis. The Lancet 5: e290–e299; Lange S, Probst C, Gmel G, Rehm J, Burd L, Popova S (2017): Global Prevalence of Fetal Alcohol Spectrum Disorder Among Children and Youth – A Systematic Review and Meta-analysis. JAMA Pediatrics 171(10): 948–956.

242 Spohr HL (2016): Das fetale Alkoholsyndrom im Kindes- und Erwachsenenalter. De Gruyter, 2. Auflage, Berlin/Boston 2016.

243 Berufsverband der Frauenärzte (2018): Alkohol in der Schwangerschaft – dauerhafte Schäden beim Kind. Presseerklärung vom 1.3.2018.

244 Spohr HL (2016): Das fetale Alkoholsyndrom im Kindes- und Erwachsenenalter. De Gruyter, 2.Auflage, Berlin/Boston 2016.

245 Ebd.

246 Deutscher Bundestag (2014): Schädigung von Föten durch Alkoholkonsum während der Schwangerschaft. Antwort der Bundesregierung auf eine kleine Anfrage … Fraktion DIE LINKE. Drucksache 18/3378.

247 Koletzko B, Cremer M, Flothkötter M, Graf C., Hauner H., Hellmers C., Kersting M., Krawinkel M., Przyrembel H., Röbl-Mathieu M., Schiffner U, Vetter K, Weißenborn A, Wöckel A (2018): Diet and Lifestyle before and during Pregnancy – Practical Recommendations of the Germany-wide Healthy Start – Young Family Network (Ernährung und Lebensstil vor und während der Schwangerschaft – Handlungsempfehlungen des bundesweiten Netzwerks Gesund ins Leben.) Geburtshilfe und Frauenheilkunde 78(12): 1262–1282; Deutsche Gesellschaft für Ernährung (2009): Auswirkungen eines moderaten Alkoholkonsums in der Schwangerschaft. Unter Mitarbeit von Brönstrup A, Bode C, Heseker H, Stehle P, Leschik-Bonnet E. Stellungnahme von Januar 2009. Bonn; Royal College of Obstetrics & Gynecologists (2018): Alcohol and Pregnancy – Information for You. Published February 210, reviewed January 2018. London.

248 O'Brien P, Nathanson V, Jayesinghe N, Roycroft G (2007): Is it All Right for Women to Drink Small Amounts of Alcohol in Pregnancy? British Medical Journal 335: 856–857.

249 Flag AL, Su S, Bertrand J, Denny CH, Kesmodel US, Cogswell ME (2014): The Association of Mild, Moderate, and Binge Prenatal Alcohol Exposure and Child Neuropsychological Outcomes: A Meta-Analaysis. Alcoholism: Clinical and Experimental Research 38(1): 214–226; Mamluk L, Edwards HB, Savovic J, Leach V, Jones T, Moore THM, Ijaz S, Lewis SJ, Donovan JL, Lawlor D, Smith GD, Fraser A, Zuccolo L (2017): Low Alcohol Consumption and Pregnancy and Childhood Outcomes: Time to Change Guidelines Indicating »Safe« Levels of Alcohol during Pregnancy? A Systematic Review and Meta-analyses. British Medical Journal Open 7: e0154120; Skogerbø A, Kesmodel US, Denny CH, Kjaersgaard MIS, Wimberley T, Landrø NI, Mortensen EL (2013): The Effects of Low to Moderate Alcohol Consumption and Binge Drinking in Early Pregnancy on Behavior in Five-year-old Children. A Prospective Cohort Study on 1628 Children. BJOG 120(9): 1042–1050; Subramoney S, Eastman E, Adnams C, Stein DJ, Donald KA (2018): The Early Developmental Outcomes of Prenatal Alcohol Exposure: A Review. Frontiers in Neurology 9: 1108.

250 Mamluk L, Edwards HB, Savovic J, Leach V, Jones T, Moore THM, Ijaz S, Lewis SJ, Donovan JL, Lawlor D, Smith GD, Fraser A, Zuccolo L (2017): Low Alcohol Consumption and Pregnancy and Childhood Outcomes: Time to Change Guidelines Indicating »Safe« Levels of Alcohol During Pregnancy? A Systematic Review and Meta-analyses. British Medical Journal Open 7: e0154120.

251 Strandberg-Larsen K, Poulsen G, Hammer Bech B, Chatzi L, Cordier S, Date MTG, Fernandez M, Brink Henriksen T, Jaddoe VW, Kogevinas M, Kruithof C, Søndergaaard Lindhard M, Magnus P, Nohr EA, Richiardi L, Rodriguez-Bernal CL, Rouget F, Rusconi F, Vrijheid M, Nybo Andersen AM (2017): Association of Light-to-moderate Alcohol Drinking in Pregnancy with Preterm Birth and Birth Weight: Elucidating Bias by Pooling Data from Nine European Cohorts. Journal of Epidemiology 32(9): 751–764.

252 Deutsche Gesellschaft für Ernährung (2009): Auswirkungen eines moderaten Alkoholkonsums in der Schwangerschaft. Unter Mitarbeit von Brönstrup A, Bode C, Heseker H, Stehle P, Leschik-Bonnet E. Stellungnahme von Januar 2009. Bonn.

253 Lewis SJ, Zuccolo L, Smith GD, Macleod J, Rodriguez S, Draper ES, Barrow M, Alati R, Sayal K, Ring S, Golding J, Gray R (2012): Fetal Alcohol Exposure and IQ at Age 8: Evidence from a Population-Based Birth-Cohort Study. PLoS 7(11): e49407.

254 Royal College of Obstetrics & Gynecologists (2018): Alcohol and Pregnancy – Information for You. Published February 210, reviewed January 2018. London; United Kingdom Chief Medical Officer (2016): Low Risk Drinking Guidelines. Hrsg. v. UK Department of Health, Llywodraeth Cymru (Welsh Government), Department of Health Northern Ireland, Scottish Government. August 2016.

255 Bundesinstitut für Risikobewertung (2011): Alkohol in Schwangerschaft und Stillzeit. Expertengespräch im BfR v. 27.6.2011. Abgerufen unter: www.bfr.bund.de

256 Schwegler U, Kohlhuber M, Roscher E, Kopp E, Ehlers A, Weißenborn A, Rubin D, Lampen A, Fromme H (Hrsg.) (2012): Alkohol in der Stillzeit – Eine Risikobewertung unter Berücksichtigung der Stillförderung. BfR-Wissenschaft 07/2012.

257 Bundesinstitut für Risikobewertung (2012): Stillen und Alkoholkonsum? Besser nicht! Empfehlung der Nationalen Stillkommission am BfR v. 27.8.2012. Abgerufen unter: www.bfr.bund.de

258 Schwegler U, Kohlhuber M, Roscher E, Kopp E, Ehlers A, Weißenborn A, Rubin D, Lampen A, Fromme H (Hrsg.) (2012): Alkohol in der Stillzeit – Eine Risikobewertung unter Berücksichtigung der Stillförderung. BfR-Wissenschaft 07/2012.

259 Ebd.

260 Kearns CE, Schmidt LA, Glantz SA (2016): Sugar Industry and Coronary Heart Disease Research: A Historical Analysis of Internal Industry Documents. Journal of the American Medical Association Internal Medicine 176(11): 1680-1685; Johns DM, Oppenheimer GM (2018): Was there ever really a »sugar conspiracy«? Science 359(6377): 747–750.

261 Mensink G, Schienkiewitz A, Scheidt-Nave C (2012): Übergewicht und Adipositas in Deutschland: Werden wir immer dicker? DEGS-Symposium 14.6.2012. Vortrag/Präsentation. RKI, Berlin.

262 OECD (2017): Obesity Update 2017. Abgerufen unter: www.oecd.org

263 Mensink G, Schienkiewitz A, Scheidt-Nave C (2012): Übergewicht und Adipositas in Deutschland: Werden wir immer dicker? DEGS-Symposium v. 14.6.2012. Vortrag/Präsentation. RKI, Berlin.

264 Romieu I, Dossus L, Willett WC (2017) Energy Balance and Obesity. International Agency for Research on Cancer / World Health Organization. IARC Working Group Reports No. 10. Genf.

265 NCD Risk Factor Collaboration (2017): Worldwide Trends in Body-mass Index, Underweight, Overweight, and Obesity from 1975 to 2016. A Pooled Analysis of 2416 Population-based Measurement Studies in 128.9 Million Children, Adolescents, and Adults. The Lancet 390: 2627–2642.

266 Ebd.; Swinburn BA, Kraak VI, Allender S, Atkins VJ, Baker PI, Bogard JR, Brinsden H, Calvillo A, De Schutter O, Devarajan R, Ezzati M, Friel S, Goenka S, Hammond RA, Hastings G, Hawkes CV, Herrero M, Hovmand PS, Howden S, Jaacks LM, Kapetanaki AB, Kasman M, Kuhnlein HV, Kumanyika SK, Larijani B, Lobstein T, Long MW, Matsudo VKR, Mills SDH, Morgan G, Morshed A, Nece PM, Pan A, Patterson DW, Sacks G, Shekar M, Simmons GL, Smit W, Tootee A, Vandevijvere S, Waterlander WE, Wolfenden L, Dietz WH (2019): The Global Syndemic of Obesity, Undernutrition, and Climate Change: The Lancet Commission Report. The Lancet 393: 791–846.

267 Romieu I, Dossus L, Willett WC (2017) Energy Balance and Obesity. International Agency for Research on Cancer / World Health Organization. IARC Working Group Reports No. 10. Genf.

268 Koletzko B, Bauer CP, Bung P, Cremer M, Flothkötter M, Hellmers C, Kersting M, Krawinkel M, Przyrembel H, Rasenack R, Schäfer T, Vetter K, Wahn U, Weissenborn A, Wöckel A (2014): German National Consensus Recommendations on Nutrition and Lifestyle in Pregnancy by the »Healthy Start – Young Families Network«. Annals of Nutrition and Metabolism 63: 311–322.

269 Cox B, Luyten LJ, Dockx Y, Provost E, Madhloum N, De Boever P, Neven K, Sassi F, Sleurs H, Vrijens K, Vineis P, Plusquin M, Nawrot TS (2020): Association Between Maternal Prepregnancy Body Mass Index and Anthropometric Parameters, Blood Pressure, and Retinal Microvasculature in Children Age 4 to 6 Years. JAMA Network Open 3(5): e204662.

270 Daten abgeleitet aus: NCD Risk Factor Collaboration (2017): Worldwide Trends in Body-mass Index, Underweight, Overweight, and Obesity from 1975 to 2016: A Pooled Analysis of 2416 Population-based Measurement Studies in 128.9 Million Children, Adolescents, and Adults. The Lancet 390: 2627–2642.

271 Europäische Union (2011): Verordnung (EU) Nr. 1169/2011 des Europäischen Parlaments und des Rates vom 25. Oktober 2011 betreffend die Information der Verbraucher über Lebensmittel und zur Änderung der Verordnungen (EG) Nr. 1924/2006 und (EG) Nr. 1925/2006 des Europäischen

Parlaments und des Rates und zur Aufhebung der Richtlinie 87/250/EWG der Kommission, der Richtlinie 90/496/EWG des Rates, der Richtlinie 1999/10/EG der Kommission, der Richtlinie 2000/13/EG des Europäischen Parlaments und des Rates, der Richtlinien 2002/67/EG und 2008/5/EG der Kommission und der Verordnung (EG) Nr. 608/2004 der Kommission. Amtsblatt der Europäischen Union L 304: 18–63.

272 ESPGHAN Committee on Nutrition: Fidler Mis N, Braegger C, Bronsky J, Campoy C, Domellöf M, Embleton MD, Hojsak I, Hulst J, Indrio F, Lapillone A, Mihatsch W, Molgfaard C, Vora R, Fewtrell M (2017): Sugar in Infants, Children and Adolescents: A Position Paper of the European Society for Paediatric Gastroenterology, Hepatology and Nutrition Committee on Nutrition. Journal of Pediatric Gastroenterology and Nutrition 65(6): 681–696.

273 Ebd.

274 Ebd.

275 Ernst JB, Arens-Azevêdo U, Bitzer B, Bosy-Westphal A, de Zwaan M, Egert S, Fritsche A, Gerlach S, Hauner H, Heseker H, Koletzko B, Müller-Wieland D, Schulze M, Virmani K, Watzl B, Buyken AE für Deutsche Adipositas-Gesellschaft, Deutsche Diabetes Gesellschaft und Deutsche Gesellschaft für Ernährung (2018): Quantitative Empfehlung zur Zuckerzufuhr in Deutschland. Bonn, Dezember 2018.

276 Vos MB, Kaar JL, Welsh JA, van Horn LV, Feig DI, Anderson CAM., Patel MJ, Munos JC, Krebs NF, Xanthakos SA, Johnson RK (2017): Added Sugars and Cardiovascular Disease Risk in Children – A Scientific Statement From the American Heart Association. Circulation 135: e1017.

277 Ernst JB, Arens-Azevêdo U, Bitzer B, Bosy-Westphal A, de Zwaan M, Egert S, Fritsche A, Gerlach S, Hauner H, Heseker H, Koletzko B, Müller-Wieland D, Schulze M, Virmani K, Watzl B, Buyken AE für Deutsche Adipositas-Gesellschaft, Deutsche Diabetes Gesellschaft und Deutsche Gesellschaft für Ernährung (2018): Quantitative Empfehlung zur Zuckerzufuhr in Deutschland. Dezember 2018. Bonn.

278 European Food Safety Authority (2010): Scientific Opinion on Dietary Reference Values for Fats, Including Saturated Fatty Acids, Polyunsaturated Fatty Acids, Monounsaturated Fatty Acids, Trans Fatty Acids, and Cholesterol. EFSA Panel on Dietetic products, Nutrition and Allergies (NDA). EFSA Journal 8(3): 14161.

279 Stillwell W, Wassall SR (2003): Docosahexaenoic Acid: Membrane Properties of a Unique Fatty Acid. Chemistry and Physics of Lipids 126: 1–27.

280 Marshall K (2017): The Changing Face of the Omega-3 Category. DSM Industry News, 3.1.2017. Abgerufen unter: www.dsm.com

281 Europäische Kommission (2011): Verordnung (EU) Nr. 440/2011 der Kommission vom 6. Mai 2011 über die Zulassung bzw. Nichtzulassung bestimmter gesundheitsbezogener Angaben über Lebensmittel betreffend die Entwicklung und die Gesundheit von Kindern. Amtsblatt der Europäischen Union L119/4 ff.

282 Wieland LS (2019): Omega-3 Fatty Acid Addition During Pregnancy: Summary of a Cochrane Review. Explore 15(2): 168–169; Middleton P, Gommersall JC, Gould JF, Shepherd E, Olsen SF, Makrides M (2018): Omega-3 Fatty Acid Addition during Pregnancy. Cochrane Database of Systematic Reviews 2018 Iss.11, Art. No. CD003402.

283 Vinding RK, Stokholm J, Sevelstd A, Sejersen T, Chawes BL, Bønnelykke K, Thorsen J, Howe LD, Krakauer M, Bisgaard H (2018): Effect of Fish Oil Supplementation in Pregnancy on Bone, Lean, and Fat Mass at Six Years: Randomized Clinical Trial. British Medical Journal 362: k3312.

284 Helland IB, Smith L, Blomén B, Saarem K, Saugstad OD, Drevon CA (2008) Effect of Supplementing Pregnant and Lactating Mothers with n3 Very-long-chain Fatty Acids on Children's IQ and Body Mass Index at 7 Years of Age. Pediatrics 122(2): e472–e479.

285 Lo A, Sienna J, Mamak E, Djokanovic N, Westall C, Koren G (2012): The Effects of Maternal Supplementation of Polyunsaturated Fatty Acids on Visual, Neurobehavioural, and Developmental Outcomes of the Child: A Systematic Review of the Randomized Trials. Obstetrics and Gynecology International 2012 : ID 591531.

286 Makrides M, Gibson RA, McPhee AJ, Yelland L, Qiunlivan J, Ryan PN and the DOMInO Investigative Team (2010): Effect of DHA Supplementation During Pregnancy on maternal Depression and Neurodevelopment of Young Children. JAMA 304(15): 1675–1683.

287 Miller BJ, Murray L, Beckmann MM, Kent T, Macfarlane B (2013): Dietary Supplements for Preventing Postnatal Depression (Review). Cochrane Database of Systematic Reviews 2013 Iss.10, Art. No. CD009104.

288 Abdelhamid AS, Brown TJ, Brainard JS, Biswas P, Thorpe GC, Moore HJ, Dean KHO, AlAbdulghafoor FK, Summerbell CD, Worthington HV, Song F, Hooper L (2018): Omega-3 Fatty Acids for the Primary and Secondary Prevention of Cardiovascular Disease. Cochrane Database of Systematic Reviews 2018 Iss.11, Art. No. CD003177.

Quellennachweis **283**

289 Ärzteblatt (2018): Erhöhter Verzehr von Omega-3-Fettsäuren laut Cochrane weitgehend nutzlos. 31.7.2018. Abgerufen unter: www.aerzteblatt.de

290 Aung T, Halsey J, Kromhout D, Gerstein HC, Marchioli R, Tavazzi L, Geleijnse JM, Rauch B, Ness A, galan P, Chew EY, Bosch J, Collins R, Lewington S, Armitage J, Clarke R, for the Omega-3 Treatment Trialists' Colaboration (2018): Associations of Omega-3 Fatty Acid Supplement Use With Cardiovascular Risease Risks – Meta-anaysis of 10 Trials Involving 77917 Individuals. JAMA 3(3): 225–234.

291 Bundesinstitut für Risikobewertung (2009): Für die Anreicherung von Lebensmitteln mit Omega-3-Fettsäuren empfiehlt das BfR die Festsetzung von Höchstmengen. Stellungnahme 030/2009 des BfR v. 26.5.2009. Berlin.

292 Mahaffey KR, Sunderland EM, Chan HM, Choi AL, Grandjean P, Marien K, Oksen E, Sakamoto M, Schoeny R, Weihe P, Yan CH, Yasutake A (2011): Balancing the Benefits of n-2 Polyunsaturated Fatty Acids and the Risk of Methylmercury Exposure from Fish Consumption. Nutrition Reviews 69(9): 493–508.

293 Wenstrom KD (2014): The FDA's New Advice on Fish: It's Complicated. American Journal of Obstetrics and Gynecology 211(5): 478.

294 Thurstan RH, Roberts CM (2014): The Past and Future of Fish Consumption: Can Supplies Meet Healthy Eating Recommendations. Marine Pollution Bulletin 89: 5–11.

295 McCauley ME, van den Broek N, Dou L, Othman M (2015): Vitamin A Supplementation during Pregnancy for Maternal and Newborn Outcomes. Cochrane Database of Systematic Reviews 2015, Issue 10, Art. No. CD008666; World Health Organization and Food and Agriculture Organization of the United Nations (2004): Vitamin and Mineral Requirements in Human Nutrition. Report on a Joint FAO/WHO Expert Consultation. Genf/Rom.

296 National Collaboration Centre for Women's and Children's Health (2008): Antenatal Care – Routine Care for the Healthy Pregnant Woman. Clinical Guideline 2008 Update. Royal College of Obstetricians and Gynaecologists RCOG Press, London; Dolk HM, Nau H, Hummler H, Barlow SM (1999): Dietary Vitamin A and the Teratogenic Risk: European Teratology Society Discussion Paper. European Journal of Obstetrics and Gynaecology 83: 31–36.

297 Selcen D, Seidmann S, Nigro MA (2000): Otocerebral Anomalies Associated with Topical Tretinoin Use. Brain and Development 22: 218–220; Bozzo P, Chua-Gocheco A, Einarson A (2011): Safety of Skin Care Products during Pregnancy. Canadian Family Physician 57(6): 665–667.

298 Pawlak R, Parrot SJ, Raj S, Cullum-Dugan D, Lucus D (2013): How Prevalent is Vitamin B12 Deficiency among Vegetarians? Nutrition Reviews 71(2): 110–117; Pawlak R, Lester SE, Babatunde T (2014): The Prevalence of Cobalamin Deficiency among Vegetarian Assessed by Serum Vitamin B12: A Review of lLiterature. European Journal of Clinical Nutrition 68: 541–548; Mukku SSR, Suhas S, Harish T, Arvind HR, Chaturvedi SK (2018): Mixed Neuropsychiatric Clinical Manifestions Associated with Vitamin B12 Deficiency. Asian Journal of Psychiatry 36: 25–27.

299 Rogne T, Tielemans MJ, Chong MFF, Yajnik CS, Krishnaveni GV, Poston L, Jaddoe VWV, Steegers EAP, Joshi S, Chong YS, Godfrey KM, Yap F, Yahyaoui R, Thomas T, Hay G, Hogeveen M, Demir A, Saravanan P, Skovlund E, Martinussen MP, Jacobsen GW, Franco OH, Bracken MB, Risnes KR (2017): Maternal Vitamin B12 in Pregnancy and Risk of Preterm Birth and Low Birth Weight: A Systematic Review and Individual Participant Data Meta-analysis. American Journal of Epidemiology 185(3): 212–223.

300 Lai JS, Ayob MNM, Cai S, Quah PL, Gluckman PD, Shek LP, Yap F, Tan KH, Chong YS, Godfrey KM, Meaney MJ, Broekman BFP, Rifkin-Graboi A, Chong MFF (2019): Maternal Plasma Vitamin B12 Concentrations during Pregnancy and Infant Cognitive Outcomes at 2 Years of Age. British Journal of Nutrition 121(11): 1303–1312.

301 Reynolds E (2006): Vitamin B12, Folic Acid, and the Nervous System. Lancet Neurology 5: 949–960.

302 Jayaram N, Rao mg, Narasimha A, Raveendranathan D, Varambally S, Venkatasubramanian G, Gangadhar BN (2013): Vitamin B12 levels and Psychiatric Symptomatology: A Case Series. Journal of Neuropsychiatry and Clinical Neuroscience 25(2): 150–152.

303 Kapoor A, Baig M, Tunio SA, Memon AS, Karmani H (2017): Neuropsychiatric and Neurological Problems among Vitamin B12 Deficient Young Vegetarians. Neurosciences 22(3): 228–232.

304 Pawlak R, Lester SE, Babatunde T (2014): The Prevalence of Cobalamin Deficiency among Vegetarian Assessed by Serum Vitamin B12: A Review of Literature. European Journal of Clinical Nutrition 68: 541–548.

305 Hermann W, Obeid R (2008): Causes and Early Diagnosis of Vitamin B12 Deficiency. Deutsches Ärzteblatt International 105(40): 680–685.

306 Pawlak R, Parrot SJ, Raj S, Cullum-Dugan D, Lucus D (2013): How Prevalent is Vitamin B12 Deficiency among Vegetarians? Nutrition Reviews 71(2): 110–117; Pawlak R, Lester SE, Babatunde T

Quellennachweis

(2014): The Prevalence of Cobalamin Deficiency among Vegetarian Assessed by Serum Vitamin B12: A Review of Literature. European Journal of Clinical Nutrition 68: 541–548.

307   Obeid R, Murphy M, Solé P, Yajnik (2017): Cobalamin Status from Pregnancy to Early Childhood: Lessons from Global Experience. Advances in Nutrition 8: 971–979.

308   Padayatti SJ, Levine M (2016): Vitamin C Physiology: The Known and the Unknown and Goldilocks. Oral Diseases 22(6): 463–493.

309   Deutsche Gesellschaft für Ernährung (2015): Hilft Vitamin C gegen Erkältungen? Deutsche Gesellschaft für Ernährung, Presseinformation 11/2015 v. 22.12.

310   PDQ Integrative, Alternative, and Complementary Therapies Editorial Board (2020): High-Dose Vitamin C. Health Professional Version. Cancer Information Summaries, National Cancer Institute, Washington D.C.

311   360 Market Updates (2020): Vitamin C (Ascorbic Acid) Market 2020: Top Countries Data, Industry Size, Growth Factors, Definition, Global Analysis, Opportunities and Forecast to 2024. Pune, India (zitiert nach www.marketwatch.com).

312   Rumbold A, Ota E, Nagata C, Shahrook S, Crowther CA (2015): Vitamin C Supplementation in Pregnancy (Review). Cochrane Database of Systematic Reviews 2015 Iss.9, Art. No. CD004072.

313   Frei B, Birlouez-Aragon I, Lykkesfeldt J (2012): Author's Perspective: What Is the Optimum Intake of Vitamin C in Humans? Critical Reviews in Food Science and Nutrition 52(9): 815–829.

314   Deutsche Gesellschaft für Ernährung (2015): New Reference Values for Vitamin C Intake. Annals of Nutrition and Metabolism 67: 13–20.

315   Padayatti SJ, Levine M (2016): Vitamin C Physiology: The Known and the Unknown and Goldilocks. Oral Diseases 22(6): 463–493.

316   McCollum EV, Simmonds N, Becker JE, P. G. Shipley PG (1922): Studies on Experimental Rickets. XXI. An Experimental Demonstration of the Existence of a Vitamin Which Promotes Calcium Deposition. Journal of Biological Chemistry 53: 293–312.

317   Qin LL, Lu FG, Yang SH, Xu HL, Luo BA (2016): Does Maternal Vitamin D Deficiency Increase the Risk of Preterm Birth: A Meta-Analysis of Observational Studies. Nutrients 8: 301.

318   De-Regil LM, Palacios C, Ansary A, Kulier R, Pena-Rosas JP (2016): Vitamin D supplementation for women during pregnancy. Cochrane Database of Systematic Reviews 2013, Issue 2, Art. No. CD008873.

319   Shen SY, Xiao WQ, Lu JH, Yuan MY, He JR, Xia HM, Qiu X, Cheng KK, Lam KBH (2018): Early Life Vitamin D Status and Asthma and Wheeze: A Systematic Review and Meta-analysis. BMC Pulmonary Medicine 18: 120.

320   Elsori D, Hammoud MS (2018): Vitamin D Deficiency in Mothers, Neonates and Children. Journal of Steroid Biochemistry & Molecular Biology 175: 195–199.

321   Marks R, Foley PA, Jolley D, Knight KR, Harrison J, Thompson SC (1995): The Effect of Regular Sunscreen Use on Vitamin D Levels in an Australian Population. Results of a Randomized Controlled Trial. Archives of Dermatology 131(4): 415–421; Norval M, Wulf HC (2009): Does Chronic Sunscreen Use Reduce Vitamin D Production to Insufficient Levels? British Journal of Dermatology 161(4): 732–736.

322   Koletzko B, Cremer M, Flothkötter M, Graf C, Hauner H, Hellmers C, Kersting M, Krawinkel M, Przyrembel H, Röbl-Mathieu M, Schiffner U, Vetter K, Weißenborn A, Wöckel A (2018): Ernährung und Lebensstil vor und während der Schwangerschaft – Handlungsempfehlungen des bundesweiten Netzwerks Gesund ins Leben. Geburtshilfe & Frauenheilkunde 78: 1262–1283.

323   Deutsche Gesellschaft für Ernährung (2011): Vitamin D und Prävention ausgewählter chronischer Krankheiten. Deutsche Gesellschaft für Ernährung, Stellungnahme. Bonn; Deutsche Gesellschaft für Ernährung (2012): Neue Referenzwerte für Vitamin D. Deutsche Gesellschaft für Ernährung, Presseinformation 01/2012. Bonn.

324   World Health Organization (2019): Nutritional Rickets. A Review of Disease Burden, Causes, Diagnosis, Prevention and Treatment. Genf.

325   European Food Safety Agency (2016): EFSA ND Panel (EFSA Panel on Dietetic Products, Nutrition and Allergies): Dietary Reference Values for Vitamin D. European Food Safety Authority. EFSA Journal 14 (10): 4547.

326   De-Regil LM, Palacios C, Lombardo LK, Pena-Rosas JP (2016): Vitamin D Supplementation for Women during Pregnancy (Review). Cochrane Database of Systematic Reviews 2016, Issue 1, Art. No. CD008873.

327   Harvey NC, Holroyd C, Ntani G, Javaid K, Cooper P, Moon R, Cole Z, Tinati T, Godfrey K, Dennison E, Bishop NJ, Baird J, Cooper C (2014): Vitamin D Supplementation in Pregnancy: A Systematic Review. Health Technology Assessment 18 (45).

328   European Food Safety Authority (2014): Scientific Opinion on Dietary Reference Values for Iodine. EFSA Panel on Dietetic Products, Nutrition and Allergies. EFSA Journal 12(5): 3660; Koletzko

Quellennachweis

B, Cremer M, Flothkötter M, Graf C, Hauner H, Hellmers C, Kersting M, Krawinkel M, Przyrembel H, Röbl-Mathieu M, Schiffner U, Vetter K, Weißenborn A, Wöckel A (2018): Ernährung und Lebensstil vor und während der Schwangerschaft – Handlungsempfehlungen des bundesweiten Netzwerks Gesund ins Leben. Geburtshilfe & Frauenheilkunde 78: 1262–1283.

329 Harding KB, Pena-Rosas JP, Webster AC, Yap CMY, Payne BA, Ota E, De-Regli LM (2017): Iodine Supplementation for Women during the Preconception, Pregnancy and Postpartum Period (Review). Cochrane Database of Systematic Reviews 2017 Iss. 3, Art. No. CD011761.

330 Koletzko B, Cremer M, Flothkötter M, Graf C, Hauner H, Hellmers C, Kersting M, Krawinkel M, Przyrembel H, Röbl-Mathieu M, Schiffner U, Vetter K, Weißenborn A, Wöckel A (2018): Ernährung und Lebensstil vor und während der Schwangerschaft – Handlungsempfehlungen des bundesweiten Netzwerks Gesund ins Leben. Geburtshilfe & Frauenheilkunde 78: 1262–1283.

331 Bundesinstitut für Risikobewertung (2007): Gesundheitliche Risiken durch zu hohen Jodgehalt in getrockneten Algen. Stellungnahme 026/2007. Berlin.

332 Bundesinstitut für Risikobewertung (2004): Nutzen und Risiko der Jodprophylaxe in Deutschland. Stellungnahme 1.6.2004. Berlin.

333 Koletzko B, Cremer M, Flothkötter M, Graf C, Hauner H, Hellmers C, Kersting M, Krawinkel M, Przyrembel H, Röbl-Mathieu M, Schiffner U, Vetter K, Weißenborn A, Wöckel A (2018): Ernährung und Lebensstil vor und während der Schwangerschaft – Handlungsempfehlungen des bundesweiten Netzwerks Gesund ins Leben. Geburtshilfe & Frauenheilkunde 78: 1262–1283.

334 European Food Safety Authority (2014): Scientific Opinion on Dietary Reference Values for Iodine. EFSA Panel on Dietetic Products, Nutrition and Allergies. EFSA Journal 12(5): 3660; European Food Safety Authority (2006): Tolerable Upper Intake Levels for Vitamins and Minerals. Scientific Committee on Food. Parma.

335 Röhl S, Schücking B (2008): Ärztliche Empfehlung zur Jodsubstitution bei 1200 Schwangeren. Benachteiligung von Schwangeren mit niedrigem Bildungsstand. Gesundheitswesen 70: A71.

336 Remer, T, Johner S (2014): Kritischer Nährstoff Jod. Monatsschrift Kinderheilkunde 162: 607–615.

337 Beck KL, Conlon CA, Kruger R, Coad J (2014): Dietary Determinants of and Possible Solutions to Iron Deficiency for Young Women Living in Industrialized Countries: A Review. Nutrients 6: 3747–3767.

338 Cao C, Fleming MD (2016): The Placenta: The Forgotten Essential Organ of Iron Transport. Nutrition Reviews 74(7): 421–431.

339 Haram K, Nilsen ST, Ulvik RJ (2001): Iron Supplementation in Pregnancy – Evidence and Controversies. Acta Obstetricia et Gynecologica Scandinavica 80: 683–688.

340 Ng SW, Norwitz SG, Norwitz ER (2019): The Impact of Iron Overload and Ferroptosis on Reproductive Disorders in Humans: Implications for Preeclampsia. International Journal of Molecular Sciences 20: 3283.

341 Ebd.

342 Haram K, Nilsen ST, Ulvik RJ (2001): Iron Supplementation in Pregnancy – Evidence and Controversies. Acta Obstetricia et Gynecologica Scandinavica 80: 683–688.

343 Haider LM, Schwinghackl L, Hoffmann G, Ekmekcioglu C (2018): The Effect of Vegetarian Diets on Iron Status in Adults. A Systematic Review and Meta-analysis. Critical Reviews of Food Science and Nutrition 58(8): 1359–1374.

344 Koletzko B, Bauer CP, Bung P, Cremer M, Flothkötter M, Hellmers C, Kersting M, Krawinkel M, Przyrembel H, Rasenack R, Schäfer T, Vetter K, Wahn U, Weissenborn A, Wöckel A (2014): German National Consensus Recommendations on Nutrition and Lifestyle in Pregnancy by the »Healthy Start – Young Families Network«. Annals of Nutrition and Metabolism 63: 311–322.

345 Fraser AJ (1984): The Relationship between New Zealand's Geology and Soils and Trace Element Deficiencies in Grazing Animals. Proceedings of the New Zealand Society of Animal Production 44: 125–133.

346 Ullah H, Liu G, Yousaf B, Ali MU, Abbas Q, Munir MAM, Mian MM (2018): Developmental Selenium Exposure and Health Risk in Daily Foodstuffs: A Systematic Review and Meta-analysis. Ecotoxicology and Environmental Safety 149: 291–306.

347 Ebd.; Oldfield JE (2002): A Brief History of Selenium Research: From Alkali Disease to Prostate Cancer (From Poison to Prevention). Journal of Animal Science 11: 1–4; Hatfield DL, Tsuji PA, Carlson BA, Gladyshev VN (2014): Selenium and Selenocysteine: Roles in Cancer, Health and Development. Trends in Biochemistry Science 39(3): 112–120.

348 Ullah H, Liu G, Yousaf B, Ali MU, Abbas Q, Munir MAM, Mian MM (2018): Developmental Selenium Exposure and Health risk in Daily Foodstuffs: A Systematic Review and Meta-analysis. Ecotoxicology and Environmental Safety 149: 291–306.

349 Ralston NVC, Raymond LJ (2010): Dietary Selenium's Protective Effects against Methylmercury Toxicity. Toxicology 278: 112–123.

350 National Institutes of Health (2018): Selenium. National Institutes of Health, Office of Dietary Supplements. Fact Sheet for Health Professionals. Abgerufen unter: www.ods.od.nih.gov

351 Kipp AP, Strohm D, Brigelius-Flohé R, Schomburg L, Bechthold A, Leschik-Bonnet E, Heseker H, German Nutrition Society DGE (2015): Revised Reference Values for Selenium Intake. Journal of Trace Elements in Medicine and Biology 32: 195–199.

352 Hollstein P (2016): Femibion/Elevit: Vitamine für den Kinderwunsch. Apotheke Adhoc, 4.10.2016. Abgerufen unter: www.apotheke-adhoc.de

353 VZBB; Verbraucherzentrale Baden-Württemberg (2017): Nahrungsergänzungsmittel für Schwangere. Marktcheck der Verbraucherzentrale Baden-Württemberg. Stuttgart.

354 Verbraucherzentrale Baden-Württemberg (2020): Mehr drin als nötig: Nahrungsergänzungsmittel für Schwangere. Marktcheck 2020. Stand 27.4.2020. Abgerufen unter: www.verbraucherzentrale-bawue.de

355 Bundeszentrum für Ernährung (2020): Supplement Folsäure Handlungsempfehlungen. Abgerufen unter: www.gesund-ins-leben.de; Bundeszentrum für Ernährung (2020): Supplement Jod Handlungsempfehlungen. Abgerufen unter: www.gesund-ins-leben.de

356 Öko-Test (2016): Vitamin- und Eisenpräparate für Schwangere: Zu viel ist zu viel. Öko-Test 5/2016.

357 Öko-Test (2018): Von Anfang an. Öko-Test Jahrbuch Kinder und Familie 2018. Seiten 84–87.

358 Bauer C (2015): Merck teilt mit Bayer. Apotheke Adhoc, 24.9.2015. Abgerufen unter: www.apotheke-adhoc.de

359 Smith ER, Shankar AH, Wu LSF, Aboud S, Adu-Afarwuah S, Ali H, Augustina R, Arifeen S, Ashorn P, Bhutta ZA, Christian P, Devakumar D, Dewey KG, Friis H, Gomo E, Gupta P, Kæstel P, Kolsteren P, Lanou H, Maleta K, Mamadoultaibou A, Msanga G, Osrin D, Persson LA, Ramakrishnan U, Rivera JA, Rizvi A, Sachdev HPS, Urassa W, West KP, Zagre N, Zeng L, Zhu Z, Fawzi W, Sudfeld CR (2017): Modifiers of the Effect of Maternal Multiple Micronutrient Supplementation on Still Birth, Birth Outcomes, and Infant Mortality: A Meta- analysis of Individual Patient Data from 17 Randomized Trials in Low-income and Middle-income Countries. Lancet Global Health 5: e1090–e1100; Haider BA, Bhutta ZA (2017): Multiple-micronutrient Supplementation for Women during Pregnancy (Review). Cochrane Database of Systematic Reviews 2017 Iss. 4, Art. No. CD004905; Keats EC, Haider BA, Tam E, Bhutta ZA (2019): Multiple-micronutrient supplementation for women during pregnancy. Cochrane Database of Systematic Reviews 2019 Iss. 4, Art. No. CD004905.

360 Abe SK, Balogun OO, Takahashi K, Mori R (2016): Supplementation with Multiple Micronutrients for Breastfeeding Women for Improving Outcomes for the Mother and Baby. Cochrane Database of Systematic Reviews 2016 Iss. 2, Art. No. CD010647.

361 Bourassa MW, Osendarp SJM, Adu-Afarwuah S, Ahmed S, Ajello C, Bergeron G, Black R, Christian P, Cousens S, de Pee S, Dewey KG, Arifeen SE, Engle-Stone R, Fleet A, Gernand AD, Hoddinott J, Klemm R, Kraemer K, Kupka R, McLean E, Moore SE, Neufeld LM, Persson LA, Rasmussen KM, Shankar AH, Smith E, Sudfeld CR, Udomkesmalee E, Vosti SA (2019): Review of Evidence Regarding the Use of Antenatal Multiple Micronutrient Supplementation in Low- and Middle-income Countries. Annals of the New York Academy of Sciences 144: 6–21.

362 Balogun OO, da Silva Lopez K, Ota E, Takemotot Y, Rumbold A, Takegata M, Mori R (2016): Vitamin Supplementation for Preventing Miscarriage (Review). Cochrane Database of Systematic Reviews 2016 No. 5, Art. CD004073.

363 European Food Safety Authority (2006): Tolerable Upper Intake Levels for Vitamins and Minerals. Scientific Committee on Food. Parma; Weißenborn A, Bakhiya N, Demuth I, Ehlers A, Ewald M, Niemann B, Richter K, Trefflich I, Ziegenhagen R, Hirsch-Ernst KI, Lampen A (2018): Maximum Levels for Vitamins and Minerals in Food Supplements. Journal of Consumer Protection and Food Safety 13: 25–39.

364 Gernand AD (2019): The Upper Level: Examining the Risk of Excess Micronutrient Intake in Pregnancy from Antenatal Supplements. Annals of the New York Academy of Sciences 144: 22–34.

365 Adler S, Bicker G, Bigalke H, Bishop C, Blümel J, Dressler D, Fitzgerald J, Gessler F, Heuschen H, Kegel B, Luch A, Milne C, Picket A, Ratsch H, Ruhdel I, Sesardic D, Stephens M, Stiens G, Thornton PD, Thürmer R, Vey M, Soielmann H, Grune B, Liebsch M (2010): The Current Scientific and Legal Status of Alternative Methods to the LD50 Test for Botulinum Neurotoxin Potency Testing. Alternatives to Laboratory Animals 38: 315–330.

366 Turner A, Arnold R, Williams T (2020): Weathering and Persistence of Plastic in the Marine Environment: Lessons from LEGO®. Environmental Pollution 262: 114299.

367 Europäische Kommission (2001): Weißbuch – Strategie für eine zukünftige Chemikalienpolitik. KOM (2001)88, 27.2.2001.

Quellennachweis **287**

368   Carson R (1962): Silent Spring. Boston. Deutsche Ausgabe: Der stumme Frühling. München 1963.
369   Höfer T, Gerner I, Gundert-Remy U, Liebsch M, Schulte A, Spielmann H, Vogel R, Wettig K (2004): Animal Testing and Alternative Approaches for the Human Health Risk Assessment under the Proposed New European Chemicals Regulation. Archives of Toxicology 78: 549–564.
370   OECD (2018): OECD Guideline for the Testing of Chemicals No. 443, Extended One-Generation Reproductive Toxicity Study. Paris.
371   Blair A, Saracci R, Vineis P, Cocco P, Forastiere F, Grandjean P, Kogevinas K, Kriebel D, McMichael A, Pearce N, Porta M, Samet J, Sandler DP, Costantini AS, Vainio H (2009): Epidemiology, Public Health, and the Rhetoric of False Positives. Environmental Health Perspectives 117(12): 1809–1813.
372   Carson R (1962): Silent Spring. Boston. Deutsche Ausgabe: Der stumme Frühling. Biederstein, München 1963.
373   Daten nach: Vieth, B., 2002: Stillen und unerwünschte Fremdstoffe in Frauenmilch. Teil 1: Datenlage und Trends in Deutschland, Umweltmedizinischer Informationsdienst 2/2002, 20–23. Daten dort ausgewertet nach: Vieth B., Heinrich-Hirsch B.: Trends der Rückstandsgehalte in Frauenmilch aus der Bundesrepublik Deutschland (interner Jahresbericht des Fachbereichs 8 des Bundesinstituts für gesundheitlichen Verbraucherschutz und Veterinärmedizin).
374   Bergman A, Heindel JJ, Jobling S, Kidd KA, Zoeller T (2013): State of the Science of Endocrine Disrupting Chemicals 2012. WHO/UNEP; World Health Organization / United Nations Environment Programme. Genf/Nairobi; Umweltbundesamt (2017): Umwelthormone. Information unter www.uba.de v. Mai 2017;
375   Fénichel P, Chevalier N (2017): Environmental Endocrine Disruptors: New Diabetogens? Comptes Rendus Biologies 340: 446–452.
376   Monneret C (2017): What Is an Endocrine Disruptor? Comptes Rendus Biologies 340: 403–405.
377   Nohynek GJ, Borgert CJ, Dietrich D, Rozman KK (2013): Endocrine disruption: Fact or Urban Legend? Toxicology Letters 223: 295–305; Kleinstreuer NC, Ceger PC, Allen DG, Strickland J, Chang X, Hamm JT, Casey WM (2016): A Curated Database of Rodent Uterotrophic Bioactivity. Environmental Health Perspectives 124(5): 556–562.
378   Beausoleil C, Ormsby JN, Gies A, Hass U, Heindel JJ, Holmer ML, Nielsen PJ, Munn S, Schoenfelder G (2013): Low Dose Effects and Non-monotonic Dose Response for Endocrine Active Chemicals: Science to Practice Workshop: Workshop Summary. Chemosphere 93: 847–856.
379   OECD (2018): OECD Guideline for the Testing of Chemicals No. 443, Extended One-Generation Reproductive Toxicity Study. Organisation for Economic Cooperation and Development (OECD), Paris.
380   European Commission (2016): Endocrine Disruptors, Strategy, Which Substances Are of Concern? 8.6.2016. Unter www.ec.europa.eu/environment/chemicals/endocrine/strategy/substances_en.htm
381   UN Environment (2017): Overview Report I: Worldwide Initiatives to Identify Endocrine Disrupting Chemicals (EDCs) and Potential EDCs. Prepared by The International Panel of Chemical Pollution (IPCP), Nairobi.
382   Verband der Chemischen Industrie Deutschlands (2014/2017): Endokrine Effekte und endokrine Schädigungen – Fragen und Fakten zu hormonaktiven Chemikalien. 20.2.2014. VCI Statusbericht: Overview on »Endocrine Active Substances«, 21.8.2017. Abgerufen unter: www.vci.de
383   European Commission (2011): Commission Staff Working Paper. 4th Report on the Implementation of the »Community Strategy for Endocrine Disruptors«, A Range of Substances Suspected of Interfering with the Hormone Systems of Humans and Wildlife (COM (199) 706). SEC (2011)1001 final. Brüssel.
384   European Commission (2014): Verbraucher: Kommission verbessert Sicherheit von Kosmetika. Pressemitteilung der Europäischen Kommission IP/14/1051 v. 26.9.2014. Verordnung (EU) Nr. 358/2014 der Kommission zur Änderung der Anhänge II und V der Verordnung (EG) Nr. 1223/2009 des Europäischen Parlaments und des Rates über kosmetische Mittel. Amtsblatt der Europäischen Union L107: 5–9.
385   Bundesinstitut für Risikobewertung (2011): Verwendung von Parabenen in kosmetischen Mitteln. Stellungnahme Nr. 009/2011 des BfR vom 28.1.2011. Berlin.
386   Scientific Committee on Consumer Safety (2011): Opinion on PARABENS. Colipa no. P82. SCCS/1348/10, 22.3.2011; Scientific Committee on Consumer Safety (2013): Opinion on PARABENS – Updated Request for a Scientific Opinion on Propyl- and Butylparaben. Colipa no. P82. SCCS/1514/13, 3.5.2013.
387   Global 2000 (2016): Kosmetik-Check 2016. Abgerufen unter: www.global2000.at/kosmetik-check-2016
388   Global 2000 (2017): Naturkosmetik-Check. Abgerufen unter: www.global2000.at/naturkosmetik-check

389 Environmental Protection Agency, Ministry of Environment and Food of Denmark (2017): Exposure of Children and Unborn Children to Selected Chemical Substances. Survey of Chemical Substances in Consumer Products No. 158, April 2017. Kopenhagen.

390 Klaschka U, Rother HA (2013): »Read this and be safe!« Comparison of Regulatory Processes for Communicating Risks of Personal Care Products to European and South African Consumers. Environmental Sciences Europe 25: 30.

391 Organic Consumers Association (2008): Carcinogenic 1,4-Dioxane Found in Leading »Organic« Brand Personal Care Products. Press Release, March 14. Abgerufen unter: www.organicconsumers.org

392 Federal Trade Commission (2016): FTC Approves Four Final Orders Barring Companies from Making False All-Natural Claims. Press Release, July 13. Abgerufen unter: www.ftc.gov

393 Corazza M, Borghi A, Gallo R, Schena D, Pigatto P, Lauriola MM, Guarneri F, Stingeni L, Vincenzi C, Foti C, Virgili A (2014): Topical Botanically Derived Products: Use Reactions, and Usefulness of Patch Tests. A Multicenter Italian Study. Contact Dermatitis 70(2): 90–97; Jongeneel WP, Delmaar JE, Bokkers BGH (2018): Health Impact Assessment of a Skin Sensitizer: Analysis of Potential Policy Measures Aimed at Reducing Geraniol Concentrations in Personal Care Products and Household Cleaning Products. Environmental International 118: 235–244.

394 Scientific Committee on Consumer Safety (2012): Opinion on Fragrance Allergens in Cosmetic Products. European Commission, Directorate-General for Health & Consumers, 15th Plenary, 26–27 June 2012. SCCS/1459/11. Brüssel; Matura M, Sköld M, Börje A, Andersen KE, Bruze M, Frosch P, Goossens A, Johansen JD, Svedman C, White IR, Karlberg AT (2005): Selected Oxidized Fragrance Terpenes Are Common Contact Allergens. Contact Dermatitis 52(6): 320–328.

395 de Groot AC, Schmidt E (2016): Tea Tree Oil: Contact Allergy and Chemical Composition. Contact Dermatitis 75(3): 129–143.

396 European Chemicals Agency (2014): CLH Report Proposal for Harmonised Classification and Labelling, Subsatnce Name: Linalool. Submitted by Swedish Chemical Agency. Helsinki. Abgerufen unter: www.echa.eu

397 Sugiura M, Hayakawa R, Kato Y, Sugiura K, Hashimoto R (2000): Results of Patch Testing with Lavender Oil in Japan. Contact Dermatitis 43(3): 157–160.

398 Lee YH, Lee JH, Kang HR, Ha JH, Lee BH, Kim SH (2015): A Case of Anaphylaxis Induced by Contact with Young Radish (Raphanus sativus L). Allergy, Asthma & Immunology Research 7(1): 95–97.

399 Bundesinstitut für Risikobewertung (2018): Hochraffinierte Mineralöle in Kosmetika: Gesundheitliche Risiken sind nach derzeitigem Kenntnisstand nicht zu erwarten. Stellungnahme Nr. 8/2018. Abgerufen unter: www.bfr.bund.de

400 CodeCheck (2020): Diese Inhaltsstoffe solltest Du während der Schwangerschaft meiden! (Startseite). Abgerufen im Mai 2020 unter: www.codecheck.info; Bund für Umwelt und Naturschutz (2015): ToxFox – Der Kosmetik-Check – Hormoncocktail im Badezimmer (als App & im Web). Abgerufen unter: www.bund.net

401 Goodman M, Naiman DQ, LaKind JS (2018): Systematic Review of the Literature on Triclosan and Health Outcomes in Humans. Critical Reviews in Toxicology 48(1): 1–51.

402 Riley P, Lamont T (2013): Triclosan/Copolymer Containing Toothpastes for Oral Health (Review). Cochrane Database of Systematic Reviews Issue 12, Art. No. CD010514; Vered Y, Zini A, Mann J, De Vizio W, Stewart B, Zhang YP, Garcia L (2009): Comparison of a Dentifrice Containing 0.243% Sodium Fluoride, 0.3% Triclosan, and 2% Copolymer in a Silica Base, and Dentifrice Containing 0.243% Sodium Fluoride in a Silica Base: A Three-Year Clinical Trial of Root Caries and Dental Crowns Among Adults. Journal of Clinical Dentistry 20(2): 62–65; Food & Drug Administration (2016): Things to Know About Triclosan. Abgerufen unter: www.fda.gov/consumers

403 Geer LA, Pycke BFG, Waxenbaum J, Sherer DM, Abulafia O, Halden RU (2017): Association of Birth Outcomes with Fetal Exposure to Parabens, Triclosan and Tricarban in an Immigrant Population in Brooklyn, New York. Journal of Hazardous Materials 323: 177–183; Wei L, Qiao P, Shi Y, Ruan Y, Yin J, Wu Q, Shao B (2017): Triclosan/Tricarban Levels in Maternal and Umbilical Blood Samples and Their Association with Fetal Malformation. Clinica Chimica Acta 466: 133–137.

404 Vélez MP, Arbuckle TE, Fraser WD (2015): Female Exposure to Phenols and Phthalates and Time to Pregnancy: The Maternal-Infant Research on Environmental Chemicals (MIREC) Study. Fertility and Sterility 103(4): 1011–1020 (incl. Suppl.1020.e1).

405 Scientific Committee on Consumer Safety (2011): Opinion on Triclosan, COLIPA no. P32, Addendum to the SCCS Opinion on Triclosan (SCCS/1192/08) from January 2009. European Commission, Directorate-General for Health & Consumers, 10th Plenary, 22 March 2011. SCCS/1414/11. Brüssel.

406 Bayerisches Landesamt für Gesundheit und Lebensmittelsicherheit (2016): Triclosan »in aller Munde« – Umstrittene Verwendung des Konservierungsstoffes. Abgerufen unter: www.lgl.bayern.de

407 Bundesinstitut für Risikobewertung (2009): BfR unterstützt Verwendungsverbot von Triclosan in Lebensmittelbedarfsgegenständen. Stellungnahme Nr. 031/2009 v. 12.6.2009. Berlin; PAN Germany (2013): Biozidbehandelte Gebrauchsgegenstände im Alltag. Markt, Politik, Risiken. Gefördert v. BMU und UBA. Hamburg.

408 Dhillon GS, Kaur S, Pulicharla R, Kaur Brar S, Cledón M, Verma M, Surampalli RY (2015): Triclosan: Current Status, Occurrence, Environmental Risks and Bioaccumulation Potential. International Journal of Environmental Research and Public Health 12: 5657–5684; Pycke BFG, Geer LA, Dalloul M, Abulafia O, Jenck AM, Halden RU (2014): Human Fetal Exposure to Triclosan and Tricarban in an Urban Population from Brooklyn, New York. Environmental Science and Technology 48: 8831–8838.

409 Bedaux G, Roig B, Thomas O, Dupont V, Le Bot B (2012): Occurrence and Toxicity of Antimicrobial Triclosan and By-products in the Environment. Environmental Science and Pollution Research 19(4): 1044–1065.

410 McNamara PJ, Levy SB (2016): Triclosan: An Instructive Tale. Antimicrobial Agents and Chemotherapy 60(12): 7015–7016.

411 Martin T, Stahlmann R (2017): Brauchen wir Triclosan? Deutsche ApothekerZeitung 37: 40–42.

412 Scientific Committee on Consumer Safety (2010): Opinion on Triclosan Antimicrobial Resistance. European Commission, Directorate-General for health & Consumers, 7th Plenary, 22 June 2010. SCCS/1251/09. Brüssel.

413 Lob-Corzilius T (2016): Wie problematisch ist Triclosan in der Medizin und der Umwelt? Pädiatrische Allergologie 2016(1): 42–43.

414 Weatherly LM, Gosse JA (2017): Triclosan Exposure, Transformation, and Human Health Effects. Journal of Toxicology and Environmental Health. Part B, Critical Reviews 20(8): 447–469.

415 BASF (2018): BASF konzentriert Produktion in Grenzach auf UV-Filter. Medienmitteilung vom 25.4.2018. Grenzach-Wyhlen.

416 McNamara PJ, Levy SB (2016): Triclosan: An Instructive Tale. Antimicrobial Agents and Chemotherapy 60(12): 7015–7016; Carson RT, Larson E, Levy SB, Marshall BM, Aiello AE (2008): Use of a Antibacterial Consumer Products Containing Quaternay Ammonium Compounds and Drug Resistance in the Community. Journal of Antimicrobial Chemotherapy 62(5): 1160–1162; Hausherr A, Becker J, Meylan M, Wüthrich D, Collaud A, Rossano A, Perreten V (2019): Antibiotic and Quaternary Ammonium Compound Resistance in Escheria Coli from Claves at the Beginning of the Fattening Period in Switzerland (2017). SAT/ASMV 161(11): 741–748.

417 Scientific Committee on Consumer Safety (2016): Opinion on Phenoxyethanol. European Commission, Directorate-General for Health & Consumers, 2nd Plenary, 6 October 2016. SCCS/1575/16. Brüssel.

418 Bayerisches Landesamt für Gesundheit und Lebensmittelsicherheit 20159: Konservierungsstoff Phenoxyethanol in Babypflegeprodukten – Untersuchungsergebnisse 2014. Abgerufen unter: www.lgl.bayern.de

419 Dunning K, LeMasters G, Bhattacharya A (2010): A Major Public Health Issue: The High Incidence of Falls During Pregnancy. Maternal and Child Health Journal 14: 720–725.

420 Mendez-Figueroa H, Dahlke JD, Vrees RA, Rouse DJ (2013): Trauma in Pregnancy: An Updated Systematic Review. American Journal of Obstetrics & Gynecology 209(1): 1–10.

421 Murphy NJ, Qiunlan JD (2014): Trauma in Pregnancy: Assessment, Management, and Prevention. American Family Physician 90(10): 717–724.

422 Gesamtverband der deutschen Versicherungswirtschaft (2012): Kinderunfälle: Eltern unterschätzen Risiken zuhause. Presseerklärung v. 30.8.2012 mit bereitgestellten Dokumenten.

423 AXA (2015): AXA Kindersicherheitsreport 2015. GfK Finanzmarktforschung 2012: Befragungen zum Thema »Wie gefährdet ist mein Kind?« Abgerufen unter: www.axa.de

424 Statistisches Bundesamt (2015): Todesursachenstatistik, ICD V01-X59, Februar 2015.

425 Bundesarbeitsgemeinschaft Mehr Sicherheit für Kinder e.V. (2018): Auswertung durch »verbraucherforum-info.de/unfallstatistik« der Unfallversicherer (abgerufen 23.1.2019); Bundesanstalt für Arbeitsschutz und Arbeitsmedizin / Robert Koch-Institut (2017) Informationsblatt, Juni 2017. Unfallstatistik 2015, Unfalltote und Unfallverletzte 2015 in Deutschland.

426 Bundesarbeitsgemeinschaft Mehr Sicherheit für Kinder e.V. (2018): Auswertung durch »verbraucherforum-info.de/unfallstatistik« der Unfallversicherer (abgerufen 23.1.2019).

427 Gesamtverband der deutschen Versicherungswirtschaft (2012): Kinderunfälle: Eltern unterschätzen Risiken zuhause. Presseerklärung v. 30.8.2012 mit bereit gestellten Dokumenten; Bundesarbeitsgemeinschaft Mehr Sicherheit für Kinder e.V. (2016): Daten und Statistiken, Trend der Krankenhausfälle 2002–2012, Trend: Verletzungsbedingte Krankenhausfälle bei Kindern und

Jugendlichen. Abgerufen am 29.1.2019 unter kindersicherheit.de/fachinformationen/unfallstatistiken.html

428 Ellsäßer G, Trost-Brinkhues G, Albrecht M (2014): Prävention von Verletzungen bei kleinen Kindern. Bundesgesundheitsblatt 57: 681–686.

429 Ebd.

430 Gesamtverband der deutschen Versicherungswirtschaft (2012): Kinderunfälle: Eltern unterschätzen Risiken zuhause. Presseerklärung v. 30.8.2012 mit bereit gestellten Dokumenten; Saß AC, Poethko-Müller C, Rommel A (2014): KiGGS Study Group. Das Unfallgeschehen im Kindes- und Jugendalter – Aktuelle Prävalenzen, Determinanten und Zeitvergleich. Bundesgesundheitsblatt 57: 789–797.

431 Ellsäßer G, Trost-Brinkhues G, Albrecht M (2014): Prävention von Verletzungen bei kleinen Kindern. Bundesgesundheitsblatt 57: 681–686.

432 Ellsäßer G, Diepgen TL (2000): Epidemiologische Analyse von Sturzunfällen im Kindesalter (<15 Jahre) in Deutschland. Erarbeitet im Auftrag des Fördervereins der Bundesvereinigung für Gesundheit e.v., handelnd für die Bundesarbeitsgemeinschaft Kindersicherheit. Bonn.

433 Stiftung Warentest (1997): Unnütz und gefährlich. Test 11: 44–48.

434 American Academy of Pediatrics, Committee of Injury and Poison Prevention (2001): Injuries Associated with Infant Walkers. Pediatrics 108(3): 790–792. Reconfirmed by the American Academy of Pediatrics, Committee of Injury and Poison Prevention, 2015.

435 National Electronic Injury Surveillance System (2018): NEISS Data Highlights (TOP 20 Product Groups by Age Group) 2017. Consumer Product Safety Commission, Maryland, USA.

436 American Academy of Pediatrics, Committee of Injury and Poison Prevention (2001): Injuries Associated with Infant Walkers. Pediatrics 108(3): 790–792. Reconfirmed by the American Academy of Pediatrics, Committee of Injury and Poison Prevention, 2015.

437 Sims A, Chounthirath T, Yang J, Hodges N, Smith GA (2018): Infant Walker-Related Injuries in the United States. Pediatrics 142(4): e20174332.

438 Stiftung Warentest (1997): Unnütz und gefährlich. Test 11: 44–48; Bundesarbeitsgemeinschaft Mehr Sicherheit für Kinder e.V. (ohne Datum): Lauflernhilfen/Gehfrei/Babywalker. Abruf unter www.kindersicherheit.de, Kinderärzte im Netz (2003): Lauflernhilfen – erhöhte Unfallgefahr. Abruf unter www.kinderaerzte-im-netz.de

439 American Academy of Pediatrics, Committee of Injury and Poison Prevention (2001): Injuries Associated with Infant Walkers. Pediatrics 108(3): 790–792. Reconfirmed by the American Academy of Pediatrics, Committee of Injury and Poison Prevention, 2015; Sims A, Chounthirath T, Yang J, Hodges N, Smith GA (2018): Infant Walker-Related Injuries in the United States. Pediatrics 142(4): e20174332.

440 American Academy of Pediatrics, Committee of Injury and Poison Prevention (2001): Injuries Associated with Infant Walkers. Pediatrics 108(3): 790–792. Reconfirmed by the American Academy of Pediatrics, Committee of Injury and Poison Prevention, 2015.

441 Kendrick D, Mulvaney CA, Stevens T, Mytton JA, Stewart-Brown S (2013): Parenting Interventions for the Prevention of Unintentional Injuries in Childhood. Cochrane Database of Systematic Reviews 2013, Iss. 3, Art. No. CD006020; Kendrick D, Young B, Mason-Jones AJ, Ilyas N, Achana FA, Cooper NJ, Hubbard SJ, Sutton AJ, Smith S, Wynn P, Mulvaney C, Watson MC, Coupland C (2013): Home Safety Education and Provision of Safety Equipment for Injury Prevention (Review). Evidence-based Child Health – A Cochrane Review Journal 8(3): 761–939.

442 Ellsäßer G, Trost-Brinkhues G, Albrecht M (2014): Prävention von Verletzungen bei kleinen Kindern. Bundesgesundheitsblatt 57: 681–686.

443 Gesamtverband der deutschen Versicherungswirtschaft (2012): Kinderunfälle: Eltern unterschätzen Risiken zuhause. Presseerklärung v. 30.8.2012 mit bereit gestellten Dokumenten.

444 Ellsäßer G, Trost-Brinkhues G, Albrecht M (2014): Prävention von Verletzungen bei kleinen Kindern. Bundesgesundheitsblatt 57: 681–686.

445 Foltran F, Ballali S, Passali FM, Kern E, Morra B, Passali GC, Berchialla P, Lauriello M, Gregori D (2012): Foreign Bodies in the Airways: A Meta-analysis of Published Papers. International Journal of Pediatric Otorhinolaryngology 76S: S12–S19.

446 Foltran F, Ballali S, Rodriguez H, Sebastian van As AB, Passali D, Gulati A, Gregori D (2013): Inhaled Foreign Bodies in Children: A Global Perspective on their Epidemiological, Clinical, and Preventive Aspects. Pediatric Pulmonology 48(4): 344–351.

447 Bundesinstitut für Risikobewertung (2016): Klebelaschen von Papiertaschentücher-Verpackungen können zu Erstickungsfällen bei Kleinkindern führen. Presserklärung BfR 41/2016 v. 5.10.2016. Berlin.

448 Bundesinstitut für Risikobewertung (2018): Knopfzellen: Verschlucken kann zu schweren Gesundheitsschäden bei Kleinkindern führen. Presseerklärung 43/2018 v. 23.11.2018. Berlin.

Quellennachweis

449 Cairns R, Brown JA, Lachireddy K, Wylie C, Robinson J, Dawson AH, Buckley NA (2019): Button Battery Exposures in Australian Children: A Prospective Observational Study Highlighting the Role of Poisons Information Centres. Clinical Toxicology (Philadelphia) 57(6): 404–410.

450 Robert Koch-Institut (2014): Unfallverletzungen, Faktenblatt zu KiGGS Welle 1: Studie zur Gesundheit von Kindern und Jugendlichen in Deutschland – Erste Folgebefragung 2009–2012. 21.7.2014. Berlin.

451 Saß AC, Poethko-Müller C, Rommel A (2014): KiGGS Study Group. Das Unfallgeschehen im Kindes- und Jugendalter – Aktuelle Prävalenzen, Determinanten und Zeitvergleich. Bundesgesundheitsblatt 57: 789–797.

452 Hahn A (2016): Vergiftungsfälle bei Kindern – Was und wo sind Risiken. Bezirkselternausschuss Lichterberger Kitas, Berlin, 9.11.2016, Vortrag.

453 Hahn A (2010): Vergiftungen bei Kindern. Fortbildungsveranstaltung für den öffentlichen Gesundheitsdienst. Vortrag. Abgerufen unter: https://mobil.bfr.bund.de

454 Bundesarbeitsgemeinschaft Mehr Sicherheit für Kinder e.V. (2009): Newsletter Nr. 2/2009, zitiert nach http://gesundheit-zahlen-daten-fakten.blogspot.com/2012/04/wie-haufig-sind-vergiftungen-bei.html (abgerufen am 28.1.2019).

455 Desel H, Begemann K, Feistkorn E, Glaser N, Idahosa-Taylor E, Wyke S, Hague C, Orford R, Duarte-Davidson R, Settimi L, Lauria L, Luciana C, Giordano F (2017): Study on the Hazardous Detergents Mixtures Contained in Soluble Packaging for Single Use. European Commission, Final Report ET-04-15-122-EN-N, 11 April 2017. Brüssel.

456 Ebd.

457 Hartmann S, Klaschka U (2017): Interested Consumers' Awareness of Harmful Chemicals in Everyday Products. Environmental Sciences Europe 29: 29.

458 Desel H, Begemann K, Feistkorn E, Glaser N, Idahosa-Taylor E, Wyke S, Hague C, Orford R, Duarte-Davidson R, Settimi L, Lauria L, Luciana C, Giordano F (2017): Study on the Hazardous Detergents Mixtures Contained in Soluble Packaging for Single Use. European Commission, Final Report ET-04-15-122-EN-N, 11 April 2017. Brüssel.

459 Ebd.

460 Ebd.

461 Begemann K, Glaser N, Desel H (2019): Vergiftungen durch chemische Stoffe und Produkte. Bundesgesundheitsblatt 62: 1346–1353.

462 Hahn A (2014): Regulatorisch-toxikologische Maßnahmen zur Minimierung von Verbraucherrisiken in Deutschland und Europa am Beispiel von Lungenschäden durch dünnflüssige Lampenöle auf Petroleumdestillat- und Paraffinbasis. Dissertation, Technische Universität Berlin.

463 Hahn A (2010): Vergiftungen bei Kindern. Fortbildungsveranstaltung für den öffentlichen Gesundheitsdienst. Vortrag. Abgerufen unter: https://mobil.bfr.bund.de; Bundesinstitut für Risikobewertung (2004): Risikobewertung von Lampenölen auf Kohlenstoffbasis. Aktualisierte Stellungnahme des BfR vom 25.2.2004. Berlin.

464 European Union (2010): Verordnung (EU) Nr. 276 der Kommission v. 31.3.2010 zur Änderung der Verordnung (EG) Nr. 1907/2006 des Europäischen Parlaments und des Rates zur Registrierung, Bewertung, Zulassung und Beschränkung chemischer Stoffe (REACH) in Bezug auf Anhang XVII (… Lampenöle und flüssige Grillanzünder sowie …). Amtsblatt der Europäischen Union L86: 7–12; European Chemicals Agency (2015): Assessment of Whether the Use of Grill Lighter Fluids for Decorative Lamps, Labelled R65 or H304, Intended to be Supplied for the General Public, Should be Restricted. Annex XV Report (REACH). Helsinki.

465 Bundesministerium für Umwelt, Naturschutz und Reaktorsicherheit (2000): Bekanntmachung einer Liste giftiger Pflanzenarten. Bundesanzeiger 52, Nr. 86: 8517 ff.

466 Hermanns-Clausen M, Koch I, Pietsch J, Andresen-Streichert H, Begemann K (2019): Akzidentelle Vergiftungen mit Gartenpflanzen und Pflanzen in freier Natur. Bundesgesundheitsblatt 62: 73–83.

467 Hermanns-Clausen M, Andresen-Streichert H, Pietsch J, Acquarone D, Fuchs J, Begemann K (2019): Risiko Pflanze – Ein neuer Ansatz zur Einschätzung des Vergiftungsrisikos für Kleinkinder. Bundesgesundheitsblatt 62: 1336–1345.

468 Redelmeier DA, May SC, Thiruchelvam D, Barrett JF (2014): Pregnancy and the Risk of Traffic Crash. CMAJ Canadian Medical Association Journal 186(19): 742–750.

469 Weiss HB (2006): Hidden Epidemic of Maternal, Fetal, and Neonatal Mortality and Injury from Crashes. Transportation Research Record, Journal of the Transportation Research Board 1956: 133–140.

470 Murphy NJ, Qiunlan JD (2014): Trauma in Pregnancy: Assessment, Management, and Prevention. American Family Physician 90(10): 717–724.

471 Ebd.; Sela HY, Einav S (2014): Injury in Motor Vehicle Accidents during Pregnancy: A Pregnant Issue. Expert Reviews of Obstetrics & Gynecology 6(1): 69–84.

472 Mendez-Figueroa H, Dahlke JD, Vrees RA, Rouse DJ (2013): Trauma in Pregnancy: An Up-dated Systematic Review. American Journal of Obstetrics & Gynecology 209(1): 1–10; Weiss H.B., Songer TJ, Fabio A (2001): Fetal Deaths Related to Maternal Trauma. JAMA 286(15): 1863–1868.

473 Kvamstrand L, Milsom I, Lekander T, Druid H, Jacobsson B (2008): Maternal Fatalities, Fetal and Neonatal Deaths Related to Motor Vehicle Crashes during Pregnancy: A National Popula-tion-based Study. Acta Obstetrics and Gynecology Scandinavia 87(9): 946–952.

474 Statistisches Bundesamt (2017): Verkehrsunfälle, Kinderunfälle im Straßenverkehr, Abschnitt 2.1 Bei Straßenverkehrsunfällen verunglückte Kinder nach Art der Verkehrsbeteiligung und Ver-letzungsschwere 1953–2017.

475 Statistisches Bundesamt (2017): Verkehrsunfälle, Kinderunfälle im Straßenverkehr, Abschnitt 1.1 Bei Straßenverkehrsunfällen 2017 verunglückte Kinder nach Art der Verkehrsbeteiligung und Verletzungsschwere, Altersjahren und Geschlecht.

476 Daten von: Statistisches Bundesamt DESTATIS (Hrsg.) (2018): Verkehrsunfälle, Kinderunfälle im Straßenverkehr, Zeitreihe 2.1.2017. Berlin.

477 Kramer F (1998): Passive Sicherheit von Kraftfahrzeugen. Verlag Vieweg, Braunschweig. Zi-tiert nach Rückhaltesysteme und Airbags. Abgerufen am 22.1.2019 unter: www.insassen-schutz.50webs.com

478 Batra EK, Midgett JD. Moon RY (2014): Hazards Associated with Sitting and Carrying Devices for Children Two Years and Younger. Journal of Pediatrics 167(1): 183–187.

479 Fowler E, Kobe C, Roberts KJ, Collins CL, McKenzie LB (2016): Injuries Associated with Strollers and Carriers among Children in the United States, 1990–2010. Academic Pediatrics 16(8): 726–733 (2016).

480 Prüss-Ustün A, Wolf J, Corvalán C, Bos R, Neira M (2016): Preventing Disease through Healthy Environments, a Global Assessment of the Burden of Disease from Environmental Risks. Genf; Neira M, Prüss-Ustün A (2016): Preventing Disease through Healthy Environments: A Global Assessment of the Environmental Burden of Disease. Toxicology Letters 259S: S1/PL-1.

481 Landrigan PJ (2017): Air Pollution and Health. The Lancet 2(1): e4–e5; Erratum: Landrigan PF (2017) Correction to Lancet Public Health 2017 e4–e5. The Lancet 2(2): e73.

482 Solheim E (2016): Pollution Kills as Many People as Cancer Does, UN's New Environment Chief Warns. UN Environment News Centre. Abgerufen unter www.un.org; Landrigan P, Fuller R, Acosta NJR, Adeyi R, Basu N, Baldé AB, Bertollini R, Bose-O'Reilly S, Boufford JI, Breysse PN, Chiles T, Mahidol C, Coll-Seck AM, Cropper ML, Fobil J, Fuster V, Greenstone M, Haines A, Hanrahan D, Hunter D, Khare M, Krupnick A, Lanphear B, Lohani B, Martin K, Mathiasen KV, McTeer MA, Murray CJL, Ndahimananjara JD, Perera F, Potocnik J, Preker AS, Ramesh J, Rockström J, Salinas C, Samson LD, Sandilya K, Sly PD, Smith KR, Steiner A, Stewart RB, Suk WA, van Schayck OCP, Yadama GN, Yumkella K, Zhong M (2018): The Lancet Commission on Pollution and Health. The Lancet 391: 462–512.

483 World Health Organization (2018): Air Pollution and Child Health. Prescribing Clean Air. WHO/CED/PHE/18.01. Genf.

484 Annan, K (2001): Poverty Biggest Enemy of Health in the Developing World. Secretary Gen-eral of the United Nations tells World Health Assembly. United Nations, Press Release, 17.05. 2001.

485 Cook J (2013): Quantifying the Consensus on Anthropogenic Global Warming in the Scientific Literature. Environmental Research Letters 8: 024024.

486 Watts N, Adger N, Agnolucci P, Blackstock J, Byass P, Cai W, Chaytor S, Colbourn T, Collins M, Cooper A, Cox PM, Depledge J, Drummond P, Ekins P, Galaz D, Graham H, Grubb M, Haines A, Hamilton I, Hunter A, Jiang X, Li M, Kelman I, Liang L, Lott M, Lowe R, Luo Y, Mace G, Maslin M, Nilsson M, Oreszczyn T, Pye S, Quinn T, Svensdotter M, Venevsky S, Warner K, Xu B, Yang J, Yin Y, Yu C, Zhang Q, Gong P, Montgomery H, Costello A (2015): Health and Climate Change: Policy Responses to Protect Public Health. The Lancet 386: 1861–1914; Watts N, Amann M, Arnell N, Ayeb-Karlsson S, Belesova K, Berry H, Bouley T, Boykoff M, Byass P, Cai W, Campbell-Lendrum D, Chambers J, Daly M, Dasandi N, Depoux A, Dominguez-Salas P, Drummond P, Ebi EL, Ekins P, Fernandez Montoya L, Fischer H, Georgeson L, Grace D, Graham H, Hamilton I, Hartinger S, Hess J, Kelman I, Kiesewetter G, Kjellstrom T, Kniveton D, Lemke B, Liang L, Lott M, Lowe R, Maquins Odhiambo Sewe, Martinez-Urtaza J, Maslin M, McAllister L, Mikhaylov SJ, Milner J, Moradi-Lakeh M, Morrissey K, Murray K, Nilsson M, Neville T, Oreszczyn T, Owfi F, Pearman O, Pencheon D, Pye S, Rabbaniha M, Robinson E, Rocklöv J, Saxer O, Schütte S, Semenza JC, Shumake-Guillemot J, Steinbach R, Tabatabaei M, Tomei J, Trinanes J, Wheeler N, Wilkinson P, Gong P, Montgomery H, Costello A (2018): The 2018 Report of the Lancet Countdown on Health and Climate Change: Shaping the Health of Nations for Centuries to Come. The Lancet 392: 2479–2514.

Quellennachweis   **293**

487   Deutsche Gesellschaft für Pneumologie und Beatmungsmedizin (2018): Atmen: Luftschadstoffe und Gesundheit. Positionspapier. Autoren: Helmholtz Zentrum München, Charité Universitätsmedizin Berlin, Universität Bielefeld, Heinrich-Heine-Universität Düsseldorf. Berlin.

488   World Health Organization (2000): Air Quality Guidelines for Europe, 2nd Ed. WHO Regional Publications, European Series, No. 91. Kopenhagen; Deutsche Gesellschaft für Pneumologie und Beatmungsmedizin (2018): Atmen: Luftschadstoffe und Gesundheit. Positionspapier. Autoren: Helmholtz Zentrum München, Charité Universitätsmedizin Berlin, Universität Bielefeld, Heinrich-Heine-Universität Düsseldorf. Berlin.

489   European Environment Agency (2018): Air Quality in Europe – 2018 Report. Kopenhagen.

490   World Health Organization (2000): Air Quality Guidelines for Europe, 2nd Ed. WHO Regional Publications, European Series, No. 91. Kopenhagen.

491   Europäische Union (2008): Richtlinie 2008/50/EG des Europäischen Parlaments und des Rates vom 21.Mai 2008 über Luftqualität und saubere Luft für Europa. Amtsblatt der Europäischen Union L152: 1–44.

492   European Environment Agency (2018): Air Quality in Europe – 2018 Report. Kopenhagen.

493   Deutsche Gesellschaft für Pneumologie und Beatmungsmedizin (2018): Atmen: Luftschadstoffe und Gesundheit. Positionspapier. Autoren: Helmholtz Zentrum München, Charité Universitätsmedizin Berlin, Universität Bielefeld, Heinrich-Heine-Universität Düsseldorf. Berlin; Schweizerisches Tropen- und Public Health-Institut (2017): Gesundheitsrisiken der NO_2-Belastung für den Menschen. Unabhängiges Gutachten im Auftrag von Greenpeace (Hrsg.). Hamburg.

494   Hu CY, Huang K, Fang Y, Jang XJ, Ding K, Jiang W, Hua XG, Huang DY, Jiang XJ (2020): Maternal Air Pollution Exposure and Congenital Heart Defects in Offspring: A Systematic Review and Meta-analysis. Chemosphere 253: 126668.

495   Deutsche Gesellschaft für Pneumologie und Beatmungsmedizin (2018): Atmen: Luftschadstoffe und Gesundheit. Positionspapier. Autoren: Helmholtz Zentrum München, Charité Universitätsmedizin Berlin, Universität Bielefeld, Heinrich-Heine-Universität Düsseldorf. Berlin; Schweizerisches Tropen- und Public Health-Institut (2017): Gesundheitsrisiken der NO_2-Belastung für den Menschen. Unabhängiges Gutachten im Auftrag von Greenpeace (Hrsg.). Hamburg; Luong LTM, Dang TN, Thang Huong NT, Phung D, Tran LK, Dung DV, Thai PK (2020): Particulate Air Pollution in Ho Chi Minh City and Risk of Hospital Admission for Acute Lower Respiratory Infection (ALRI) Among Young Children. Environmental Pollution 252: 113424.

496   Yorifuji T, Kashima S, Higa Diez M, Kado Y, Sanada S, Doi H (2016): Prenatal Exposure to Traffic-related Air Pollution and Child Behavioral Development Milestone Delays in Japan. Epidemiology 27(1): 57–65; Sunyer J, Esnaola M, Alvarez-Pedrerol M, Forns J, Rivas I, López-Vicente M, Suades-González E, Foraster M, Garcia-Esteban R, Basagaña X, Viana M, Cirach M, Moreno T, Alustuey A, Sebastian-Galles N, Nieuwenhuijsen M, Querol X (2015): Association between Traffic-related Air Pollution in Schools and Cognitive Development in Primary School Children: A Prospective Cohort Study. PLOS Medicine 12(3): e1001792; Wang S, Zhang J, Zeng X, Zeng Y, Wang S, Chen S (2009): Association of Traffic-related Air Pollution with Children's Neurobehavioral Functions in Quanzhou, China. Environmental Health Perspectives 117(10): 1612–1618; United Nations Children's Fund (2017): Danger in the Air: How Air Pollution May Be Affecting the Brain Development of Young Children Around the World. United Nations, New York.

497   Deutsche Gesellschaft für Pneumologie und Beatmungsmedizin (2018): Atmen: Luftschadstoffe und Gesundheit. Positionspapier. Autoren: Helmholtz Zentrum München, Charité Universitätsmedizin Berlin, Universität Bielefeld, Heinrich-Heine-Universität Düsseldorf. Berlin; Lau N, Norman A, Smith MJ, Sarkar A, Gao Z (2018): Association between Traffic Related Air Pollution and the Development of Asthma Phenotypes in Children: A Systematic Review. International Journal of Chronic Diseases ID 40447386.

498   Khreis H, Kelly C, Tate J, Parslow R, Lucas K, Nieuwenhuijsen M (2017): Exposure to Traffic-related Air Pollution and Risk of Development of Childhood Asthma: A Systematic Review and Meta-analysis. Environment International 100: 1–31; Achakulwisut P, Brauer M, Hystad P, Anenberg SC (2019): Global, National, and Urban Burdens of Paediatric Asthma Incidence Attributable to Ambient NO_2 Pollution: Estimates from Global Datasets. Lancet Planet Health 3: e166–e178.

499   Ebd.; Khreis H, de Hoogh K, Nieuwenhuijsen MJ (2018): Full-chain Health Impact Assessment of Traffic-related Air Pollution and Childhood Asthma. Environment International 114: 365–375; Alotaibi R, Bechle M, Marshall JD, Ramani T, Zietsman J, Nieuwnhuijsen MJ, Khreis H (2019): Traffic Related Air Pollution and the Burden of Childhood Asthma in the contiguous United States in 2000 and 2010. Environment International 127: 858–867.

500   Khreis H, de Hoogh K, Nieuwenhuijsen MJ (2018): Full-chain Health Impact Assessment of Traffic-related Air Pollution and Childhood Asthma. Environment International 114: 365–375.

501 Garcia E, Berhane KT, Islam T, McConnell R, Urman R, Chen Z, Gilliland FD (2019): Association of Changes in Air Quality With Incident Asthma in Children in California, 1993–2014. JAMA 321(19): 1906–1915.

502 Font A, Guiseppin L, Blangiardo M, Ghersi V, Fuller GW (2019): A Tale of Two Cities: Is Air Pollution Improving in Paris and London? Environmental Pollution 249: 1–12.

503 Taylor M, Laville S (2017): Revealed: Thousands of Children at London Schools Breathe Toxic Air. The Guardian v. 24.2.

504 Daten aus: Umweltbundesamt (2019): Entwicklung der Luftschadstoffbelastung. Abgerufen unter: www.umweltbundesamt.de (Stand 26.7.2019)

505 European Environment Agency (2020): Environmental Noise in Europe – 2020. Publication Office of the European Union, Luxembourg.

506 Zeeb H, Hegewald J, Schubert M, Wagner M, Dröge P, Swart E, Seidler A (2017): Traffic Noise and hypertension – Results from a Large Case-control Study. Environmental Research 157: 110–117; Fu W, Wang C, Zou L, Liu Q, Gan Y, Yan S, Song F, Wang Z, Lu Z, Cao S (2017): Association between Exposure to Noise and Risk of Hypertension: A Meta-analysis of Observational Epidemiological Studies. Journal of Hypertension 35(12): 2358–2366.

507 European Environment Agency (2020): Environmental Noise in Europe – 2020. Publication Office of the European Union, Luxembourg.

508 Gehring U, Tamburic L, Sbihi H, Davies HW, Brauer M (2014): Impact of Noise and Air Pollution on Pregnancy Outcomes. Epidemiology 25(3): 351–358; Nieuwenhuijsen MJ, Ristovska G, Dadvand P (2017): WHO Environmental Noise Guidelines for the European Region: A Systematic Review on Environmental Noise and Adverse Birth Outcomes. International Journal of Environmental Research and Public Health 14: 1252.

509 Auger N, Duplaix M, Bilodeau-Bertrand M, Lo E, Smargiassi A (2018): Environmental Noise Pollution and Risk Preeclampsia. Environmental Pollution 239: 599–606; Auger N, Duplaix M, Bilodeau-Bertrand M, Lo E, Smargiassi A (2018): Corrigendum to »Environmental noise pollution and risk preeclampsia«. Environmental Pollution 241: 1191.

510 Bero LA (2005): Tobacco Industry Manipulation of Research. Public Health Reports 120(2): 200–208; Bero LA (2013): Tobacco Industry Manipulation of Research. In: European Environment Agency (Hrsg.), Late Lessons from Early Warnings: Science, Precaution, Innovation. Part A Lessons from Health Hazards. EEA Report 1/2013: 151–178; Glantz S, Landman A, Cortese DK (2008): Tobacco Industry Sociological Programs to Influence Public Beliefs About Smoking. Social Science & Medicine 66(4): 970–981.

511 Dörnfelder A, Schultz P (2013): Die Nebelmaschine. Handelsblatt v. 21.10.2013. Abgerufen unter: www.handelsblatt.com

512 Deutsches Krebsforschungszentrum (Hrsg.) (2015): Tabakatlas Deutschland 2015. Heidelberg.

513 Darstellung angelehnt an: American Association for Cancer Research, AACR Cancer Progress Report 2012. Clinical Cancer Research 18(Suppl. 1): S1–S100 (2012); Originaldaten zur Krebshäufigkeit bei Männern in den USA veröffentlicht durch: Siegel RL, Miller KD, Jemal A (2017): Cancer Statistics, 2017. CA Cancer J Clin 67: 7–30; Originaldaten zum Zigarettenkonsum veröffentlicht durch: Centers for Disease Control and Prevention (1999): Achievements in Public Health, 1900–1999: Tobacco Use – United States, 1900-1999. MMWR Weekly 48(43): 986–993.

514 Kuntz B, Zeiher J, Starker A, Prütz F, Lampert T (2018): Rauchen in der Schwangerschaft – Querschnittergebnisse aus KiGGS Welle 2 und Trends. Journal of Health Monitoring 3(1): 47–54.

515 Deutsches Krebsforschungszentrum (Hrsg.) (2015): Tabakatlas Deutschland 2015. Heidelberg.

516 Abbott LC, Winzer-Serhan UH (2012): Smoking during Pregnancy: Lessons Learned from Epidemiological Studies and Experimental Studies using Animal Models. Critical Reviews in Toxicology 42(4): 279–303.

517 Anderson TM, Lavista Ferres JM, Ren SY, Moon RY, Goldstein RD, Ramirez JM, Mitchell EA (2019): Maternal Smoking Before and During Pregnancy and the Risk of Sudden Unexpected Infant Death. Pediatrics 143(4): e20183325.

518 Zhao L, Chen L, Yang T, Wang L, Wang T, Zhang S, Chen L, Ye Z, Zheng Z, Qin J (2019): Parental Smoking and the Risk of Congenital Heart Defects in Offspring: An Updated Meta-analysis of Observational Studies. European Journal of Preventive Cardiology, 23.3.2019.

519 Landrigan PJ (2017): Air Pollution and Health. The Lancet 2(1): e4–e5; Erratum: Landrigan PF (2017) Correction to Lancet Public Health 2017 e4–e5. The Lancet 2(2): e73; United Nations (2016): Pollution Kills as Many People as Cancer Does, UN's New Environment Chief Warns. United Nations Press Center, 30 August 2016, New York. Abgerufen unter: www.un.org

520 Landrigan P, Fuller R, Acosta NJR, Adeyi R, Basu N, Baldé AB, Bertollini R, Bose-O´Reilly S, Boufford JI, Breysse PN, Chiles T, Mahidol C, Coll-Seck AM, Cropper ML, Fobil J, Fuster V, Greenstone M, Haines A, Hanrahan D, Hunter D, Khare M, Krupnick A, Lanphear B, Lohani B, Martin

K, Mathiasen KV, McTeer MA, Murray CJL, Ndahimananjara JD, Perera F, Potocnik J, Preker AS, Ramesh J, Rockström J, Salinas C, Samson LD, Sandilya K, Sly PD, Smith KR, Steiner A, Stewart RB, Suk WA, van Schayck OCP, Yadama GN, Yumkella K, Zhong M (2018): The Lancet Commission on Pollution and Health. The Lancet 391: 462–512.

521 Heinrich J (2011): Influence of Indoor Factors in Dwellings on the Development of Childhood Asthma. International Journal of Hygiene and Environmental Health 214: 1–25.

522 Casas L, Sunyer J, Tischer C, Gehring U, Wickman M, Garcia-Esteban R, Lehmann I, Kull I, Reich A, Lau S, Wijga A, Antó JM, Nawrot TS, Heinrich J, Keil T, Torrent M (2015): Early-life House Dust Mite Allergens, Childhood Mite Sensitization, and Respiratory Outcomes. Allergy 70: 820–827.

523 Franklin P, Tan M, Hemy N, Hall GL (2019): Maternal Exposure to Indoor Air Pollution and Birth Outcomes. International Journal of Environmental Research and Public Health 16: 1364 (p.10).

524 Deng Q, Lu C, Jiang W, Zhao J, Deng L, Xiang Y (2017): Association of Outdoor Air Pollution and Indoor Renovation with Early Childhood Ear Infection in China. Chemosphere 169: 288–296.

525 Whitehead TP, Adhatamsoontra P, Wang Y, Arcolin E, Sender L, Selvin S, Metayer C (2017): Home Remodeling and Risk of Childhood Leukemia. Annals of Epidemiology 27(2): 140–144.

526 Scientific Committee on Health and Environmental Risks (2007): Opinion on Risk Assessment on Indoor Air Quality. 29.5.2007. Brüssel.

527 Ebd.

528 Umweltbundesamt (2002): Leitfaden zur Vorbeugung, Untersuchung, Bewertung und Sanierung von Schimmelwachstum in Innenräumen (»Schimmelpilz-Leitfaden«). Redaktion: Innenraumlufthygiene-Kommission des Umweltbundesamtes. Berlin.

529 Szewzyk R, Becker K, Hünken A, Pick-Fuß H, Kolossa-Gehring M (2011): Kinder-Umwelt-Survey (KUS) 2003/06 Sensibilisierungen gegenüber Innenraumschimmelpilzen. Schriftreihe Umwelt & Gesundheit 05/2011, Umweltbundesamt, Dessau-Roßlau / Berlin.

530 Umweltbundesamt (2002): Leitfaden zur Vorbeugung, Untersuchung, Bewertung und Sanierung von Schimmelwachstum in Innenräumen (»Schimmelpilz-Leitfaden«). Redaktion: Innenraumlufthygiene-Kommission des Umweltbundesamtes. Berlin.

531 Birmili W, Kolossa-Gehring M, Valtanen K, Debiak M, Salthammer T (2018): Schadstoffe im Innenraum – aktuelle Handlungsfelder. Bundesgesundheitsblatt 61: 656–666.

532 Umweltbundesamt (2002): Leitfaden zur Vorbeugung, Untersuchung, Bewertung und Sanierung von Schimmelwachstum in Innenräumen (»Schimmelpilz-Leitfaden«). Redaktion: Innenraumlufthygiene-Kommission des Umweltbundesamtes. Berlin.

533 Ebd.

534 Cancer Council Australia (2017): Position Statement – Sun Protection and Infants (0–12 Months). Abgerufen 2020 unter: https://wiki.cancer.org.au

535 Balk SJ, and the Council on Environmental Health and Section on Dermatology (2011): Technical Report – Ultraviolet Radiation: A Hazard to Children and Adolescents. Pediatrics 127(3): e791–e817; Reichrath J (2006): The Challenge Resulting from Positive and Negative Effects of Sunlight: How Much Solar UV Exposure is Appropriate to Balance between Risks of Vitamin D Deficiency and Skin Cancer? Progress in Biophysics and Molecular Biology 92: 9–16.

536 Ebd.

537 Balk SJ, and the Council on Environmental Health and Section on Dermatology (2011): Technical Report – Ultraviolet Radiation: A Hazard to Children and Adolescents. Pediatrics 127(3): e791–e817.

538 Deutsches Krebsforschungszentrum (2017): Hautkrebsrisiko UV-Strahlung: Schützt Eure Kinder! Pressemitteilung Nr. 37 K2 v. 18.6.2018. Abgerufen unter: www.dkfz.de

539 Paller AS, Hawk JL, Honig P, Giam YC, Mack MC, Stamatas GN (2011): New Insight About Infant and Toddler Skin: Implications for Sun Protection. Pediatrics 128(1): 92–102.

540 Oliveria SA, Saraiya M, Geller AC, Heneghan MK, Jorgensen C (2006): Sun Exposure and Risk of Melanoma. Archives of Disease in Childhood 91: 131–138.

541 Reichrath J (2006): The Challenge Resulting from Positive and Negative Effects of Sunlight: How Much Solar UV Exposure is Appropriate to Balance between Risks of Vitamin D Deficiency and Skin Cancer? Progress in Biophysics and Molecular Biology 92: 9–16.

542 Slusher TM, Vreman HJ, Brearley AM, Vaucher YE, Wong RJ, Stevenson DK, Adeleke OT, Ojo IP, Edowhorhu G, Lund TC, Gbadero DA (2018): Filtered Sunlight versus Electric Powered Phototherapy in Moderate-to-severe Neonatal Hyper Bilirubinaemia. A Randomized Controlled Non-inferiority Trial. The Lancet Global Health 6: e1122–e1131.

543 Aladag N, Filiz TM, Topsever P, Gorpelioglu S (2006): Parent's Knowledge and Behavior Concerning Sunning Their Babies; A Cross-sectional, Descriptive Study. British Medical Council Pediatrics 6: 27; Harrison SL, Buettner PG, MacLennan R (1999): Why Do Mothers Still Sun Their Babies? Journal of Paediatrics and Child Health 35(3): 296–299; Harrison SL, Hutton L, Novak M (2002):

An Investigation of Professional Advice Advocating Therapeutic Sun Exposure. Australian and New Zealand Journal of Public Health 26(2): 108–115.

544 Cancer Council Australia (2017): Position Statement – Sun Protection and Infants (0–12 months). Abgerufen 2020 unter: https://wiki.cancer.org.au

545 Ebd.

546 Ebd.; Deutsches Krebsforschungszentrum (2017): Hautkrebsrisiko UV-Strahlung: Schützt Eure Kinder! Pressemitteilung Nr. 37 K2 v. 18.6.2018. Abgerufen unter: www.dkfz.de.

547 Benjes LS, Brooks DR, Zhang Z, Livstone L, Sayers L, Powers C, Miller DR, Heeren T, Geller AC (2004): Changing Patterns of Sun Protection Between the First and second Summers for Very Young Children. JAMA Archives of Dermatology 140: 925–930.

548 Balk SJ, and the Council on Environmental Health and Section on Dermatology (2011): Technical Report – Ultraviolet Radiation: A Hazard to Children and Adolescents. Pediatrics 127(3): e791–e817.

549 Abrufbar unter: www.dwd.de/DE/leistungen/gefahrenindizesuvi/gefahrenindexuvi.html

550 Balk SJ, and the Council on Environmental Health and Section on Dermatology (2011): Technical Report – Ultraviolet Radiation: A Hazard to Children and Adolescents. Pediatrics 127(3): e791–e817.

551 Cancer Council Australia (2017): Position Statement – Sun Protection and Infants (0–12 Months). Abgerufen 2020 unter: https://wiki.cancer.org.au

552 Bundeszentrale für gesundheitliche Aufklärung (2019): Ohne Wenn und Aber: Sonnenschutz für Kinder. Stand Juli 2019. Abgerufen unter: www.kindergesundheit-info.de

553 Cestari T, Buster K (2017): Photoprotection in Specific Populations: Children and People of Color. Journal of the American Academy of Dermatology 76(3S1): S110–S121.

554 International Agency for Research on Cancer (2013): Non-ionizing Radiation, Part 2: Radiofrequency Electromagnetic Fields. IARC Monographs, Volume 102. Lyon.

555 Baan R, Grosse Y, Lauby-Secretan B, El Ghissassi F, Bouvard V, Benbrahim-Tallaa L, Guha N, Islami F, Galichet L, Straif K, on behalf of the WHO International Agency for Research on Cancer (2011): Carcinogenicity of Radiofrequency Electromagnetic fields. Lancet Oncology 12: 624–626.

556 Scientific Committee on Emerging and Newly Identified Health Risks (2015): Potential Health Effects of Exposure to Electromagnetic Fields (EMF), 271.2015. Brüssel.

557 Falcioni L, Bua L, Tibaldi E, Lauriola M, De Angelis L, Gnudi F, Mandrioli D, Manservigi M, Manservisi F, Manzoli I, Menghett I, Montella R, Panzacchi S, Sgargi D, Strollo V, Vornoli A, Belpoggi F (2018): Report of Final Results Regarding Brain and Heart Tumors in Sprague-Dawley Rats Exposed from Prenatal Life Until Natural Death to Mobile Phone Radiofrequency Field Representative of a 1.8 GHz GSM Base Station Environmental Emission. Environmental Research 165: 496–503; National Toxicology Program (2018): NTP Technical Report on the Toxicology and Carcinogenesis Studies in B6C3F1/N Mice Exposed to Whole-body Radio Frequency Radiation at a Frequency (1900 MHz) and Modulations (GSM and CDMA) Used by Cell Phones. NTP TR 596. National Institutes of Health, Public Health Service, U.S. Department of Health and Human Services, Research Triangle Park, NC.

558 Melnick RL (2019): Commentary on the Utility of the National Toxicology Program Study on Cell Phone Radiofrequency Radiation Data for Assessing Human Health Risks Despite Unfounded Criticisms Aimed at Minimizing the Findings of Adverse Health Effects. Environmental Research 168: 1–6.

559 Tsarna E, Reedijk M, Birks LE, Guxens M, Ballester F, Ha M, Jiménez-Zabala A, Kheifets L, Lertxundi A, Lim HR, Olsen J, González Safont L, Sudan M, Cardis E, Vrijheid M, Vrijkotte T, Huss A, Vermeulen R (2019): Associations of Maternal Cell-Phone Use During Pregnancy with Pregnancy Duration and Fetal Growth in 4 Birth Cohorts. American Journal of Epidemiology,188(7): 1270–1280.

560 Deutsches Krebsforschungszentrum (2019): Handys, Mobilfunk, Elektrosmog – Diskussion um Krebsrisiko. Zuletzt überprüft 9.4.2019. Abgerufen im Mai 2019 unter: www.krebsinformationsdienst.de.

561 Morgan LL, Kesari S, Davis DL (2014): Why Children Absorb More Microwave Radiation than Adults: The Consequences. Journal of Microscopy and Ultrastructure 2: 197–204.

562 Ebd.

563 American Academy of Pediatrics (2016): AAP Responds to Study Showing Link between Cell Phone Radiation, Tumors in Rats. AAP News. Media Release 27.5.2016.

564 American Academy of Pediatrics (2016): Cell Phone Radiation & Children's Health: What Parents Need to Know. Published under Healthychildren.org, updated 13 June 2016.

565 California Department of Public Health (2017): How to Reduce Exposure to Radio Frequency Energy from Cell Phones. Office of Public Affairs / Division of Environmental and Occupational Disease Control, Sacramento, CA. 13 December 2017.

Quellennachweis **297**

566 Europäische Union (2008): Verordnung (EG) Nr. 1272/2008 des Europäischen Parlaments und des Rates vom 16. Dezember 2008 über die Einstufung, Kennzeichnung und Verpackung von Stoffen und Gemischen, zur Änderung und Aufhebung der Richtlinien 67/548/EWG und 1999/45/EG und zur Änderung der Verordnung (EG) Nr. 1907/2006. OJ L 353, 31.12.2008, p. 1–1355.

567 IARC (2019): IARC Monographs on the Identification of Carcinogenic Hazards to Humans. Preamble. Amended January 2019. Hrsg.: International Agency for Research on Cancer / World Health Organization. Lyon.

568 Bundesamt für Strahlenschutz (2019): Grenzwerte im Strahlenschutz. Abgerufen unter: www.bfs.de

569 Muller HJ (1952): Gene Mutations Caused by Radiation. In: Nickson JJ (Ed.): The Basic Aspects of Radiation Effects on Living Systems (1950 Symposium on Radiobiology). New York, pp. 296–332.

570 Beyea J (2017): Lessons to Be Learned from a Contentious Challenge to Mainstream Radiobiological Science (the Linear No-threshold Theory of Genetic Mutations). Environmental Research 154: 362–379.

571 Gofman JW (1981): Radiation and Human Health. San Francisco.

572 United Nations Scientific Committee on the Effects of Atomic Radiation.

573 National Academy of Science (2005): Low Lewels of Ionizing Radiation May Cause Harm. Press Release – News from the National Academies. 29 June 2005. Originalbericht: National Research Council of the National Academies, Board on Radiation Effects Research, Committee to Assess Health Risks from Exposure to Low Level of Ionizing Radiation: Health Risks from Exposure to Low Levels of Ionizing Radiation, BEIR VII Phase 2. The National Academies Press, Washington, D.C.

574 National Academy of Sciences (1956): The Biological Effects of Atomic Radiation – Summary Reports. National Research Council, US National Academy of Sciences, Washington D.C.

575 Beyea J (2017): Lessons to Be Learned From A Contentious Challenge to Mainstream Radiobiological Science (The Linear No-threshold Theory of Genetic Mutations). Environmental Research 154: 362–379.

576 ALARA: As Low As Reasonable Achievable.

577 Shaw P, Duncan A, Vouyouka A, Ozsvath K (2011): Radiation Exposure and Pregnancy. Journal of Vascular Surgery 1 (Suppl.) : 28s–34s; Bundesamt für Strahlenschutz (2016): Informationen für Schwangere. Strahlenschutz konkret. Salzgitter.

578 Sperling K, Pelz J, Wegner RD, Dörries A, Grüters A, Mikkelsen M (1994): Significant Increase in Trisomy 21 in Berlin Nine Months After The Chernobyl Reactor Accident: Temporal Correlation or Causal Relation? British Medical Journal 309: 158–162; Sperling K, Pelz J, Wegner RD, Dörries A, Grüters A, Mikkelsen M (1994): Authors Stand By Study That Chernobyl Increased Trisomy 21 in Berlin. British Medical Journal 309: 1299.

579 Groen RS, Bae JY, Lim KJ (2012): Fear of the Unknown: Ionizing Radiation Exposure During Pregnancy. American Journal of Obstetrics and Gynecology 6: 456–462.

580 Bundesamt für Strahlenschutz (2016): Informationen für Schwangere. Strahlenschutz konkret. Salzgitter.

581 Santis M De, Gianantonio E Di, Straface G, Cavaliere AF, Caruso A, Schiavon F, Berletti R, Clementi M (2005): Ionizing Radiations in Pregnancy and Teratogenesis. A Review of Literature. Reproductive Toxicology 20: 323–329.

582 Buls N, Covens P, Nieboer K, Van Schuerbeek P, Devacht P, Eloot L, de Mey J (2009): Dealing with Pregnancy in Radiology: A Thin Line Between Science, Social and Regulatory Aspects. JBR-BTR (orgaan van de Koninklijke Belgische Vereniging voor Radiologie) 92: 271–279; Shaw P, Duncan A, Vouyouka A, Ozsvath K (2011): Radiation Exposure and Pregnancy. Journal of Vascular Surgery 1 (Suppl.): 28s–34s.

583 Wakeford R, Little MP (2003): Risk Coefficients for Childhood Cancer After Intrauterine Irradiation: A Review. International Journal of Radiation Biology 79(5): 293–309; Wakeford R (2008): Childhood Leukaemia Following Medical Diagnostic Exposure to Ionizing Radiation in Utero or After Birth. Radiation Protection Dosimetry 132(2): 166–174.

584 Deutsches Kinderkrebsregister (2019): Jahresbericht 2018 (1980–2017). Deutsches Kinderkrebsregister am Institut für Medizinische Biometrie, Epidemiologie und Informatik (IMBEI) Universitätsmedizin der Johannes Gutenberg-Universität Mainz.

585 ACOG (2017): Guidelines for Diagnostic Imaging During Pregnancy and Lactation. ACOG Committee Opinion No. 723 (Replaces No. 656, 2016). American College of Obstetricians and Gynecologists, Washington D.C. Committee Opinion 130 (4) e211–e216.

586 Santis M De, Gianantonio E Di, Straface G, Cavaliere AF, Caruso A, Schiavon F, Berletti R, Clementi M (2005): Ionizing Radiations in Pregnancy and Teratogenesis. A Review of Literature.

Reproductive Toxicology 20: 323–329; Groen RS, Bae JY, Lim KJ (2012): Fear of the Unknown: Ionizing Radiation Exposure During Pregnancy. American Journal of Obstetrics and Gynecology 6: 456–462.

587 Gofman JW (1990): Radiation-Induced Cancer from Low-Dose Exposure. Committee for Nuclear Responsibility. Seneca.

588 United Nations; United Nations Scientific Committee on the Effects of Atomic Radiation (2011): Sources and Effects of Ionizing Radiation. UNSCEAR 2008. Vol II. Annex D: Health Effects Due to Radiation from the Chernobyl Accident. New York.

589 Bertrell R (2006): Behind the Cover-up. Assessing Conservatively the Full Chernobyl Death Toll. Pacific Ecologist 4: 35–40.

590 Ratcliffe DT (2015): Dr. John W. Gofman: His Life, and Research on the Health Effects of Exposure to Ionizing Radiation. Abgerufen unter: https://ratical.org/ratitorsCorner/09.23.15.html

591 European Commission (2010): Europeans and Nuclear Safety. Special Eurobarometer 324. Wave 72.2 – TNS Opinion & Social, Brüssel.

592 Forum ökologisch-soziale Marktwirtschaft (2010): Staatliche Förderungen der Atomernergie im Zeitraum 1950–2010. 2. Auflage. Hrsg. Greenpeace, Hamburg.

593 Abu-Raya B, Edwards KM (2019): Optimizing the Timing of Vaccine Administration During Pregnancy. JAMA 321(10): 935–936.

594 Karon A (2014): How to Know When a Recurrent Infection Signals Something More (Abstracting M. Fisher at the Annual Meeting of the American Academy of Pediatrics, October 2014, San Diego). Pulmonary Health Hub, 31.10.2014. Abgerufen unter: www.mdedge.com

595 Bundeszentrale für gesundheitliche Aufklärung (2020): Diphtherie-Impfung bei Kindern. Abgerufen am 26.2.2020 unter: www.impfen-info.de; Robert Koch-Institut (2018) Diphtherie RKI_Ratgeber. Stand 10.1.2018. Abgerufen unter www-rki.de

596 Bundeszentrale für gesundheitliche Aufklärung (2020): Keuchhusten-Impfung bei Kindern. Abgerufen am 26.2.2020 unter: www.impfen-info.de

597 Bundeszentrale für gesundheitliche Aufklärung (2020): Masern-Impfung bei Kindern. Abgerufen am 26.2.2020 unter: www.impfen-info.de

598 Weltgesundheitsorganisation (2018): Measles – Key Facts. Abgerufen unter: www.who.int

599 European Centre for Disease Prevention and Control (2020): Factsheet about Mumps. Abgerufen unter: www.ecdc.europa.eu

600 Weltgesundheitsorganisation (2018): Poliomyelitis – Key Facts. Abgerufen unter www.who.int; Bundeszentrale für gesundheitliche Aufklärung (2020): Polio-Impfung bei Kindern. Abgerufen am 26.2.2020 unter: www.impfen-info.de

601 Bundeszentrale für gesundheitliche Aufklärung (2020): Röteln-Impfung bei Kindern. Abgerufen am 26.2.2020 unter: www.impfen-info.de

602 Bundeszentrale für gesundheitliche Aufklärung (2020): Tetanus-Impfung bei Kindern. Abgerufen am 26.2.2020 unter: www.impfen-info.de; Weltgesundheitsorganisation (2018): Tetanus – Key Facts. Abgerufen unter: www.who.int

603 Weltgesundheitsorganisation (2020): Maternal and Tetanus Elimination (MNTE). Update 5 March 2020. Abgerufen unter: www.who.int

604 Weltgesundheitsorganisation (2015): Immunization, Vaccines and Biologicals – Varicella. Abgerufen unter: www.who.int; European Centre for Disease Prevention and Control (2020): Factsheet about Varicella. Abgerufen unter www.ecdc.europa.eu; Sauerbrei A, Wutzler P (2000): State of the Art – The Congenital Varicella Syndrome. Journal of Perinatology 20: 548–554.

605 Zipprich J, Winter K, Hacker J, Xia D, Watt J, Harriman K (2015): Measles Outbreak – California, Dec 2014 – Feb 2015. CDC Morbidity and Mortality Weekly Report 64(06): 153–154; Phadge VK, Bednarczyk RA, Salon DA, Omer SB (2016): Association Between Vaccine Refusal and Vaccine-Preventable Diseases in the United States. JAMA 315(11): 1149–1158.

606 Daten aus: Max Roser (2019) – »Measles«. Published online at OurWorldInData.org. Abgerufen unter: https://ourworldindata.org/vaccination (collaborative effort between researchers of the Oxford Martin Programme on Global Development and the non-profit organization Global Change Data Lab); Angaben zu den 1990er Jahren für Deutschland nicht zu erhalten.

607 Weltgesundheitsorganisation (2019): Ten Threats to Global Health in 2019. www.who.int/emergencies/ten-threats-to-global-health-in-2019

608 Oberle D, Mentzer D, Rocha F, Streit R, Weißer K, Keller-Stanislawsk B (2019): Impfkomplikationen und der Umgang mit Verdachtsfällen. Bundesgesundheitsblatt 62: 450–461.

609 Bundesministerium für Gesundheit (2012): Nationaler Impfplan. Impfwesen in Deutschland – Bestandsaufnahme und Handlungsbedarf. Abgerufen unter: www.nali-impfen.de

610 Oberle D, Mentzer D, Rocha F, Streit R, Weißer K, Keller-Stanislawsk B (2019): Impfkomplikationen und der Umgang mit Verdachtsfällen. Bundesgesundheitsblatt 62: 450–461.

Quellennachweis

611 Meyer C, Rasch G, Keller-Stanislawski B, Schnitzler N (2002): Anerkannte Impfschäden in der Bundesrepublik Deutschland 1990-1999. Bundesgesundheitsblatt 45: 364–370.

612 Rieck T, Feig M, Wichmann O, Siedler A (2017): Aktuelles aus der KV-Impfsurveillance – Impf-quoten der Roavirus-, Masern-, HPV- und Influenza-Impfung in Deutschland. Epidemiologisches Bulletin 1: 1–12.

613 Poethko-Möller C, Kuhnert R, Gillesberg Lassen S, Siedler A (2019): Durchimpfung von Kindern und Jugendlichen in Deutschland: Aktuelle Daten aus KiGGS Welle 2 und Trends aus der KiGGS-Studie. Bundesgesundheitsblatt 62: 410–421.

614 Mosch J (2017): Impfskepsis in Deutschland: Akademiker sind besonders kritisch. Spiegel Online v. 21.8.2017. Abgerufen unter: www.spiegel.de

615 Betsch C, von Hirschhausen E, Zylka-Menhorn V (2019): Professionelle Gesprächsführung – wenn Reden Gold wert ist. Deutsches Ärzteblatt 116(11): 520–527.

616 Rieck T, Feig M, Wichmann O, Siedler A (2017): Aktuelles aus der KV-Impfsurveillance – Impf-quoten der Roavirus-, Masern-, HPV- und Influenza-Impfung in Deutschland. Epidemiologisches Bulletin 1: 1–12; Yih WK, Lieu TA, Kulldorff M, Martin D, McMahill-Walraven CN, Platt R, Selvam N, Selvan M, Lee GM, Nguyen M (2014): Intussusception Risk After Rotavirus Vaccination in U.S. Infants. New England Journal of Medicine 370(6): 503–512; Weiß S, Streng A, von Kries R, Liese J, Wirth S, Jenke AC (2011): Incidence of Intussusception in Early Infancy: A Capture Recapture Estimate for Germany. Klinische Pädiatrie 223(7): 419–423.

617 Spiegel Online (2019): Faktencheck. Das ist dran an den Impf-Gerüchten. 25.4.2019. Abgerufen am 28.4.2019 unter www.spiegel.de

618 Oberle D, Mentzer D, Rocha F, Streit R, Weißer K, Keller-Stanislawsk B (2019): Impfkomplikatio-nen und der Umgang mit Verdachtsfällen. Bundesgesundheitsblatt 62: 450–461; Bundesinstitut für Risikobewertung (2012): Aluminiumgehalte in Säuglingsanfangs- und Folgenahrung. Aktu-alisierte Stellungnahme Nr. 012/2012 des BfR v. 20.4.2012. Berlin.

619 Wakefield AJ, Murch SH, Anthony A, Linnell, Casson DM, Malik M, Berelowitz M, Dhillon AP, Thomson MA, Harvey P, Valentine A, Davies SE, Walker-Smith JA (1998): Ileal-lymphoid-nodular Hyperplasia, Non-Specific Colitis, and Pervasive Developmental Disorder in Children. The Lancet 351: 637–641.

620 Murch SH, Anthony A, Casson DM, Malik M, Berelowitz M, Dhillon AP, Thomson MA, Valentine A, Davies SE, Walker-Smith JA (2004): Retraction of an Interpretation. The Lancet 363: 750.

621 Mentzer D, Keller-Stanislawski B (2015): Daten zur Pharmakovigilanz von Impfstoffen aus dem Jahr 2013. Bulletin zur Arzneimittelsicherheit 3: 12–20; Mentzer D, Oberle D, Keller-Stanislawski B (2017): Daten zur Pharmakovigilanz von Impfstoffen aus dem Jahr 2015. Bulletin zur Arznei-mittelsicherheit 3: 17–25; Mentzer D, Oberle D, Keller-Stanislawski B (2019): Daten zur Pharma-kovigilanz von Impfstoffen aus dem Jahr 2017. Bulletin zur Arzneimittelsicherheit 3: 19–29.

622 Betsch C, Schmid P, Korn L, Steinmeyer L, Heinemeier D, Eitze S, Küpke NK, Böhm R (2019): Impfverhalten psychologisch erklären, messen und verändern. Bundesgesundheitsblatt 62(4): 400–409.

623 Zusak TJ, Zusak-Siegrist I, Rist L, Staubli G, Simonoes-Wüst AP (2008): Attitudes towards Vacci-nation: Users of Complementary and Alternative Medicine versus Non-users. Swiss Med Weekly 138(47–48): 713–718.

624 Burghardt F, Delere Y, Wiese-Posselt M (2008): Impfstatus sowie Einstellung und Verhalten von Hebammen zu Impfungen – Ergebnisse einer Querschnittsstudie. Epidemiologisches Bulletin 21: 163–172.

625 Horstkötter N, Müller U, Ommen O, Platte A, Reckendrees B, Stander V, Lang P, Thaiss H (2017): Einstellungen, Wissen und Verhalten von Erwachsenen und Eltern gegenüber Impfungen – Ergeb-nisse der Repräsentativbefragung 2016 zum Infektionsschutz. BZgA-Forschungsbericht, Köln.

626 Weltgesundheitsorganisation (2019): Ten Threats to Global Health in 2019. Abgerufen unter: www.who.int/emergencies/ten-threats-to-global-health-in-2019

627 Max Roser (2019) – »Maternal Mortality«. Published online at OurWorldInData.org. Abgerufen unter: https://ourworldindata.org/maternal-mortality (Collaborative Effort between Researchers of the Oxford Martin Programme on Global Development and the Non-profit Organization Glo-bal Change Data Lab); Angaben zu den 1980er Jahren sind nicht zu erhalten.

Register

Laptop 221
    s. auch Computer
Lebertran 131
Leitungswasser 91–95
Leukämie 215, 229, 231f.
Listerien, s. Bakterien
Lösungsmittel 215
Low-Carb-Diäten 37
    s. auch Kohlenhydrate
Lungenkrebs 211

M
Magen-Darm-Infektionen 83, 238f.
Magnesium, s. Spuren- und Makroelemente
Mammographie 232
Mangan, s. Schwermetalle
Masern 238, 240, 242f., 246, 249, 251
Meeresfrüchte 38
Mikrobiom 78
Milch
    pflanzlich 56–60, 96, 118
    tierisch 38, 40, 44, 56–60, 62f., 70, 78, 97,
        118, 126, 129, 143
Milchprodukte 40, 62f., 65f., 70, 118, 129
Mikroplastik 92, 169, 174, 203
Mikrowelle 39, 221
Mineralöl 169, 193
Mineralwasser 89–91, 92, 94f.
Mittelohrentzündung 72, 83, 205, 212, 240
Mumps 238, 140, 246, 249
Muttermilch 71, 78–82, 86, 95f., 99, 102, 110,
    118, 122, 133, 141, 156, 238
Mykotoxine 41–45
Multivitaminpräparate,
    s. Nahrungsergänzungsmittel

N
Nabelschnurblut 48, 53, 171f.
Nahrungsergänzungsmittel 34, 48, 64,
    67–70, 101, 113–145, 259
    Elevit® 142
    Femibion® 142
    Multivitaminpräparate 142–145
Nahrungsmittelunverträglichkeiten 56, 71,
    77–79
Naturkosmetik 150, 164, 167–169, 173–175
Neocortex 31
Nervensystem 51, 84, 148, 161, 205, 231
Nestschutz 238f.
Neugeborenen-Gelbsucht 219f.
Neuralrohrdefekt 44
Neurodermatitis 83
Nickel, s. Schwermetalle
Nikotin 212f.
Nitrat 91f., 95
Nüsse 45, 65, 78, 121, 185

O
Obst, s. Früchte
Öle
    Anisöl 104
    Cassiaöl 168
    Fenchelöl 104
    Lavendelöl 168
    Majoranöl 104
    Nelkenöl 104
    Oreganoöl 104
    Pfefferminzöl 104
    Rizinusöl 149
    Rosmarinöl 104
    Salbeiöl 104
    Teebaumöl 168
    Zimtöl 104
Omega-3-Fettsäuren 47, 60, 120–24
    Docohexaensäure (DHA) 121–124
Östrogen 43, 162

P
Parabene, s. Endokrine Disruptoren
Penicillin 41
Pestizide 29, 51–54, 82, 94, 103, 15–153, 156,
    160f., 163, 226, 254
    Chlorpyrifos 52–54
    DDT 152, 160f.
    Glyphosat 226
PET (Polyethylenterephthalat) 90
Polio 238, 241, 245
Pflanzenmilch, s. Milch, pflanzlich
Phosphor, s. Spuren- und Makroelemente
Plazenta 43, 102, 108, 137, 155, 180, 195,
    205, 212, 237
Plötzlicher Kindstod 72, 83f., 212, 248
Präeklampsie 138, 205, 210
Prostatakrebs 161
Protein, s. Eiweiß
Psychosen 128

Q
Quecksilber, s. Schwermetalle

R
Rachitis 57, 131, 133
Radon 227
Risikokommunikation 20, 21, 258, 259
Röteln 238, 241, 246, 249, 238
Röntgenstrahlung 227–229, 231f.
Rohmilchprodukte 38, 40
Rotavirus 248

S
Säuglingsnahrung, künstliche 59, 78f., 80f.,
    83–86, 90, 92, 96, 122
Salmonella, s. Bakterien
Schimmel
    Innenraum 214–217